Dietmar Hansch

Erste Hilfe für die Psyche

Springer

Berlin
Heidelberg
New York
Hongkong
London
Mailand
Paris
Tokio

Dietmar Hansch

Erste Hilfe für die Psyche

Mit 23 Abbildungen

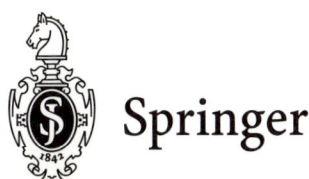

Springer

Dr. med. Dietmar Hansch
Klinik Wollmarshöhe
Privates Krankenhaus für psychosomatische Medizin
Wollmarshofen 14
88285 Bodnegg
Internet: www.klinik-wollmarshoehe.de
E-mail: dr.hansch@klinik-wollmarshoehe.de

ISBN 3-540-44300-2 Springer-Verlag Berlin Heidelberg New York

Bibliografische Information Der Deutschen Bibliothek
Die Deutsche Bibliothek verzeichnet diese Publikation in der Deutschen Nationalbibliografie; detaillierte bibliografische Daten sind im Internet über <http://dnb.ddb.de> abrufbar

Springer-Verlag Berlin Heidelberg New York
ein Unternehmen der BertelsmannSpringer Science+Business Media GmbH
http://www.springer.de/medizin
© Springer-Verlag Berlin Heidelberg 2003
Printed in Germany

Planung: Renate Scheddin
Lektorat: Dr. Svenja Wahl
Herstellung: PRO EDIT GmbH, Heidelberg
Umschlaggestaltung und Layout: deblik Berlin
Satz: Fotosatz-Service Köhler GmbH, Würzburg

Gedruckt auf säurefreiem Papier   26/3160 Di – 5 4 3 2 1

Vorwort

Werden Sie Ihr eigener Coach und Psychotherapeut! – So könnte man das Leitmotiv dieses Buches wohl am kürzesten zusammenfassen. Es ist geschrieben für alle, die wegen psychischer Probleme auf der Suche nach Rat und Hilfe sind. Für leichtere Störungen bietet das Buch eine Anleitung zur Selbsthilfe. Im Falle gravierender Probleme soll es zur Vorbereitung auf eine Psychotherapie dienen: Werden Sie ein aktiver und kompetenter Partner Ihres Therapeuten.

Auch Psychotherapie kann letztlich nur Hilfe zur Selbsthilfe sein. Selbsthilfe aber ist nur möglich, wenn man Grundlegendes über die Psyche und die Prinzipien der psychischen Veränderung weiß. Ganz gleich also, ob Sie sich für eine Selbstbehandlung oder eine Psychotherapie entscheiden – wenn Sie sich das für die Selbstveränderung nötige Wissen aneignen, steigen Ihre Chancen auf durchgreifenden und nachhaltigen Erfolg. Dabei will Sie das vorliegende Buch unterstützen. Im Einzelnen bietet es Ihnen:

1. Grundwissen über Psyche und Gehirn:
Es wird erklärt, aus welchen »Bausteinen« der »psychische Apparat« aufgebaut ist und wie auf dieser Grundlage gesunde und gestörte psychische Prozesse ablaufen. Hierbei werden neueste Erkenntnisse aus Systemtheorie, Hirnforschung und Evolutionspsychologie zusammengeführt: Das Gehirn ist ein sog. selbstorganisierendes System, in dem ein Großteil der Prozesse nicht der bewussten Kontrolle unterliegt. Das zu vermittelnde Wissen wird in vereinfachenden Bildern und Metaphern dargeboten und kann ohne spezielles Vorwissen leicht aufgenommen werden. Dadurch verankert es sich auch besser im Gedächtnis und gewinnt eine stärkere Verhaltenswirksamkeit.

2. Prinzipien einer positiven Lebensgestaltung:
Neben dem Prinzip »Selbstbehandlung« lautet das zweite Grundprinzip dieses Buches »Ressourcenorientierung« (oder auch »Salutogenese«): Der Versuch, die »Defekte« zu reparieren ist wichtig – noch wichtiger aber ist es, die Stärken zu stärken. Sich zu sehr auf seine Probleme und sein Innenleben zu konzentrieren, kann dazu führen, dass sich die Probleme eher verschärfen als lösen. Wichtig ist es deshalb zu lernen, trotz eines Leidensdruckes den Blick wieder nach außen zu wenden und positive Lebensinhalte aufzubauen. Viele »Defekte« heilen dann von allein (»selbstorganisiert«). Im vorliegenden Buch werden Strategien und Techniken für ein effizientes Selbstmanagement und eine gelingende Lebensgestaltung vermittelt, wobei auch auf bewährte Ansätze wie die Prinzipien des Stressmanagements oder das Flow-Konzept nach M. Csikszentmihalyi zurückgegriffen wird. Auch zentrale Herangehensweisen des Buddhismus werden einbezogen und auf eine wissenschaftliche Grundlage gestellt.

3. Entstehung und (Selbst-)Behandlung häufiger psychischer Störungen:
Auf dem nun verfügbaren Hintergrund wird erklärt, wie psychische Störungen entstehen können. Im Brennpunkt stehen Ängste, Depressionen und funktionelle Erkrankungen. Es wird das Management »innerer Haltungen« erläutert, mit denen man die Teufelskreise dieser Störungen durchbrechen kann. Sodann werden längerfristige Strategien der Änderung von Denken und Verhalten im Alltag besprochen, die den Teufelskreisen dauerhaft den Boden entziehen. Trotz der oft ernsten Themen wurde dabei auf einen Schuss »therapeutischen Humors« nicht verzichtet (☺). Die meisten der hier besprochenen

Selbstbehandlungstechniken sind von sehr grundlegender Bedeutung. Sie sollten für die übergroße Mehrheit der Betroffenen hilfreich sein, unabhängig vom konkreten Inhalt ihrer Probleme.

4. Vorbereitung auf eine Psychotherapie:

Auf der Grundlage des im Vorfeld Erarbeiteten wird ein allgemeines Schema der psychischen Veränderung entwickelt. Nach einer Kurzdarstellung der wichtigsten Psychotherapieformen wird deutlich, mit welchem Schwerpunkt die unterschiedlichen Schulen der Psychotherapie zum oben genannten allgemeinen Veränderungsschema beitragen und wie sie sich dabei ergänzen. Rahmenbedingungen, Spielregeln und realistische Erwartungen für ambulante und stationäre Psychotherapien kommen zur Darstellung. Es wurde versucht, das Buch so zu gestalten, dass es für möglichst viele Klienten (bzw. Therapeuten) nutzbar ist, unabhängig davon, welches Psychotherapieverfahren sie bevorzugen bzw. vertreten.

Aufs Ganze gesehen ist es das Ziel, bewährte und neu entwickelte Konzepte auf eine solche Weise organisch zu verbinden, dass ein qualitativer Sprung möglich wird. Es sollen mental gut »handhabbare« Selbstmanagement-Tools bereitgestellt werden, die an den für psychische Veränderung wesentlichen Zusammenhängen zwischen Denken, Verhalten und Fühlen ansetzen und aus ihrem Zusammenspiel Synergieeffekte erzeugen. Zu entscheiden, inwieweit dies gelungen ist, bleibt freilich dem Leser und einer geplanten wissenschaftlichen Evaluation vorbehalten.

In besonderem Maße fühlt sich der hier vertretene Ansatz der Idee von Eigenständigkeit und Selbstverantwortung jedes Einzelnen verpflichtet. Nur scheinbar im Widerspruch dazu steht, dass der Leser dieses Buches oft sehr direkt angesprochen wird: Von einem »Sie sollten ...« reicht das bis hin zu einem gelegentlichen »Sie müssen ...«. Wir alle haben ein fast baugleiches Gehirn mit ähnlichen psychischen Basisfunktionen. Entsprechend gibt es sehr grundlegende und allgemein gültige Prinzipien des Selbstmanagements, die sich in der Menschheitsgeschichte bewährt haben und auch wissenschaftlich begründen lassen.

Dass es jedem Menschen gelingen möge, seine eigene wunderschöne und unverwechselbare »Lebenssinfonie« zu komponieren – nichts ist mehr im Sinne dieses Buches. Gleichzeitig gilt: Die Wahrscheinlichkeit für ein solches Gelingen wird umso größer sein, je meisterlicher man die »Instrumente seiner Psyche« technisch beherrschen gelernt hat. Und nicht anders als beim Erlernen eines Musikinstrumentes gibt es hierfür einige grundlegende Prinzipien, Tricks und Regeln, die sich in den meisten Fällen als hilfreich erweisen.

Natürlich hat diese knappe und direktive Ansprache auch etwas mit Sprachökonomie zu tun. Selbstverständlich gilt auch hier immer: Es geht nicht um ein mechanisches Befolgen starrer Regeln. Vielmehr geht es darum, vor einem möglichst umfassenden Begründungshorizont Sinn und Inhalt der Verhaltensempfehlungen zu verstehen und sie sich für den individuellen Bedarf zurechtzuschneidern. Gefragt sind kreative Auseinandersetzung und schöpferische Aneignung. (Sollten Sie also in Teilen zu abweichenden Auffassungen und Einsichten kommen, wäre dies ganz im Sinne des hier vertretenen Ansatzes einer eigenständigen Selbstorganisation.)

Damit klingt ein letztes hier zu erwähnendes Prinzip an, dem sich das vorliegende Buch verpflichtet fühlt: vollständige Transparenz. Bei Bedarf soll für jeden Leser, Patienten oder Therapeuten stufenweise nachvollziebar sein, auf welchem Wege die hier vertretenen vereinfachenden Aussagen, Bilder und Prinzipien entstanden sind, wie sie sich detaillierter und präziser in der Wissenschaftssprache formulieren lassen und inwieweit sie durch Argumente, Befunde oder Experimentaldaten abgestützt sind.

Dem dient zum Ersten mein weiterführendes Buch »Evolution und Lebenskunst. Grundlagen der Psychosynergetik. Ein Selbstmanagement-Lehrbuch« (▶ s. Literaturauswahl im Anhang). Es soll eine populärwissenschaftliche Mitte halten zwischen dem vorliegenden Praxisbuch und der nicht immer leicht lesbaren spezialwissenschaftlichen Literatur. In diese wissenschaftliche Literatur führt dann zum Zweiten der kurze Anhang B ein, der sich überwiegend an den theoretisch interessierten Fachkollegen wendet. Ich habe die Hoffnung, dass sich dieses Buch auch für andere Psychotherapeuten als ein so wertvolles Begleitmaterial für die therapeutische Arbeit erweisen könnte, wie ich es in einer längeren »Probephase« am Aachener Uniklinikum erfahren habe.

Abschließend möchte ich allen Mitarbeitern der Klinik für Psychosomatik und Psychotherapeutische Medizin am Universitätsklinikum Aachen für ihre Unterstützung danken. In den Jahren meiner dortigen Tätigkeit bis Dezember 2002 haben sie alle auf die eine oder andere Weise zum Gesamtprojekt »Psychosynergetik« beigetragen. Viele von ihnen haben das vorliegende Buch ganz oder in Teilen gelesen und mir wertvolle Rückmeldungen gegeben – besonders seien erwähnt: Marlies Hamacher, Dr. Martin v. Wachter, Saskia Sydow, Petra Leister, Carina Jenzen, Georg Palm, Dr. Friederike Ludwig-Becker, Dr. Susanne Altmeyer, Maria Sackmann und Rosemarie Seidenberg. (Dabei ist es selbstverständlich, dass alle verbliebenen Fehler, Mängel und Ungeschicklichkeiten ausschließlich mir zur Last zu legen sind.) Großer Dank gebührt Herrn Prof. Dr. Ernst R. Petzold, der auf vielen Ebenen die so wichtigen Bemühungen gefördert hat, das systemtheoretische Forschungsgebiet der Synergetik für Psychosomatik und Psychotherapie fruchtbar zu machen.

Herrn Dipl.-Des. Walter Korr danke ich für die Anfertigung des überwiegenden Teils der Grafiken.

Ein besonderes Wort des Dankes gilt all jenen Patienten, die als »Probeleser« Rückmeldung gaben und jenen, die das Buch als eine wichtige Grundlage der gemeinsamen therapeutischen Arbeit positiv angenommen haben.

Last, but not least sei allen Mitarbeitern des Springer-Verlages für die effiziente und konstruktive Zusammenarbeit gedankt, insbesondere Frau Renate Scheddin und Frau Dr. Svenja Wahl.

Dr. Dietmar Hansch
Bodnegg, Januar 2003

Inhaltsverzeichnis

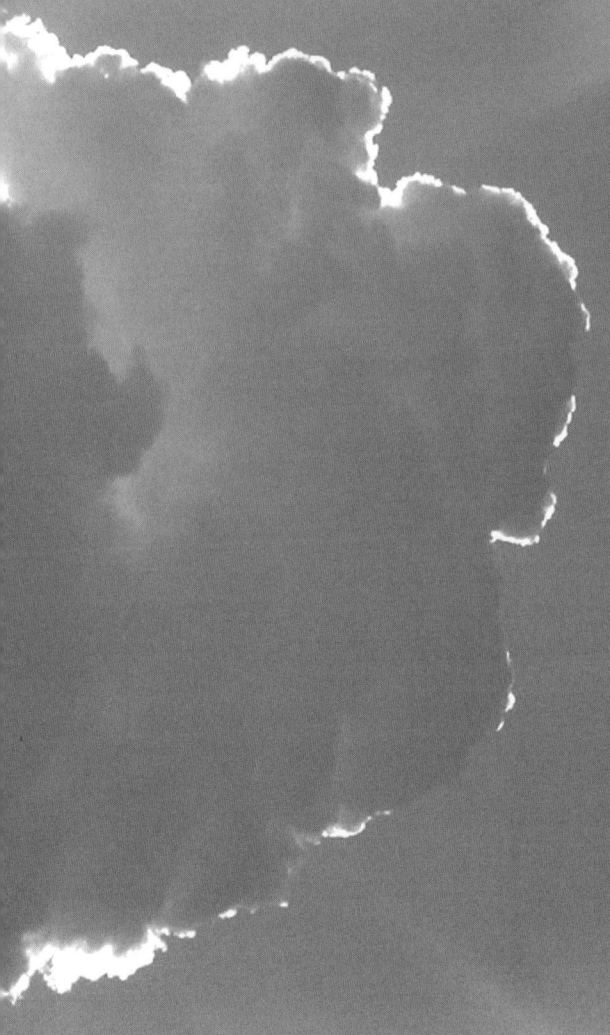

Über dieses Buch

1

Wann Sie dieses Buch lesen sollten

Niedergeschlagenheit

Ängste

Körperliche
Beschwerden
ohne Befund

Wenn Sie zu einem Buch wie diesem greifen, sind Sie wahrscheinlich auf irgendeine Weise unzufrieden – unzufrieden mit sich selbst oder mit bestimmten Seiten Ihres Lebens. Fühlen Sie sich gehäuft müde und lustlos? Sind Sie oft traurig und niedergedrückt? Haben Sie Gefühle der Sinnlosigkeit und Leere? Fürchten Sie, den Belastungen Ihres Lebens nicht mehr gewachsen zu sein? Machen sich zunehmend Ängste bei Ihnen breit? Oder haben Sie körperliche Beschwerden – z. B. Schmerzen – die nicht weggehen, obwohl Ihr Arzt immer wieder sagt, dass er keine Ursache finden kann? Sind Sie wegen dieser oder ähnlicher Probleme ratlos und auf der Suche nach Hilfe? Dann könnte es sinnvoll für Sie sein, das vorliegende Buch zu lesen. Es will Ihnen Hilfestellung geben für den Umgang mit sich selbst und Ihren Problemen. Sie erfahren, was man unter Psychotherapie versteht und wie man sich in optimaler Weise darauf vorbereitet.

Warum gerade dieses Buch – was ist neu?

In den meisten Ratgeberbüchern werden die Themen dieses Buches getrennt behandelt. So gibt es Selbsthilfebücher für bestimmte psychische Störungen wie Ängste oder Depressionen. Es gibt Selbstmanagement-Ratgeber, die Ihnen zu mehr Glück und Erfolg verhelfen wollen. Und es gibt Führer durch den »Therapiedschungel«, mit deren Hilfe Sie herausfinden sollen, welches der vielen Psychotherapieangebote das richtige für Sie ist. Vieles spricht allerdings dafür, dass diese drei Themen – psychische Störungen, Selbstmanagement und Psychotherapie – zusammengehören. Aus ihrer sachgerechten Zusammenführung können wichtige neue Potenziale für die psychische Veränderung und Heilung erwachsen.

Therapieziel: Stärkung
der Selbstmanage-
ment-Kompetenzen

Kurz gesagt entstehen psychische Erkrankungen dann, wenn die Fähigkeiten im Selbstmanagement angesichts der bestehenden Lebensbelastungen nicht ausreichen (Selbstmanagement = Umgang mit sich selbst und den eigenen Problemen). Psychotherapie hat damit die Aufgabe, diese Selbstmanagement-Kompetenzen beim Klienten bzw. Patienten zu stärken.

Zwei Wege:
den Defekt reparieren
oder »aufwiegen«
durch Stärkung der
Stärken

Ganz grundsätzlich betrachtet, gibt es zwei Wege, mit psychischen Problemen fertig zu werden. Der erste Weg besteht darin, sich voll dem Problem und seiner Entstehung in der Vergangenheit zuzuwenden. Bildlich gesprochen, versucht man das Problem loszuwerden, indem man sich von ihm abstößt. Wenn jemand eine Angsterkrankung hat, kann man nach seelischen Verletzungen in der Vergangenheit fragen oder ein spezielles Angstbewältigungstraining durchführen. Das ist die klassische Herangehensweise in der Psychotherapie. Immer mehr setzt sich heute die Erkenntnis durch, dass es noch einen zweiten Weg gibt:

Man kann seinem Problem den Rücken zukehren und sich durch andere positive Lebensinhalte von dem Problem wegziehen lassen. Unser Angstpatient könnte sich z. B. neu verlieben oder ein altes Hobby wiederentdecken. Diese neuen Lebensinhalte könnten ihn so mitreißen, dass er seine Angst regelrecht vergisst. Nach einer gewissen Zeit stellt er dann fest, dass sich sein Problem quasi von alleine gelöst hat. Beide Wege sind wichtig und ergänzen sich, der Schwerpunkt der Therapie sollte aber nach Möglichkeit auf dem zweiten liegen.

Bei Psychotherapie muss es deshalb um mehr gehen, als um spezielle Lösungen für spezielle Probleme wie etwa für Angst. Im Vordergrund sollte die Vermittlung allgemeiner Fähigkeiten für den Umgang mit sich selbst stehen, die u. a. den Aufbau neuer positiver Lebensinhalte erlauben. Dies ist es, was wir hier unter Selbstmanagement-Kompetenz verstehen wollen. Und deshalb ist die Verbindung von Selbstmanagement, psychischen Störungen und Psychotherapie so wichtig. Selbstmanagement-Kompetenz ist eine Art Schweizer Armeemesser mit vielen Funktionen: Sie können damit spezielle psychische Probleme lösen aber auch ihr Leben im Allgemeinen positiv gestalten.

Das Wichtigste ist: positive Lebensinhalte aufbauen

Was dieses Buch für Sie leisten kann und was nicht

Nehmen wir einmal an, Sie hätten ein bohrendes negatives Gefühl in der Magengegend und erkennen dieses Gefühl als »Hunger«. Sie gehen dann in den Supermarkt und kaufen Lebensmittel ein, die Sie zubereiten und verzehren. Sie wissen: wenn Sie sich in dieser Weise verhalten, wird das negative Gefühl »Hunger« dem angenehmen Gefühl der Sättigung weichen.

Das ist ein ganz einfacher Akt von **psychischer Selbstregulation**: Die Psyche erkennt eine Störung und kann aus sich selbst heraus ein Verhalten erzeugen, das die Störung beseitigt. Selbstmanagement ist nun die Gesamtheit solcher Verhaltensweisen der Selbstregulation, wobei natürlich auch viel kompliziertere Problemsituationen eingeschlossen sind.

Selbstmanagement verlangt Wissen und Kompetenzen

Schon anhand unseres einfachen Beispiels erkennen Sie, worauf es ankommt. Um Ihren Hunger zu stillen, müssen Sie eine Menge wissen: Sie sollten das Hungergefühl von anderen Gefühlen unterscheiden können; Sie müssen einiges wissen über Ihren Körper, über Lebensmittel und darüber, wie man diese beschafft und zubereitet. Aber Sie müssen auch einige Fertigkeiten haben – z. B. sollten Sie mit den üblichen Küchengerätschaften umgehen können. Kurzum, ein erfolgreiches Selbstmanagement setzt eine Menge Wissen und Können voraus.

Psychische Störungen entstehen nun genau dann, wenn es daran mangelt. Jemand hat negative Gefühle, z. B. Angst oder Niedergeschlagenheit, aber keiner seiner Versuche, diese Gefühle zu beseitigen, führt zum Erfolg. Sein Wissen um die Zusammenhänge zwischen Gefühlen, Gedanken und Verhalten ist nicht ausreichend, oder aber es fehlt das

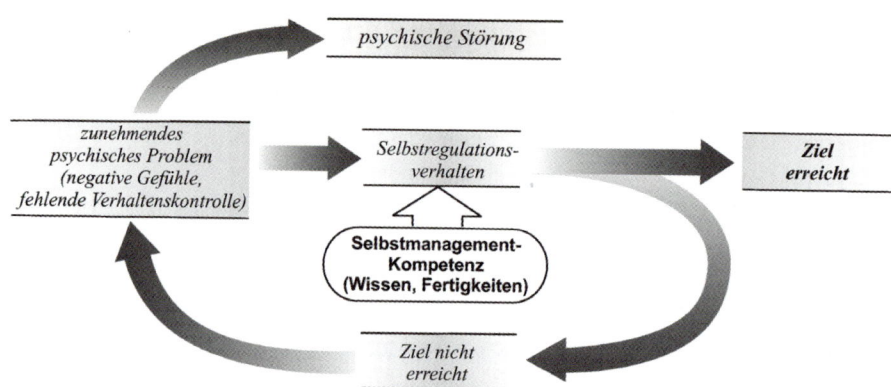

◘ Abb. 1.1. Psychische Störungen sind das Resultat unzureichender Selbst-management-Kompetenz.
Psychische Probleme setzen ein Selbstregulationsverhalten in Gang. Bei ausreichender Selbstmanagement-Kompetenz wird das Problem dadurch gelöst. Bei mangelnder Selbstmanagement-Kompetenz verschärft sich das Problem weiter – es etablieren sich Teufelskreise, die schließlich in die psychische Störung führen

Können, ein an sich richtig geplantes Selbstregulationsverhalten in die Praxis umzusetzen. In dieser Situation können nun psychische Störungen wie Angsterkrankungen oder Depressionen entstehen (◘ Abb. 1.1 – die hier beteiligten Mechanismen werden wir noch im Einzelnen besprechen). Beim Kauf eines jeden Elektrogerätes wird eine Gebrauchsanweisung mitgeliefert – nur für den Umgang mit uns selbst haben wir nie eine Bedienungsanleitung erhalten.

Grundwissen für Selbstmanagement und Selbstbehandlung bei psychischen Problemen

Das vorliegende Buch versucht, diesem Mangel abzuhelfen. Es will Ihnen im ersten Buchteil das wichtigste Grundwissen zum Thema »Selbstmanagement« vermitteln. Dabei werden wir bewährte Konzepte und Techniken mit neuesten Erkenntnissen über das Gehirn als selbstorganisierendes System verbinden.

Umsetzung im Alltagsverhalten notwendig

Schon dieses Wissen allein könnte eine leichte Besserung Ihrer Probleme bewirken: Verstehen reduziert Angst, das Sehen eines Weges macht Hoffnung. Aber: Wissen ist nicht alles – auch auf die Fertigkeiten kommt es an. Und Fertigkeiten kann man sich leider nicht anlesen, man muss sie im praktischen Tun erwerben und üben. Das Buch versucht, Ihnen auch hier Hilfestellungen für ein Lernen in kleinen, realistischen Schritten zu geben.

❶ Erst wenn Sie eine Zeitlang Ihr Verhalten im Alltag ändern, wenn dadurch innere Wachstumsprozesse bei Ihnen in Gang kommen und Sie neue, positivere Erfahrungen machen, erst dann wird es zu einer durchgreifenden Besserung Ihrer Probleme kommen.

Wenn Sie nur leichtergradige Probleme haben und Sie einen guten Zugang zu den Inhalten dieses Buches finden, könnte sich zunächst ein

»Selbstbehandlungsversuch« lohnen. Eventuell müssten Sie dabei spezielle Trainingsbücher hinzuziehen, auf die verwiesen wird. In erster Linie dient das Buch aber dazu, Sie auf eine Psychotherapie vorzubereiten.

Wie Sie dieses Buch auf eine Psychotherapie vorbereitet

Ziel einer Psychotherapie ist es, Ihre Selbstmanagement-Kompetenzen zu verbessern. Deshalb muss auch eine Psychotherapie die oben genannten Schritte umfassen: Aneignung von Wissen, Einüben von Fertigkeiten, Handeln in Therapie und Alltag, Einschleifen neuer Gewohnheiten, Ermöglichen neuer, positiver Erfahrungen, persönliches Wachstum. Im Unterschied zur selbstständigen Arbeit mit einem Selbsthilfebuch wird dieser Prozess in einer Psychotherapie nun von Experten unterstützt und auch ein Teil der praktischen Umsetzung erfolgt in der Therapiesituation. Auch im Rahmen einer Psychotherapie, z. B. in einer Klinik, bleibt die Heilung psychischer Leiden also im Grunde ein **Lernprozess**.

❗ Lernen ist immer eine Aktivität, die vom Lernenden selbst ausgehen muss.

Hier zeigt sich ein fundamentaler Unterschied zu den meisten sonstigen Therapien, die Sie kennen. Wenn Sie wegen einer körperlichen Erkrankung zum Arzt oder in eine Klinik gehen, lassen Sie die Behandlung zumeist passiv über sich ergehen. Oft heißt es »halten Sie still« oder Sie werden gar in einen Narkoseschlaf versetzt, während der Chirurg sein Handwerk verrichtet. Nun, Psychotherapeuten können nicht direkt in Ihren Kopf greifen und Gedankenverknotungen lösen. Diese Operation können nur Sie selbst ausführen. So, wie Sie in Bezug auf Ihren Hunger schon immer Ihr eigener »Therapeut« waren, müssen Sie es nun auch in Bezug auf Ihre anderen Probleme werden.

Psychotherapie kann nur Hilfe zur Selbsthilfe sein

Wenn wir Therapeuten aber wollen, dass Sie selbst eine aktive Rolle in der Therapie spielen, wenn wir wollen, dass Sie am Ende so weit wie möglich dazu fähig sind, Ihr eigener Therapeut zu sein, dann müssen wir Ihnen auch das dazu nötige Wissen an die Hand geben. Dies ist der Themenschwerpunkt der zweiten Buchhälfte. Wir sprechen über die Grundprinzipien der psychischen Veränderung. Es werden die wichtigsten Psychotherapieverfahren vorgestellt, die in psychosomatischen und psychotherapeutischen Kliniken, aber auch im ambulanten Bereich, zur Anwendung kommen. Und es wird gezeigt, in welcher Weise diese Verfahren zur psychischen Veränderung und Heilung beitragen. Wir werden besprechen, wie ambulante und stationäre Psychotherapien im Grundsatz ablaufen. Es wird erläutert, welche Erwartungen an eine solche Therapie realistisch sind und wie Sie Ihre Zielsetzungen formulieren sollten.

Wie Psychotherapie funktioniert und bei der Selbstveränderung hilft

1

Damit sind Sie dann bestens für eine Psychotherapie vorbereitet. Sie können nun das Spektrum der Therapieangebote aktiv, kompetent und gezielt nutzen. Sie können sich genau die Hilfe holen, die Sie brauchen.

> ❗ **Psychotherapie wird für Sie zu einer besonders intensiven Phase im Prozess Ihrer Selbstbehandlung.**

Und in dieser Konstellation ist sie auch am besten wirksam. Denn viele schwerwiegende psychische Probleme sind im Zeitrahmen einer Psychotherapie nicht zu beseitigen, zumindest nicht vollständig. Deshalb sollte Ihre Selbstbehandlung schon vor der Psychotherapie beginnen, z. B. mit Hilfe dieses Buches. In dieser Weise könnten Sie auch eine mögliche Wartezeit auf einen Therapieplatz sehr sinnvoll nutzen. Und auch nach der Therapie müssen Sie Ihre Selbstbehandlung in aller Regel konsequent fortsetzen.

Verschiedene Psychotherapieverfahren ergänzen sich

Vielleicht haben Sie schon gehört, dass es in der Psychotherapie verschiedene grundlegende Verfahrensweisen gibt, z. B. Psychoanalyse, Verhaltenstherapie oder Gesprächspsychotherapie. Während sich diese Schulen früher sehr kritisch gegenüberstanden, setzt sich heute zunehmend die Erkenntnis durch, dass jede dieser Herangehensweisen wichtige Aspekte unseres Menschseins betont. Entsprechend werden in der Praxis immer häufiger verschiedene Verfahren miteinander kombiniert. Es wäre deshalb nicht sinnvoll, in diesem Buch das eine oder das andere Therapieverfahren besonders herauszustreichen. Statt dessen wird alle Betonung auf den Momenten ihrer gegenseitigen Ergänzung liegen.

Wie Sie mit diesem Buch umgehen sollten

Auch wenn es schwerfällt: Lesen ist Therapie

Vielleicht fühlt sich der eine oder andere von Ihnen ein wenig überfordert. Wenn man wirklich Probleme hat, fällt es oft nicht leicht, Bücher zu lesen: Man ist lustlos, innerlich unruhig und unkonzentriert. Oder Sie gehören schon immer zu den »Lesemuffeln« und sind in der »Lesearbeit« nicht besonders geübt.

Versuchen Sie es trotzdem! Therapie ist immer mit Anstrengung verbunden. Und zu einer guten Therapie gehört auch immer die Aneignung von Wissen. Wieder zu lernen, anspruchsvollen Beschäftigungen konzentriert nachzugehen, ist eine zentrale Aufgabe jeder Therapie.

> ❗ **Sich durch Lesen Wissen anzueignen oder sich Entspannung zu verschaffen, ist eine ganz wichtige Kompetenz, die Ihnen in vielen Lebensbereichen von größtem Nutzen sein kann.**

»Lesen macht glücklich« – so hat der Verleger Gustav Lübbe einmal gesagt. Also, versuchen Sie es unbedingt! Fangen Sie klein an, und sei es mit einer Seite pro Tag. Versuchen Sie, die Zahl der gelesenen Seiten Schritt für Schritt zu steigern. Die Lesefähigkeit kann man trainieren, wie jede andere Fähigkeit auch. Machen Sie sich einen Tagesplan und legen Sie tägliche Lesezeiten fest. Wenn Sie anfangs oft mit den Gedanken abschweifen, ärgern Sie sich nicht – lesen Sie den Absatz einfach noch einmal. Setzen Sie sich nicht zu sehr unter Druck. Wenn es wirklich nicht geht, warten Sie, bis Sie sich ein wenig besser fühlen und versuchen Sie es noch einmal.

Sollten Sie mit dem Lesen keine Schwierigkeiten haben, ist das folgende Vorgehen zu empfehlen: Lesen Sie das Buch erst einmal vollständig im Schnelldurchlauf um einen Überblick zu gewinnen. Lesen Sie es danach noch einmal gründlich. Unterstreichen Sie, was Ihnen wichtig erscheint und machen Sie Randnotizen. Nach einigen Tagen sollten Sie das Erarbeitete noch einmal wiederholen. Testen und trainieren Sie Ihr Gedächtnis: Was haben Sie behalten? Das Vergessene sollten Sie nochmals gründlich durchdenken. Machen Sie sich immer wieder bewusst: Dieses Buch ist kein Roman, sondern eine Art Lehrbuch, ein Selbstmanagement-Lehrbuch. Es geht nicht um Unterhaltung, sondern um die Aneignung bleibenden Wissens. Denken Sie immer wieder über das Gelesene nach und versuchen Sie, einen Bezug zu Ihren eigenen Erfahrungen herzustellen. Sollten Sie dabei zu abweichenden Erkenntnissen oder Schlussfolgerungen kommen – Gratulation! Die Förderung eines eigenständigen Denkens ist ein wichtiges Therapie-Ziel. Systematisieren Sie Ihre Gedanken, schreiben Sie sie auf, und diskutieren Sie darüber mit Freunden oder mit Ihrem Therapeuten. Kein Buch kann allen Aspekten menschlicher Individualität gerecht werden; niemand ist im Besitz der absoluten Wahrheit. Gern würden auch wir Therapeuten von Ihnen lernen. Schreiben Sie mir einen Brief oder eine E-Mail.

Unterstreichen und Randnotizen

Wiederholen

Kritische Auseinandersetzung

Sie haben also Probleme –
Beruhigen Sie sich
und lassen Sie uns nachdenken!

2

Wie aus Zwergen wieder Riesen werden

Wachstum bei zielgerichteter Bewegung

Lassen Sie uns zum Auftakt eine Phantasiereise in ein märchenhaftes Land unternehmen, in dem es hohe Bergketten und tiefe Täler gibt. Es leben hier Zwerge und Riesen, die eine merkwürdige Eigenschaft haben: Wenn sie sich schnell und zielgerichtet bewegen, dann wachsen sie. So können aus Zwergen Riesen werden, die weit ins Land blicken und ganze Berge mit einem Schritt übersteigen. Diese Riesen können sich nun noch schneller und zielgerichteter bewegen und wachsen darum um so schneller. Und sie tun dies auch, denn das Wachstum bereitet Lust und Freude. Aber das Leben in dieser ziemlich unübersichtlichen Landschaft ist nicht ungefährlich. Wer in eine Sackgasse gerät, wer herumbummelt oder zu lange auf der Stelle tritt, weil er die Orientierung verloren hat, der beginnt zu schrumpfen. So wird aus manchem Riesen ganz schnell ein Zwerg. Und dann geht das Schrumpfen noch schneller: Je kleiner man wird, desto mühsamer wird es, sich schnell und zielgerichtet fortzubewegen – die Orientierung wird schwieriger und die Schritte werden kleiner. Schrumpfen bereitet Schmerz. Das versetzt unsere armen Zwerge in Panik. Sind sie erst in einem Talkessel gefangen, laufen sie ganz hektisch im Zickzack oder im Kreise. Nur, das ist eben keine zielgerichtete Fortbewegung und so schrumpfen sie noch weiter. Am Ende hocken sie dann mutlos und verzweifelt am Boden eines tiefen dunklen Tales.

Auch mit kleinen Schritten lässt sich (fast) jedes Ziel erreichen

Als Außenstehende sehen wir natürlich sofort: So hoffnungslos ist die Lage doch gar nicht! Was würden Sie unseren Zwergen sagen? Wahrscheinlich etwas in der Art: »Warum seid ihr so verzweifelt? Niemand in diesem Land wird ein für allemal als Zwerg oder Riese geboren. Alles, was zum Wachsen nötig ist, tragt ihr doch in euch. Jeder von euch kann wachsen und wieder zu einem Riesen werden! Ihr habt vergessen wie das geht? Nun, Wachstum hat mit zielgerichtetem Handeln zu tun. Und das kann jeder – der Kleinere muss am Anfang nur einige Schritte mehr machen. Ist er erst einmal losgelaufen, beginnt schon das Wachstum. Nach einiger Zeit lässt dann auch der Schmerz nach und es fängt an, Freude zu machen. Das Einzige, was euch im Unterschied zu den Riesen wirklich fehlt, ist der Überblick. Deshalb braucht ihr am Anfang eine Landkarte. Nochmals also: Es gibt keinen Grund zur Panik. Beruhigt euch, denn Hektik und zielgerichtetes Handeln schließen sich aus. Besorgt euch eine Karte und bewegt euch in kleinen Schritten in Richtung Ziel.«

Nun, wie Sie sicher ahnen, verdeutlicht dieses fiktive Szenario viele für das Grundanliegen dieses Buches wichtige Gesichtspunkte.

Über sich selbst verstärkende Prozesse

Ein erster bedeutsamer Aspekt ist die Art, wie sich Wachstum und Schrumpfen unserer Fabelwesen vollziehen: Man nennt Vorgänge dieser Art sich selbst verstärkende Prozesse (technisch: positive Rückkoppelung). Prozesse dieser Art sind weit verbreitet in der Natur, im Psychischen und auch in der Gesellschaft. Nehmen Sie die Entstehung einer Sanddüne in der Wüste. Irgendwo liegt ein Stein, der den sandhaltigen Wüstenwind abbremst. Der Sand fällt aus und es entsteht ein wachsender Sandhaufen. Je mehr die Düne wächst, desto stärker wird der Wind gebremst, wodurch noch mehr Sand ausfällt und die Düne noch schneller wächst. Es sind hier also zwei Teilprozesse verbunden, die sich wechselseitig verstärken. Aber solche Selbstverstärkungen sind janusköpfig, d. h. sie haben ein schönes und ein hässliches Gesicht. Einerseits fördern sie selbstorganisierte Strukturbildung und Wachstum, andererseits können sie in die Katastrophe führen. Wenn die Sanddüne zu hoch wird, dann bricht sie unter ihrer eigenen Last zusammen.

Teilprozesse können sich gegenseitig verstärken

Gerade in unserer Psyche gibt es jede Menge solcher selbstverstärkenden Prozesse. Wenn man einmal Erfolg hat, wird man dadurch ermutigt. Diese Ermutigung macht selbstsicher und erhöht damit die Chancen auf weiteren Erfolg. Aber leider eben auch umgekehrt: Hat man einmal Misserfolg, wird man unsicher, was die Saat weiteren Misserfolgs in sich trägt. Solche negativen Selbstverstärkungen werden auch als »Teufelskreise« bezeichnet. Bei den meisten psychischen Problemen spielen derartige Teufelskreise eine zentrale Rolle.

Teufelskreise bei psychischen Problemen

Der Teufelskreis, in dem unsere Zwerge sind, ist in ▣ Abb. 2.1 gezeigt. Er spielt bei allen psychischen Störungen eine wichtige Rolle. Wenn man Probleme hat und alle Lösungsversuche scheitern, dann kommt

Stress und Grübeln verstärken sich

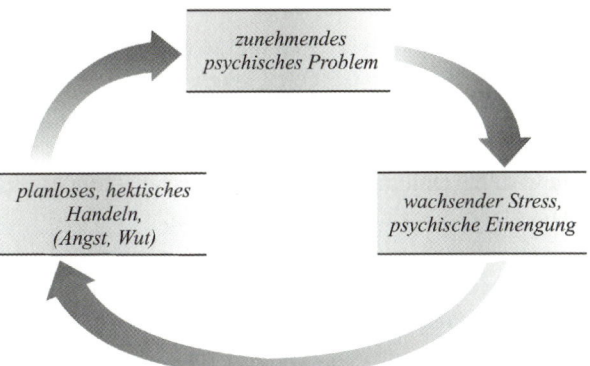

▣ **Abb. 2.1. Psychischer Teufelskreis als Negativbeispiel für einen sich selbst verstärkenden Prozess.**
Ein wachsendes psychisches Problem führt zu einer stressbedingten psychischen Einengung (»Tunnelblick«) und negativen Emotionen. Dies stört die höhere geistige Leistungsfähigkeit und bewirkt schließlich das Scheitern eines immer hektischeren Handelns. In der Folge wächst das psychische Problem weiter – alle Komponenten dieses Kreises verstärken sich also wechselseitig

2

man unter Stress. Wie wir später noch im Zusammenhang mit der Stressreaktion besprechen werden, hat das eine Art »Tunnelblick« zur Folge: Unser psychischer Horizont engt sich immer mehr auf die negativen Inhalte unseres Problems ein. Wir kommen aus den fruchtlosen Grübeleien über unser Problem nun nicht mehr heraus. Unser Verhalten wird hektisch und planlos. Die Chancen, dass wir in dieser Verfassung der Lösung unseres Problems näher kommen, sinken immer mehr. Der Problemdruck wächst weiter, der Stress steigt und verschärft das Problem auch deshalb, weil der Stress nun seinerseits weitere negative Gefühle erzeugt, wie z. B. Angst oder Wut. Wir wehren uns immer verzweifelter gegen das Problem und gegen die negativen Gefühle. Doch dieser Druck erzeugt nur wachsenden Gegendruck. Über Panik und Verzweiflung führt ein solcher Teufelskreis schließlich in Hoffnungslosigkeit und Depression.

Was ist in so einer Situation zu tun? Nun, wir sollten uns klarmachen, was wir oben unseren Zwergen geraten haben.

Akzeptanz ist der erste Schritt zur Besserung

Akzeptanz durchbricht den Teufelskreis

Sollten Sie sich also in einem solchen Teufelskreis befinden – beruhigen Sie sich: Sie verfügen über alle notwendigen Fähigkeiten, um aus Ihrer Sackgasse wieder herauszukommen. Zunächst müssen Sie den Teufelskreis durchbrechen. Damit sich der Gegendruck lockert, sollten Sie erst einmal aufhören zu drücken. Akzeptieren Sie Ihr Problem und die damit verbundenen negativen Gefühle. Der Stress lässt dann nach und schon dies bessert Ihre Gefühlslage. Erst dadurch werden Sie innerlich wieder frei für planvolles und wirksames Handeln, das zu innerem Wachstum und Heilung führt.

> ❗ **Entscheidend ist es zu verstehen und zu akzeptieren, dass man auch mit negativen Gefühlen leben und handeln kann.**

Wenn man sich nicht innerlich aufreibt und Hoffnung auf Besserung besteht, dann kann man in der Regel das Allernotwendigste tun trotz der Angst und trotz der traurigen Verstimmung.

> ❗ **Es bleibt immer ein Verhaltensspielraum und immer lässt er sich erweitern, wenn man die richtigen Schritte tut.**

Hoffnung kann aus dem Wissen erwachsen, dass Sie alles in sich tragen, was zu Wachstum und Heilung nötig ist. Und auch die »Landkarte« für die nächsten Schritte haben Sie schon – zumindest einen wichtigen Teil davon: das vorliegende Buch.

Was sind die nächsten Schritte?

Welche wichtigen Dinge sind eigentlich drauf, auf unserer Landkarte, welche wichtigen Gegebenheiten müssen wir unterscheiden in unserer Psyche? Zunächst ist es ausreichend, von folgenden »Grundbausteinen« auszugehen: Wahrnehmungen, Gedanken, Gefühle und Verhalten. Bleiben Sie zunächst ruhig bei Ihrem Alltagsverständnis dieser Begriffe, wir werden sie später immer noch ein wenig genauer bestimmen.

Welcher dieser Bausteine ist bei psychischen Störungen am häufigsten kaputt? Nun, das sind sicher die Gefühle. Bei den meisten psychischen Störungen steht ein Zuviel an negativen Gefühlen und ein Zuwenig an positiven Gefühlen im Mittelpunkt. Oft gibt es auch Probleme mit der Verhaltenskontrolle: Man weiß, dass man eigentlich etwas tun müsste – z. B. Sport treiben oder öfter »Nein« sagen – findet aber nicht die Energie dazu. Oder aber es fehlt die Kraft, ein schädliches Verhalten zu unterdrücken, das Rauchen etwa oder das übermäßige Essen. Aber auch dies sind letzten Endes Probleme im Bereich der Gefühle. Denn die Kraft, die hier fehlt, ist die Motivation. Und Motivationen sind Gefühle, die Verhalten aktivieren und ausrichten.

Negative Gefühle und mangelnde Verhaltenskontrolle

Warum wohl stehen immer wieder Gefühle im Zentrum psychischer Probleme? Sicher hängt das damit zusammen, dass wir unsere Gefühle nur sehr wenig mit unserem Willen beeinflussen können. Wenn jemand, dem es schlecht geht, zu sich sagt »Ich will, dass ich jetzt glücklich bin!«, wird das kaum eine Wirkung haben. Wahrnehmungen, Gedanken und Verhalten unterliegen demgegenüber in sehr viel höherem Maße der willentlichen Beeinflussbarkeit: Sie können sehr wohl entscheiden, ob Sie sich den Horrorfilm oder den Naturfilm ansehen; Sie können entscheiden, ob Sie gut oder schlecht von einer Sache denken, und Sie können entscheiden, ob Sie dieses Buch weiterlesen oder nicht.

Gefühle unterliegen nicht direkt dem Willen

Was ist in dieser Situation zu tun? Wie auch anderswo in der Welt gibt es in unserer Psyche Zusammenhänge zwischen den verschiedenen Gegebenheiten. Wer sich den Naturfilm ansieht, wird sich mit großer Wahrscheinlichkeit besser fühlen, als wenn er sich für den Horrorfilm entschieden hätte. Wenn wir weitere Zusammenhänge dieser Art zwischen Denken und Verhalten einerseits und Gefühlen andererseits herausfinden könnten, ergäbe sich für uns die folgende Möglichkeit: Wir könnten unsere Gefühle indirekt verändern, indem wir gezielt Einfluss nehmen auf unser Denken und unser Verhalten.

> ❗ Ja, wir können unsere Gefühlslage verbessern, indem wir systematisch unser Denken und unser Verhalten verändern.

Die folgenden Kapitel wollen Ihnen wichtige psychologische Erkenntnisse über die Grundbausteine unserer Psyche vermitteln. Insbesondere werden uns die Zusammenhänge zwischen Denken, Verhalten und

Indirekte Gefühlsveränderung durch Denken und Verhalten

2

Fühlen interessieren. Wir können dann verstehen, welche ungünstigen Entwicklungen in Verhalten und Denken zu psychischen Störungen führen. Und daraus werden dann allgemeine Prinzipien ableitbar, wie man Denken und Verhalten ändern muss, um Gefühle zu verbessern und psychische Probleme zu lösen. Ihre Aufgabe besteht dann darin, diese allgemeinen Prinzipien auf Ihre individuelle Entwicklung und auf Ihre konkrete Lebenssituation anzuwenden.

Konsequente Planung und Umsetzung der Veränderungsstrategie

Im Ergebnis muss dabei stehen, was Sie an Ihrem Denken und Verhalten ändern sollten. Es sind realistische, konkrete und berechenbare Schritte für das Handeln im Alltag zu erarbeiten. Wichtig ist, diese Strategien dann mit Konsequenz und Geduld in die Praxis umzusetzen, in Eigenregie oder im Rahmen einer Psychotherapie. Hieraus ergeben sich neue positive Erfahrungen und psychisches Wachstum. Nach einer kürzeren, zumeist aber längeren Zeitspanne werden Ihre psychischen Probleme dann mit großer Wahrscheinlichkeit abklingen, zumindest weitgehend. Also nochmals, verzweifeln Sie nicht. Es gibt Wege der Veränderung, die auch für Sie gangbar sind. Das wird nicht immer leicht sein, oft werden Sie es aber auch als eine Bereicherung empfinden.

Die Grundbausteine der Psyche

Wahrnehmungen

Wahrnehmungen und Empfindungen werden durch Vorwissen beeinflusst

Lassen Sie uns bei dieser Gelegenheit auch einige populäre Irrtümer bezüglich der Grundbausteine unserer Psyche ausräumen. Beginnen wir bei den Wahrnehmungen. Da haben wir zunächst unsere Außensinne: Sehen, Hören, den Tastsinn der Haut (und das Riechen). Gewöhnlich glauben wir, dass Wahrnehmungen in diesem Bereich objektiv feststehende Sachverhalte sind, die gewissermaßen durch unsere Sinnesorgane von draußen nach drinnen transportiert werden. Dass dies nur eingeschränkt gilt, zeigt Ihnen ◻ Abb. 2.2. Vermutlich erkennen Sie darauf zunächst einmal überhaupt nichts. Erst wenn ich Ihnen Hinweise gebe, wird das Bild für Sie klarer: Etwa in Bildmitte ist schräg von hinten ein Dalmatiner-Hund abgebildet, der am Boden schnüffelt oder einer Fährte folgt. Sie sehen also: Wahrnehmungen entstehen aus einem Zusammenwirken von äußerem Reiz und innerem Wissen. Hätten Sie noch nie zuvor einen Hund gesehen, würden Sie trotz der Hinweise nichts auf dem Bilde erkennen. »Man sieht was man weiß« – so hat es schon Johann Wolfgang von Goethe formuliert.

Dies trifft ebenso auf die Wahrnehmungen unserer Innensinne zu, die uns Empfindungen von Organen unseres Körpers vermitteln. Wenn man seit vielen Stunden nichts gegessen hat, wird man ein Bohren in der Magengegend als Hunger interpretieren, anderenfalls als womöglich gefährliche Magenschmerzen. Ein Ziehen in den Muskeln wird

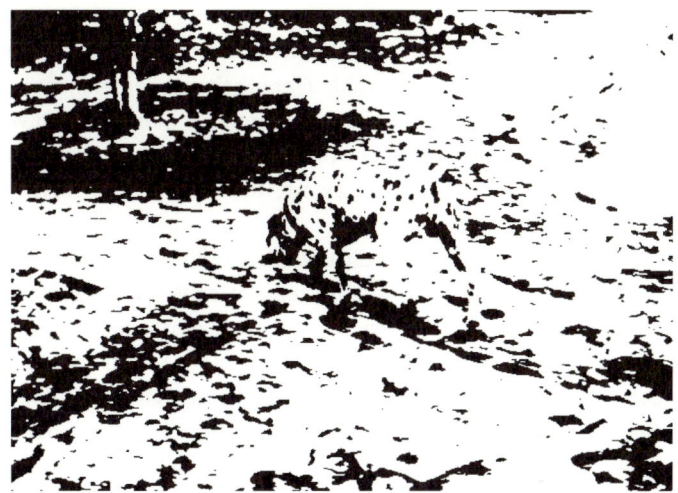

◘ Abb. 2.2. Wahrnehmungen tragen keine objektiv feststehende Bedeutung – vielmehr projizieren wir die Bedeutung aus unserem Vorwissen heraus in unsere Wahrnehmungen hinein. Zunächst nehmen Sie nichts als ein konfuses Durcheinander bedeutungsloser schwarzer und weißer Flecken wahr. Erst durch gezielte Hinweise erkennen Sie die seitlich-rückwärtige Ansicht eines Dalmainer-Hundes, der am Boden schnüffelt. [Aus: Engel AK, König P, Singer W (1994) Bildung repräsentationaler Zustände im Gehirn. In: Singer W (Hrsg) Gehirn und Bewußtsein. Spektrum, Heidelberg, S 43]

man am Tag nach einer sportlichen Höchstbelastung für normal halten und vielleicht sogar ein wenig »genießen« (erinnern sie einen doch an die vollbrachte Selbstüberwindung). Ohne vorangegangenen Sport würde die gleiche Empfindung wahrscheinlich als unerklärlicher Schmerz interpretiert werden, der dann Beängstigung und Leiden verursacht. Außen- und Innenwahrnehmungen sind also nicht etwas unabhängig von uns selbst Gegebenes. Wie wir Wahrnehmungen deuten und erleben, hängt in starkem Maße von unserem Wissen, unserer Erfahrung und den jeweiligen Lebensumständen ab.

Denken

Das »Fenster« unseres Ich-Bewusstseins ist ziemlich schmal. Zu einem bestimmten Zeitpunkt können wir immer nur an einen einzigen umgrenzten Sachverhalt denken. Das bewusste Denken muss also die verschiedenen Teilsachverhalte von Problemen nacheinander in aufeinander folgenden Teilschritten bearbeiten. Deshalb wird unter »Denken« oft jene endlose Kette von Worten verstanden, die wir nahezu ununterbrochen durch das Fenster unseres Bewusstseins ziehen. Aber lebendiges menschliches Denken ist in Wirklichkeit viel mehr als das, was sich im Bewusstsein abspielt. Jeder der Gedankenfäden, der durch unser Bewusstsein zieht, ist ja eingewoben in ein riesiges Netzwerk von Wissen,

An jedem bewussten Denkakt ist viel Unbewusstes beteiligt

2

Dem Unbewussten entspringt eine spontane Tendenz zu sinnvoller Ordnungsbildung

das wir im Laufe unseres Lebens angesammelt und zu einer bestimmten Ordnung verknüpft haben. Jeder Gedankeninhalt baut auf anderen auf und ist mit vielen weiteren Gedankeninhalten in einer Weise verknüpft, dass alles möglichst gut zueinander passt. Beim Denken wandert unser Bewusstseinsfenster in diesem riesigen Gedankengewebe wie das Schiffchen eines Webstuhles hin und her, um das Ordnungsmuster noch weiter zu verbessern.

Anders als beim Weben sind die unbewussten Teile unseres Gedankengewebes aber nicht passiv, sie sind keine toten Wissensbruchstücke wie im Speicher eines Computers. Die unbewussten Teile unseres Wissens sind lebendig und zeigen eine spontane Tendenz zur Ordnungsbildung, die unserem Bewusstsein zuarbeitet. Betrachten Sie als Beispiel einmal die nachstehende Zahlenfolge: 1, 4, 9, 16, 25 … Der mathematisch interessierte Leser wird wahrscheinlich spontan erkennen, dass es sich um die Folge der Quadratzahlen handelt, die entsteht, wenn man die natürlichen Zahlen 1, 2, 3, 4, 5 … mit sich selbst multipliziert. Ohne dass Sie sich bewusst bemüht hätten, ist Ihnen dieses Ordnungsmerkmal »ins Auge gesprungen«. In ähnlicher Weise entspringen Lösungen für Probleme dem Unbewussten. Man denkt lange Zeit angestrengt über ein Problem nach, und dann, beim Autofahren oder Abwaschen, kommt ganz unerwartet der entscheidende Einfall. Worte wie »Eingebung« oder »Erleuchtung« verweisen auf diese »bewusstseinsjenseitige« Herkunft unserer Ideen. Denken ist also ein lebendiger, ganzheitlicher Prozess an dem die Gesamtheit des von uns erworbenen Wissens aktiv teilnimmt. Nur in dem umgrenzten Bereich, wo die größten Veränderungen stattfinden, wird dieser Prozess von Bewusstsein begleitet.

Ein wichtiges Ziel des Denkens ist es, die Ordnung unter den Gedankenbausteinen zu erhöhen. Ordnung ist gut, weil sie in vielfältiger Weise nutzt. Ordnung spart Energie, ermöglicht Verstehen, Vorausschau und richtiges Handeln. Wer das Ordnungsmuster der Ziffern 1 bis 25 versteht (n^2), kennt die ganze Folge, ohne sich jede Ziffer einzeln einzuprägen zu müssen. Er kann voraussehen, wie der Lehrer die Folge an der Tafel fortsetzen wird und könnte auch selbst die nächsten Glieder anschreiben.

Gefühle

Wahrnehmungen und Gedanken erleben wir als relativ scharf umrissene und in sich strukturierte psychische Gegebenheiten. Gefühle hingegen sind eher verschwommene und alles durchdringende Aktivierungszustände, die wir an einer Art »innerer Färbung« erkennen. Wir spüren Sie eher im Bereich des Körpers. Oft sind sie auch mit bestimmten körperlichen Reaktionen verbunden (z. B. Herzklopfen oder Erröten). Die Aufgabe von Gefühlen ist es, uns zu einem bestimmten Verhalten zu bewegen, zu »motivieren«.

Es ist zwischen zwei grundverschiedenen Gruppen von Gefühlen zu unterscheiden. Die erste Gruppe nennen wir **primäre Emotionen**. Beispiele hierfür sind: Angst, Wut oder sexuelles Verlangen. Primäre Emotionen sind angeboren und motivieren zu all den grundlegenden Verhaltensweisen, die sich in der Evolutionsgeschichte als überlebensnotwendig erwiesen haben. So aktiviert z. B. Angst das Fluchtverhalten oder Wut das Aggressionsverhalten in Gefahrensituationen. Primäre Emotionen können sehr hohe Intensitäten im Erleben erreichen. Sie sind inhaltlich festgelegt, d. h. jede primäre Emotion hat ihre spezielle »innere Farbe« und aktiviert ein spezielles, biologisch notwendiges Verhalten.

Primäre Emotionen aktivieren überlebensnotwendiges Verhalten

Die zweite große Gruppe nennen wir **sekundäre Emotionen**. Sekundäre Emotionen erleben wir als allgemeine Stimmigkeits- oder Unstimmigkeitsgefühle. Beispiele hierfür sind: Schönheitsempfinden in Bezug auf Kunstwerke oder wissenschaftliche Theorien; das Harmonieempfinden bei gekonnten Tanzbewegungen, oder das »schlechte Gewissen« (»Es war irgendwie nicht schön, was ich da getan habe!«). Sekundäre Emotionen sind im Vergleich zu primären Emotionen oft weniger intensiv, können aber dennoch als sehr durchdringend und bewegend erlebt werden. Sie entspringen einer angeborenen Fähigkeit zu einem allgemeinen Harmonieempfinden und sind damit inhaltlich nicht festgelegt. Sie richten sich nicht auf spezielle biologische Erfordernisse, sondern können in Bezug auf alle möglichen kulturellen Inhalte empfunden werden. Sekundäre Emotionen messen den Grad an Ordnung, den das gerade ausgeführte kulturell geprägte Verhalten aufweist. Als Sie vorhin das Ordnungsprinzip in unserer Zahlenfolge entdeckten, hatten Sie vielleicht eine positive sekundäre Emotion in Form eines »Aha-Erlebnisses«.

Sekundäre Emotionen messen die Stimmigkeit von Verhaltensprozessen

Das wohl verbreitetste Vorurteil in Bezug auf Gefühle besagt, dass unsere Gefühle und unser Verstand im Gegensatz zueinander stünden. Zum Beispiel sagt man, wenn man seine Rationalität zu stark entwickele, würde das Gefühlsleben darunter leiden. Oder, wenn das Gefühlsleben gestört sei, dann dürfe man nicht zu verstandesmäßig vorgehen, um Besserung zu bewirken. Das ist so nicht richtig. Denken und Fühlen sind unlöslich ineinander verwoben. Natürlich können unpassende Gedanken passende Gefühle blockieren. Der Weg, die verschütteten Gefühle freizulegen, führt dann aber nicht über ein Abschalten des Denkens, sondern über das Erlernen passender, angemessener Denkmuster. Doch all das wird später noch genauer erläutert – an dieser Stelle sollte Ihnen nur ein einführender Überblick gegeben werden.

Denken und Fühlen stehen unlöslich in Wechselwirkung

18   **Kapitel 2** · Sie haben also Probleme – Beruhigen Sie sich und lassen Sie uns nachdenken!

2

Motivation

Als Motivationen werden Gefühle dann bezeichnet, wenn sie ein Verhalten anstoßen und auf ein Ziel ausrichten. Gibt es in Verbindung mit einem Verhalten ein Gefühl, das zu diesem Verhalten drängt, ist man motiviert für dieses Verhalten; gibt es ein solches Gefühl nicht, könnte man von einer »Willenshandlung« sprechen. Wenn man hungrig ist, ist man zum Essen motiviert; die Steuererklärung fertigzustellen, ist man meist nicht motiviert, man muss sich mit seinem Willen dazu zwingen.

Fremdzweck-Motivationen

Eine weitere ganz wichtige Unterscheidung betrifft den Ursprung der Motivation. So könnte es z. B. sein, dass jemandem das Geld, das er vom Finanzamt zurückerwartet, noch zum Kauf eines neuen Autos fehlt. Er »sieht« jetzt quasi hinter der Steuererklärung das neue Auto und die Vorfreude darauf motiviert ihn, die Steuererklärung fertigzustellen. Wir sprechen hier von **Fremdzweck-Motivation**: Der motivierende Zweck (das Auto) ist der Tätigkeit an und für sich fremd, hat inhaltlich nichts mit ihr zu tun. Die Motivationsquelle liegt also außerhalb der Tätigkeit und die Tätigkeit selbst macht keinen Spaß.

Selbstzweck-Motivationen

Demgegenüber gibt es aber auch Tätigkeiten, die aus sich heraus Freude machen, die man um ihrer selbst willen ausübt auch unabhängig von äußerem Lohn – für den einen ist dies das Klavierspiel, für einen anderen das Tanzen, für einen Dritten das Schachspiel, für einen Vierten das Lesen, das Malen oder sogar seine berufliche Tätigkeit (ja, selbst das soll es geben ☺). Tätigkeiten dieser Art nennen wir **Selbstzweck-motiviert**.

Lernen und Verhalten

Das bewusste Ich kontrolliert nur einen kleinen Teil des Verhaltens

Wenn von »Verhalten« die Rede ist, wird zumeist das »äußere Verhalten« gemeint, also von außen beobachtbare Handlungen in bestimmten Situationen. In einem weiteren Sinne schließt der Verhaltensbegriff aber auch das »innere Verhalten«, also Wahrnehmen und Denken mit ein. Die wichtigste populäre Illusion in Bezug auf das Verhalten besteht in folgender Annahme: Verhalten wird vollständig von unserem bewussten Ich erzeugt und kontrolliert.

Das ist falsch, wie im Zusammenhang mit dem Denken schon angedeutet wurde: Umfangreiche unbewusste Selbstordnungsprozesse wirken an den bewussten Denkoperationen mit. Wenn Sie sich z. B. in einem Streit befinden, entspringen alle Ihre spontanen Antworten Ihrem Unbewussten. Erst im Nachhinein erfolgt eine Bewertung des Gesagten durch das bewusste Ich – und oft ärgert oder schämt man sich dann wegen unbedachter Äußerungen.

Verhalten entspringt psychoneuralen Selbstordnungsprozessen

Für den Bereich der Wahrnehmung wird das Wirken unbewusster psychoneuraler Selbstordnungskräfte noch einmal sehr gut von

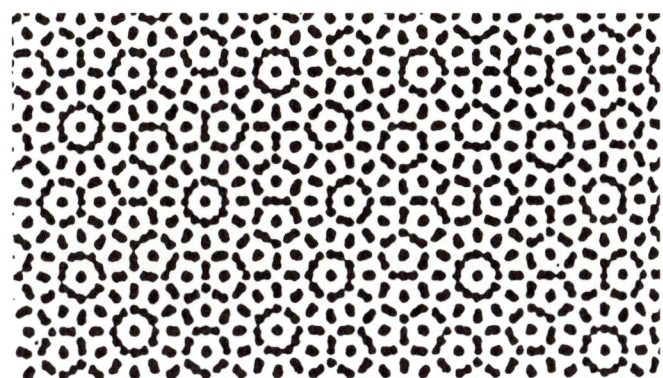

◘ Abb. 2.3. **Bildung von Wahrnehmungsstrukturen durch psychoneurale Selbst-organisation.**
In Betrachtung dieser Abbildung hat es Ihr Gehirn schwer, eine eindeutige Bedeutung für den Reiz zu finden – ständig testet es neue Interpretationen aus: Kleine und größere Rosetten bilden sich versuchsweise hier oder dort, und zerfallen wieder. [Aus: Stadler M, Kruse P (1990) The self-organization perspective in cognition research. Historical remarks and new experimental approaches. In: Haken H, Stadler M (eds) Synergetics of cognition. Springer, Berlin Heidelberg New York, p 36]

◘ Abb. 2.3 demonstriert: Ohne Ihr willentliches Zutun bilden sich hier ständig neue Wahrnehmungsfiguren und zerfallen wieder. Sie sehen und erleben hier unmittelbar, wie die **psychoneuralen Selbstordnungskräfte** Ihres Wahrnehmungssystems wirksam werden.

Und auch bei motorischen Bewegungsvollzügen verhält es sich so: Wenn Sie etwa einen Ski-Abfahrtslauf machen, sind die Bewegungen so schnell und komplex, dass Sie diese nicht bewusst zu kontrollieren vermögen. Man sagt: Sie fahren »automatisiert«. Aber das ist ein alter, falscher und irreführender Ausdruck, weil er suggeriert, Sie seien ein computergesteuerter Automat, der – wie alle Computerautomaten es tun – immer genau die selben Standardbewegungen ausführt. In Wirklichkeit müssen die Selbstordnungkräfte Ihres Unbewussten aber immer neue und angepasste Bewegungsmuster erzeugen, weil sich Ihre Körperhaltung und die Bedingungen auf der Piste ja ständig verändern. Wenn Sie sich todesmutig den Abhang hinabstürzen, haben Sie also eine Menge Vertrauen zu den Selbstordnungskräften Ihres Körpers – und das ist eine wichtige Bedingung psychischer Gesundheit.

Übrigens ist dies alles nicht so mysteriös, wie es in der hier gebotenen Kürze vielleicht klingt. Derartige Selbstordnungsprozesse unterliegen erforschbaren Gesetzmäßigkeiten. Unter der Bezeichnung »**Selbstorganisation**« sind sie seit Jahren Thema wissenschaftlicher Untersuchungen, auch in Hirnforschung und Psychologie. Entsprechend verstehen moderne Gehirntheorien das Gehirn auch nicht mehr als einen Computer, sondern als ein selbstorganisierendes dynamisches System. Die Wissenschaft, die sich mit diesen Problemen beschäftigt, heißt **Synergetik** (»Lehre vom Zusammenwirken«). Wenn Sie das näher interessiert, wartet jede Menge weiterführender, auch populärwissenschaft-

Synergetik –
die Lehre
vom Zusammenwirken

**Lernen:
Probieren geht
über Studieren**

licher Literatur auf Sie (▶ s. Literaturauswahl; z. B. Haken 1995; Haken u. Haken-Krell 1997).

Auch beim Lernen wird nicht einfach etwas Fertiges mit dem »Nürnberger Trichter« in Ihren Kopf eingefüllt oder eine Art Computerprogramm geschrieben, das dann prompt funktioniert. Stellen Sie sich vor, Sie sollten auf Anhieb einen pirouettenreichen Kunstsprung vom Zehnmeterturm ausführen, obwohl Sie noch nie auf so einem Turm gestanden haben. Vermutlich würden sich die übrigen Badegäste verschlucken vor Lachen über Ihre Verrenkungen und Sie würden einen ziemlich schmerzhaften Bauchklatscher hinlegen. Noch so lange Instruktionen durch einen Trainer oder tagelanges Zuschauen beim Profispringen könnten daran nichts ändern. Wenn Sie etwas völlig neues lernen wollen, müssen Sie erst einmal **probieren** – Probieren geht über Studieren, weiß schon der Volksmund. Beim Probieren lassen Sie den Selbstordnungskräften Ihres Unbewussten freien Lauf, um erst einmal irgendetwas Greifbares zu produzieren. Nach und nach bekommen Sie dann »ein Gefühl« für die zu erlernenden Bewegungen, die Resultate werden besser und die besten von ihnen prägen Sie sich ein. Mit zunehmender Übung läuft das Ganze dann »automatisiert«, oder besser: »selbstorganisiert«. Auch beim Lernen theoretischer Wissensgebiete haben Sie erst wirklich verstanden, wenn Sie den Stoff aktiv reproduzieren können, wenn Sie Lösungsprinzipien eigenständig auf neue Probleme anzuwenden vermögen. Auch dazu reicht eine einmalige Instruktion durch einen Lehrer zumeist nicht aus – Sie müssen es selbst probieren, wobei das Prinzip »Versuch und Irrtum« immer eine wichtige Rolle spielt. Die neuen Lösungsvorschläge werden dabei von den psychoneuralen Selbstordnungskräften Ihres Unbewussten produziert. Und auch hier finden Sie Ihren Weg durch ein Zusammenwirken von Gefühl (»Aha-Erlebnis«; das Gefühl, verstanden zu haben usw.) und Verstand (Nachrechnen, auf logische Richtigkeit prüfen usw.).

Lernen heißt also, psychonervalen Selbstordnungsprozessen Anstoß und Raum zum Probieren geben, ein Gefühl für gute Resultate entwickeln, zusätzlich Vernunftskriterien zur Auswahl der besten Resultate anwenden, sich diese Resultate einprägen und neue Fertigkeiten »einschleifen«.

Ich und *Selbst*

Wir kommen nun zu zwei schillernden Begriffen, die in sehr verschiedenem Sinne gebraucht werden – entsprechend müssen wir festlegen, in welcher Bedeutung wir sie im vorliegenden Buch verwenden wollen. Das wirkt im ersten Moment vielleicht etwas verwirrend, ist aber eigentlich nichts Ungewöhnliches. Viele Worte werden in unterschiedlichem Kontext in verschiedener Bedeutung verwendet – mal meint das Wort »Bank« etwas, worauf man sitzen kann, mal meint es eine Institution, bei der man seine Finanzen deponiert. Um die Unterscheidung zu erleichtern: immer, wenn wir die Worte »Ich« und »Selbst« in der wie folgt festgelegten Bedeutung verwenden, werden sie kursiv geschrieben.

Unter »*Ich*« wollen wir hier unser Ich-Bewusstsein verstehen, das mit unseren persönlichen, gerade bewussten Wahrnehmungen, Gedanken und Erinnerungen »gefüllt« ist. Zum *Ich* gehört insbesondere der bewusste Teil unserer Rationalität, unser in Vernunft und Logik gründendes reflektierendes Denken also, das wir oft dazu benutzen, unser Verhalten und uns selbst zu steuern, zu kontrollieren und zu bewerten.

Ich:
die bewusste
Vernunft

Mit »*Selbst*« sollen die unbewussten Bereiche unseres Gehirns gemeint sein, insbesondere die dort wirksamen psychonervalen Selbstordnungskräfte samt der ihnen durch Lernen aufgeformten Fähigkeiten. Im weiteren Sinne gehören zum *Selbst* auch unser Körper und die in ihm wirksamen körperlichen Selbstordnungskräfte (tatsächlich werden auch viele körperliche Funktionsabläufe durch die Gesetze der Selbstorganisation reguliert). Wie oben bereits angedeutet, verfügt das *Selbst* über Eigenschaften, die schon sehr an die Eigenschaften des »Geistigen« erinnern. So gehen die vom *Selbst* beim ersten Herumprobieren erzeugten neuartigen Ideen oder Bewegungen oft schon recht weit in die Richtung, die von der bewussten Kontrolle des *Ich* angestrebt wird. Dies ist Ausdruck von Kreativität, Anpassungsfähigkeit und Zielgerichtetheit der im Unbewussten wirksamen Selbstordnungsprozesse (Letzteres entsteht durch sog. Attraktoren; ▶ s. weiterführende Literatur, z. B. Hansch 2002). Das *Selbst* ist also eine Art unbewusster »Neben-Geist«, ohne den der bewusste »Haupt-Geist« des *Ich* nicht funktionieren und existieren könnte – es kommt auf eine ausgewogene Zusammenarbeit zwischen beiden an. Den oben geschilderten Vorgang des Lernens können wir vor diesem Hintergrund wie folgt darstellen: Das *Selbst* macht »Vorschläge« (z. B. Probebewegungen, Ideen, mögliche Interpretationen von Sinnesreizen) und das *Ich* wählt die brauchbarsten aus, wobei es sich teilweise auf sein Gefühl verlässt und z. T. Vernunftkriterien zur Anwendung bringt. Diese ausgewählten Verhaltensstrukturen werden dann im Gedächtnis festgehalten (»den Selbstordnungskräften des *Selbst* aufgeformt«). Auch das Gedächtnis ist also ein Teil bzw. eine Funktion des *Selbst*.

Selbst:
die unbewussten
Selbstordnungskräfte

Wie ◻ Abb. 2.4a zeigt, wird im Normalfall die Hauptarbeit bei der Formung des nach außen gewandten Verhaltens vom *Selbst* geleistet. Ein Großteil des Verhaltens läuft automatisiert oder besser selbstorganisiert ab. Das *Ich* hat viel *Selbst*vertrauen und greift nur hier und dort bei besonders schwierigen und neuen Problemen ein; es kontrolliert immer nur mal ein paar »Eckdaten« und gibt sich ansonsten dem Fluss des Seins vertrauend anheim. Bei Tätigkeiten, die wir besonders gut können – z. B. beim Ski fahren oder Musizieren –, treten bisweilen Zustände regelrechter *Ich*vergessenheit auf: Wir gehen so im freudvoll gelingenden Tun auf, dass wir Raum, Zeit und uns selbst vergessen.

Das *Selbst* leistet
die Hauptarbeit bei der
Verhaltensformung

22   Kapitel 2 · Sie haben also Probleme – Beruhigen Sie sich und lassen Sie uns nachdenken!

2

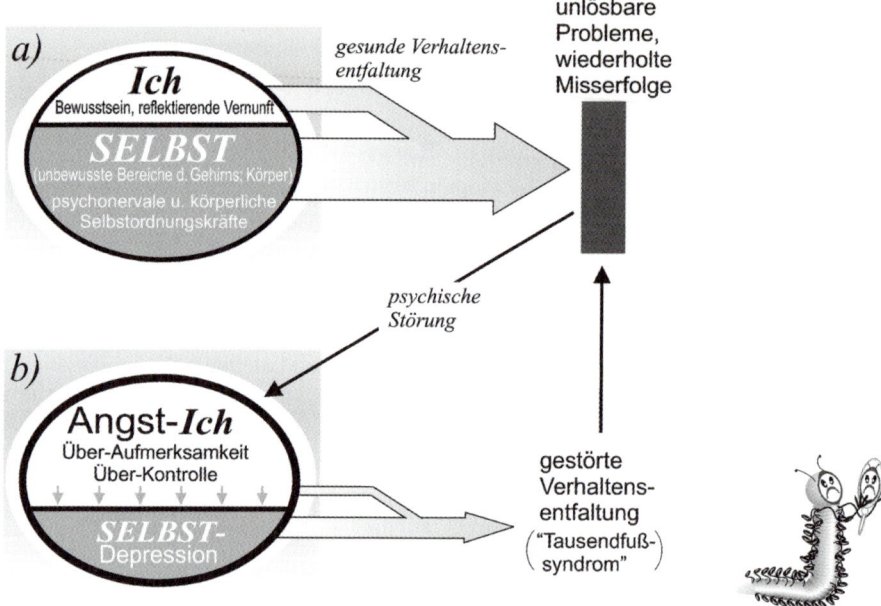

◻ Abb. 2.4a,b. Normale (a) und gestörte (b) Verhaltensregulation.
Zur normalen Verhaltensformung leistet das bewusste *Ich* nur einen relativ geringen,
das unbewusste *Selbst* aber einen großen Beitrag. Wiederholte Misserfolge führen zur
Hyperreflexion: Das angstvoll aufgeblähte *Ich* erdrückt das *Selbst* und behindert seine
Funktionen. Dadurch wird die Verhaltensbildung gestört, es kommt noch schneller zu
Misserfolgen und ein Teufelskreis ist geschlossen

> **❶ Momente höchster Meisterschaft sind Zustände *Ich*-vergesse-
> nen *Selbst*vertrauens: Das *Ich* löst sich auf und alles Tun ent-
> springt dem *Selbst* in seiner harmonischen Wechselwirkung
> mit dem Tätigkeitsgegenstand.**

**Psychische Störungen:
Das *Selbst* wird
vom *Ich* »erdrückt«**

Bei psychischen Störungen ist es nun genau anders herum: Unlösbare
Probleme führen zum Stress und zu den eingangs beschriebenen Teufelskreisen. Wenn das *Selbst* offenbar nicht mehr selbstorganisiert mit
den Problemen fertig wird, gerät das *Ich* in einen Zustand der *Selbst*unsicherheit und sieht nur noch eine Lösung: Es muss alles alleine unter
Kontrolle bringen. Da die Probleme zumeist mit negativem Befinden zu
tun haben, richtet sich der angstgespannte Blick des *Ich* immer mehr
auf die eigene Person, verbunden mit übermäßiger Aufmerksamkeit
und Kontrolle. Gleichzeitig wird die nach außen gerichtete Tätigkeit
durch die ängstliche *Selbst*unsicherheit immer mehr gestört und reduziert – man gibt den Sport oder die Hobbys auf, geht nicht mehr arbeiten, zieht sich von den Freunden zurück und traut sich am Ende überhaupt nicht mehr in die Öffentlichkeit. Das *Selbst* erhält nun keine Lern-
und Wachstumsanstöße mehr und beginnt zu schrumpfen – denken Sie
an unsere Zwerge. So entsteht in einem sich selbst verstärkenden Prozess der Zustand von ◻ Abb. 2.4b: Ein angstvoll sich aufblähendes *Ich*

(»Angst-*Ich*«) drückt das zunehmend schrumpfende und funktionsgestörte *Selbst* nieder. Das *Ich* allein kann die vor lauter Verzweiflung geschulterten Aufgaben nicht meistern, es kann das *Selbst* nicht ersetzen. Trotz der verzweifelten Anstrengungen nehmen die Misserfolge zu, und schon hat sich wieder ein Teufelskreis geschlossen.

Sehr schön wird dies illustriert durch die lustige Geschichte vom Tausendfuß und dem Spiegel: Ein Tausendfuß findet eine Spiegelscherbe und sieht darin zum ersten Mal in seinem Leben sein eigenes Abbild. Erschrocken fragt er sich, wie man mit so vielen Beinen bloß laufen kann. Als er wieder loslaufen will und sich genau überlegt, wie er das wohl machen müsste, verheddert er sich hoffnungslos im Gestrüpp seines Laufapparates. Der Spiegel des Bewusstseins vermag offenbar ganz schnell, selbstorganisiert-automatisierte Abläufe durcheinander zu bringen und reflexiv zu blockieren.

Lassen Sie uns nach diesen begriffstechnischen Vorbemerkungen nun ein wenig genauer betrachten, wie unsere Psyche aufgebaut ist, und wie Gefühle, Denken und Verhalten zusammenwirken.

**Das Tausendfuß-
syndrom**

Wie unsere Psyche funktioniert

3

Grundbedürfnisse und primäre Emotionen

Primäre Antriebe als Quelle primärer Emotionen

Primäre Antriebe sind angeborene Gehirnzentren für überlebensnotwendiges Verhalten

Damit biologische Organismen am Leben bleiben, müssen sie bestimmte Aktivitäten ausführen: atmen, sich ernähren, bei Gefahr angreifen oder fliehen, sich fortpflanzen und Junge großziehen. Da unsere tierischen Vorfahren noch kein vernunftbegabtes Ich-Bewusstsein hatten, baute ihnen die biologische Evolution sog. Instinkte ein, um sie dazu zu bringen, die entsprechenden Verhaltensweisen situationsgerecht und regelmäßig auszuführen. Natürlich tragen auch wir Menschen diese Instinkte noch in uns – wir nennen sie hier **primäre Bedürfnisse** bzw. **primäre Motivationen**. Sie werden uns über **primäre Emotionen** bewusst und sind mit **primären Verhaltensimpulsen** und **primären Körperreaktionen** verbunden. Die angeborenen Gehirnzentren, die all das regulieren, bezeichnen wir als **primäre Antriebe**. Wir wollen sie durch einen Motor symbolisieren, wie in ◨ Abb. 3.1 gezeigt.

Betrachten wir als Beispiel einmal unseren Ernährungsantrieb. Gestartet wird er durch einen abfallenden Blutzuckerspiegel, durch den Anblick leckerer Speisen oder deren innere Vorstellung. Es entstehen: die primäre Emotion »Hunger«, Verhaltensimpulse der Nahrungssuche und Körperreaktionen wie erhöhte Speichelproduktion und erhöhte Aktivität des Magen-Darm-Traktes (es »tropft der Zahn« und »der Magen knurrt«). Während und nach der Nahrungsaufnahme entstehen dann primäre Empfindungen des Wohlgeschmacks und des befriedig-

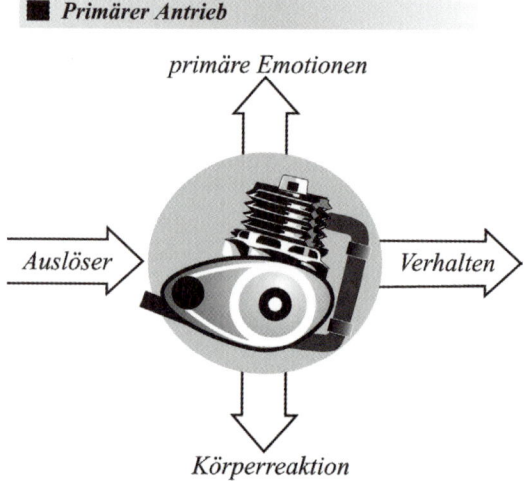

◨ **Abb. 3.1. Symbolisierung primärer Antriebe durch einen Motor.**
Primäre Antriebe sind angeborene Zentren im Gehirn, die die grundlegenden, überlebensnotwendigen Verhaltensweisen aktivieren. Sie werden durch bestimmte »Schlüsselreize« gestartet und erzeugen primäre Emotionen (bzw. Bedürfnisse und Motivationen), ein bedürfnisbefriedigendes Verhalten und alle dazu nötigen körperlichen Prozesse

ten Gesättigtseins. Der primäre Antrieb ist nun entspannt bis er bedarfsgerecht erneut gestartet wird.

Die Darwin'sche Evolution, die unsere primären Antriebe »konstruiert« hat, ist ein ziemlich leidenschaftsloser Mechanismus, der sich nicht um Moral oder unser Glück schert. Auf der primär-biologischen Ebene ist uns nur ein Ziel eingepflanzt: Überleben um jeden Preis und so viele Nachkommen wie möglich zeugen, um die eigenen Gene so weit es geht zu verbreiten. (Auch dies ist übrigens wieder ein sich selbst verstärkender Prozess: Wenn Gene ein Verhalten kodieren, das zu einem sicheren Überleben und zu mehr Nachkommen ihrer Träger führt, dann nimmt der relative Anteil dieser Gene am Genbestand der Art zu. Damit wächst die Wahrscheinlichkeit, dass bei weiteren Paarungen Gene dieser Art zusammenkommen und sich die Verhaltenstendenz in Richtung einer hohen Überlebens- und Fortpflanzungsfähigkeit weiter verstärkt.)

Viele der primären Verhaltensimpulse, die wir gleich besprechen werden, sind deshalb unter moralischem Aspekt ziemlich zweifelhaft – nicht umsonst spricht man vom »inneren Schweinehund«, vom »Tier im Menschen« usw. Allerdings, im Unterschied zum Tier sind wir Menschen unseren primären Verhaltensimpulsen nicht wie Sklaven ausgeliefert. Nur noch selten gehen sie mit uns durch, etwa wenn wir im heftigen Streit wutschnaubend zum Schlag ausholen.

In aller Regel sind primäre Verhaltensimpulse bei uns Menschen nur **ein** Faktor im Prozess der Verhaltensformung, der mit anderen Faktoren zu einem **Kompromiss** »verrechnet« wird. Die wichtigsten dieser anderen Faktoren sind bewusste Willensimpulse und sekundäre Emotionen, die z. B. für verinnerlichte kulturelle Normen und Werte stehen (auf Letzteres wird im nächsten Abschnitt eingegangen). So kann jemand, der abnehmen will, mit seinem Willen dem Hunger widerstehen. Bei einem politischen Aktivisten können Überzeugungen so stark sekundär-emotional verinnerlicht sein, dass sie im Hungerstreik sogar seinen »Überlebensinstinkt« aufwiegen. Kurzum, der Mensch ist sehr wohl dazu in der Lage, sich zum Meister über seine angeborene Natur aufzuschwingen. Von der persönlichen Verantwortung hierfür kann man niemanden entbinden.

Primäre Verhaltens-
impulse sind
oft »egoistisch«

Gemeinnützige
kulturelle Motivationen
können stärker sein

Schädigung anderer
ist unter keinen
Umständen zu recht-
fertigen

❗ Aus dem Vorhandensein bestimmter genetisch geprägter Verhaltensneigungen kann keine Entschuldigung oder Rechtfertigung für ein Verhalten abgeleitet werden, das andere Menschen schädigt.

Ich möchte Ihnen nun die in unserem Zusammenhang wichtigsten primären Antriebe kurz vorstellen – in der weiterführenden Literatur können Sie genaueres dazu nachlesen (▶ s. Literaturauswahl: Hansch 2002).

Ernährungsantrieb

Tendenz
mehr zu essen
als nötig

Hierzu bleibt nachzutragen, dass wir darauf »programmiert« sind, immer etwas mehr zu essen, als eigentlich nötig ist. Unter den Mangelbedingungen unserer Vorfahren war dies eine sehr angepasste und überlebensdienliche Verhaltenstendenz: Es führte zu einer sinnvollen Bildung von Fettreserven für allfällige Hungerzeiten. In unserer Überflussgesellschaft allerdings gibt es keine durch die Umstände erzwungenen Hungerperioden mehr. Und nun wird diese Verhaltenstendenz zu einer Fehlanpassung: Sie führt zu wachsendem Übergewicht mit schwerwiegenden gesundheitlichen Folgeschäden (Zuckerkrankheit, Bluthochdruck, Herzinfarkt, Schlaganfall etc.). Insbesondere in Zeiten seelischer Not wird diese Tendenz bei vielen Menschen noch durch die Neigung verstärkt, zur Kompensation von Frust übermäßig viel zu essen.

Ruhe- und Schlafantrieb

Sind alle anderen primären Antriebe entspannt, setzt der Ruheantrieb ein: Es entsteht das Bedürfnis, sich auf ein warmes, weiches Plätzchen zu betten und dort möglichst wenig zu tun – z. B. sich auf der Couch räkeln und fernsehen. Auch dies war für unserer Vorfahren sinnvoll: Es sparte Energie und verminderte Risiken – heute verschärft es das Problem des Übergewichts durch Bewegungsmangel.

Sexualantrieb

Monogamie mit
Neigung zu Seitensprüngen

Einer der stärksten primären Antriebe ist der Sexualantrieb – über das ganze Drumherum muss man sich seit Oswald Kolle nicht mehr verbreiten. Da die Evolution auf eine möglichst hohe Nachkommenzahl abzielt, ist unser Bedürfnis nach immer neuen sexuellen Reizen ziemlich stark – bei den Männern zumeist mehr als bei den Frauen (auch hierfür lassen sich evolutionstheoretische Gründe anführen; ▶ s. Literaturauswahl: Buss 1994). Daraus erwächst eine mehr oder weniger starke Neigung zu Seitensprüngen selbst aus festen und harmonischen Beziehungen heraus.

Immer ein sicherer
Lacherfolg:
die Coolidge-Story

Nach dem 30. Präsidenten der USA wird das als »Coolidge-Effekt« bezeichnet – offenbar ist es nicht erst seit der Clinton-Lewinsky-Affäre üblich, Probleme der menschlichen Sexualität am Beispiel der amerikanischen Präsidenten zu exemplifizieren. Die dem zugrunde liegende Anekdote möchte ich Ihnen nicht vorenthalten: Präsident Calvin Coolidge und seine Frau besichtigten eine Regierungsfarm, wobei es das Protokoll aus irgendwelchen Gründen wollte, dass beide getrennt durch die Anlagen geführt wurden. Als Mrs. Coolidge die Hühnerställe

gezeigt wurden, fragte sie, ob der Hahn mehr als einmal täglich kopu-
liere. »Dutzende Male« antwortete der Führer. »Sagen Sie dies bitte dem
Präsidenten«, bat daraufhin Mrs. Coolidge. Als der Präsident wenig
später durch die Hühnerställe ging und er über das Treiben des Hahns
aufgeklärt wurde, fragte er: »Jedesmal dieselbe Henne?« »Oh nein,
Mr. President, jedes Mal eine andere!« »Sagen Sie dies meiner Frau«, bat
der Präsident.

Eifersuchtsantrieb

Natürlich wäre es für unsere Gene, die nur an ihrer eigenen Ausbreitung
interessiert sind, fatal, wenn unsere materiellen Ressourcen an fremde
Kinder mit fremden Genen verloren gingen, anstatt der Förderung des
Überlebens unserer eigenen Kinder zu dienen. Deshalb pflanzten uns
unsere Gene die Eifersucht ins Herz: Die Eifersucht des Mannes soll verhindern, dass er nach einem unbemerkten Seitensprung seiner Frau
irrtümlich die Kinder eines fremden Mannes durchfüttert; die Eifersucht der Frau soll verhindern, dass ihren Kindern die Ressourcen und
der Schutz des Vaters verloren gehen, sollte er sich dauerhaft einer Geliebten zuwenden.

**Unsere Gene
schützen
ihre Ressourcen**

Antriebskomplex Fürsorge und Kooperation

Viele überlebenswichtige Aufgaben schultern sich gemeinsam besser
als allein: die Aufzucht der Kinder z. B. oder die Jagd auf große Tiere.
Um die entsprechenden wechselseitigen sozialen Verhaltensweisen in
der Familie bzw. in der Gesellung sinnvoll aufeinander abzustimmen,
mussten sich komplizierte Systeme primärer Empfindungen und Verhaltensimpulse entwickeln, u. a. die folgenden: Empfindungen und
Verhaltensweisen der partnerschaftlichen und elterlichen Liebe und
Fürsorge (z. B. das Ansprechen auf das »Kindchenschema«; ◨ Abb. 3.2),
Verhaltensweisen der Kinder, die elterliche Zuwendung erzeugen (z. B.
herzergreifendes Weinen), Mitgefühl und Hilfsbereitschaft, Bedürfnisse nach sozialen Beziehungen und Geborgenheit, Dankbarkeit sowie
Schuld- und Schamempfinden. Auch dies ist leider nicht frei von »gene-
tischem Egoismus«: Es gibt nachweislich Tendenzen, die Hilfe auf genetisch Verwandte zu beschränken (die ja quasi einen Teil der eigenen
Gene als Kopie in sich tragen – Geschwister beispielsweise haben zu
50% übereinstimmende Gene) und auf gut bekannte Gesellungsmit-
glieder, von denen man Gegenleistungen erwarten kann, nach dem
Prinzip »Wie du mir, so ich dir«. Tiere, Kinder und auch Erwachsene
können sehr kalt und grausam sein gegenüber Fremden und Ausgestoßenen.

Wie du mir, so ich dir

3

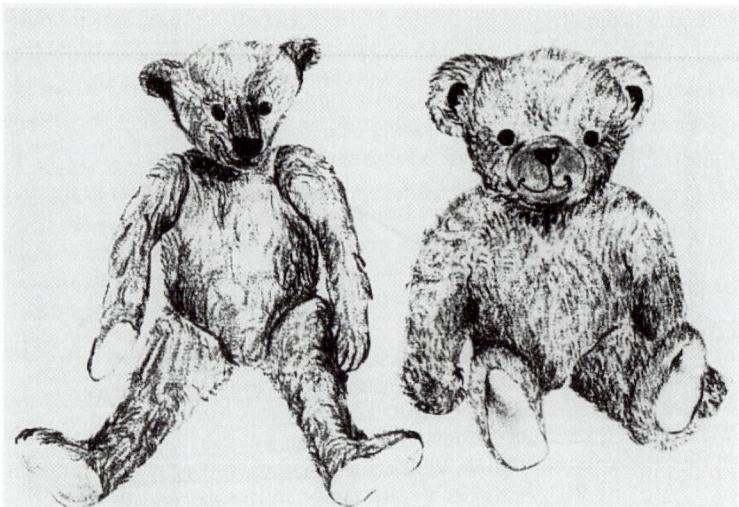

□ **Abb. 3.2. Das »Kindchenschema« nach Konrad Lorenz.**
Auch bei Tieren oder Puppen wecken jene Körperproportionen, die für kleine Men-
schenkinder charakteristisch sind intensive Gefühle der Zuneigung sowie Fürsorgeverhalten. Unter anderem gehören dazu: im Vergleich zum Rumpf kurze Gliedmaßen und
ein großer Kopf; großer Hirnschädel bei kleinem Gesichtsschädel mit großen Augen.
Die Abbildung zeigt links den Teddy zu Beginn seiner Produktion – wir empfinden ihn
als wenig »niedlich«. Erst die Annäherung an das »Baby-Schema« brachte wachsenden
Zuspruch und steigende Verkaufszahlen. [Aus: Schiefenhövel W et al. (Hrsg) (1993)
Im Spiegel der Anderen. Realis, München, S 155]

Aggressionsbereitschaft

**Mit Gewalt gegen
Widerstände**

Die primären Emotionen Ärger und Wut, u. U. in Verbindung mit Ge-
waltausübung, werden ganz allgemein ausgelöst, wenn sich unserem
zielgerichteten Verhalten Widerstände in den Weg stellen. Dies können
Gegenstände sein wie ein Baumstamm auf dem Wege oder ein einge-
rostetes Schloss, aber auch Lebewesen: ein angreifender Hund oder ein
Mitmensch, von dem wir glauben, dass er uns in irgendeiner Weise behindert oder uns Böses will.

Angstantrieb

**Angeborene
Angstauslöser**

Werden der Widerstand oder die Bedrohung aber zu groß, entstehen
Angst und Fluchtbereitschaft. Für häufige Gefahrensituationen aus der
Zeit unserer Vorfahren tragen wir eine angeborene Angstbereitschaft
in uns. Die betrifft v. a. die folgenden Dinge bzw. Situationen: große Höhen, Feuer, Raubtiere, Blut, Schlangen, Insekten, tiefes Wasser, Unwetter,
Dunkelheit, große Entfernung zum schützenden Heim, enge Räume
ohne Ausgang, viele Menschen die uns (vermeintlich) anstarren (und
damit vielleicht zum Ausdruck bringen, dass wir zu den Ausgestoßenen
gehören).

Die Stressreaktion

Wie besprochen, aktivieren primäre Antriebe auch immer bestimmte körperliche Reaktionen. Die Körperreaktionen, die durch den Aggressions- und den Angstantrieb ausgelöst werden, bezeichnen wir als **Stressreaktion**. Sie soll uns auf die großen muskulären Anstrengungen vorbereiten, mit denen sowohl Kampf als auch Fluchtaktivitäten verbunden sind. In erster Linie müssen hierfür Atmung und Kreislauf »angekurbelt« werden, um die Muskeln mit »Brennmaterial« und Sauerstoff zur Energieerzeugung zu versorgen. Wir bekommen Empfindungen der Luftknappheit und der Enge im Brustkorb, was uns zu tiefem und schnellem Atmen anhält; das Herz beginnt zu jagen, der Blutdruck steigt und die Muskelspannung erhöht sich. Andere Organsysteme werden in ihrer Leistung heruntergeregelt, weil ihre Funktion in der unmittelbaren Notsituation nicht gebraucht wird. Dies betrifft das Verdauungssystem: Mundtrockenheit, Blähungen, oder auch der Drang, Darm und Blase zu entleeren, können die Folge sein. Der Sexualantrieb wird verständlicherweise gedämpft, aber auch das Immunsystem: Mit Fieber kämpft oder flieht es sich nicht gut – für die Beseitigung der Wundbakterien – bei der das Fieber hilft – ist noch Zeit in der Schutz gebenden Höhle.

Kreislauf und Atmung werden angekurbelt

Auf der psychischen Ebene erleben wir natürlich die von den oben genannten Antrieben erzeugten primären Emotionen: Ärger und Wut im einen Falle oder Angst und Furcht im anderen. Es kommt zu einer Konzentration aller Funktionen und Energien auf die Auslöser des Aggressions- bzw. Fluchtantriebs. Wir erleben dies als »mentale Einengung« oder »Tunnelblick«: Das Bedrohliche nimmt unseren gesamten Wahrnehmungshorizont ein und verdrängt alle anderen Aspekte der Situation. Die höheren, sekundären psychischen Funktionen – sachliches und systematisches Nachdenken – sind gestört oder abgeschaltet. War dies in den körperlichen Bedrohungssituationen unserer Vorfahren ein Vorteil, so schlägt uns das in Konfrontation mit den überwiegend geistigen Problemanforderungen unserer Zeit zum Nachteil aus: Wir verlieren schnell den Überblick, unser Verhalten wird hektisch. Die Chancen, unsere Probleme zu lösen, sinken dadurch noch mehr, was in einem Teufelskreis den Stress nur weiter verstärkt.

Negative Emotionen

Tunnelblick

Hektik und Planlosigkeit

Chronischer Stress, der nicht ausreichend von Phasen der Entspannung abgelöst wird, kann auf vielfältige Weise zu Gesundheitsstörungen führen: Da die mobilisierte Energie nicht mehr körperlich abgebaut wird, entstehen Bluthochdruck und Verengungen der Blutgefäße (»Arterienverkalkung«). Bei kritischen Gefäßverengungen sterben die versorgten Organe oder Teile von ihnen ab. Ist das Herz betroffen, kommt es zur Angina pectoris (Engegefühl und Schmerz im Brustkorb) bzw. zum Herzinfarkt (Teile des Herzmuskels gehen zugrunde). Ist das Gehirn betroffen, resultiert ein Schlaganfall mit Sprachstörungen und Lähmungserscheinungen.

Folgekrankheiten bei chronischem Stress:

Herz-Kreislauf-Erkrankungen

Suchtverhalten

Stoffwechsel-
erkrankungen

Ängste

Depressionen

Funktionelle
Störungen

Um Frust zu kompensieren und sich ein falsches Entspannungsgefühl zu verschaffen, werden ungesunde Verhaltensweisen gezeigt: zu hoher Konsum von Tabletten, Alkohol und Drogen oder übermäßiges Essen. Oft resultiert daraus Übergewicht, was dann zum sog. »metabolischen Syndrom« führen kann: Der Gehalt des Blutes an Zucker, Fett und Harnsäure steigt (Diabetes mellitus, Fettstoffwechselstörung, Gicht). In Verbindung mit dem Bluthochdruck werden hierdurch die Schäden an den Blutgefäßen und die genannten Herz-Kreislauf-Erkrankungen erheblich verschlimmert.

Darüber hinaus kann es bei chronischem Stress zu funktionellen Störungen vieler Organsysteme kommen sowie zu einer erhöhten Infektanfälligkeit. Aber auch psychische Probleme werden durch Dauerüberlastung gefördert – das durch den Tunneleffekt eingeengte Denken verfängt sich leicht in den Teufelskreisen negativistischen Grübelns und erzeugt so Angststörungen oder Depressionen.

Schmerzvermeidungsantrieb

Schmerz ist
lebenswichtig

Bei drohenden oder schon vorliegenden Gewebeschäden durch äußere Einwirkungen oder innere Krankheitsprozesse werden primäre Schmerzempfindungen ausgelöst. Der Schmerz bewirkt ein Verhalten, das darauf abzielt, drohenden Schaden abzuwenden oder bestehende Schäden zu minimieren: reflexhafte Rückzugs- und Schutzbewegungen, körperliche Schonhaltungen, wiederholte Haltungsanpassungen etc. Schmerzen sind lebenswichtig – niemand sollte sich eine schmerzfreie Existenz wünschen. Gelegentlich werden Menschen mit einem angeborenen Defekt des Schmerzsystems geboren. Sie sterben im Durchschnitt noch vor dem 30. Lebensjahr. Neben den vielen Verletzungen, die sie sich zufügen, ändern sie auch viel zu selten ihre Körperposition. Dadurch kommt es zu Durchblutungsstörungen und Schäden an den Körperorganen.

Antriebskomplex Macht/Status/Kontrolle

Streben nach
hohem sozialem
Rang

Wo immer Tiere in Gruppen zusammenleben, kommt es zur Herausbildung sozialer Strukturen, aus denen sich so etwas wie eine Rangordnung ergibt. Geradezu sprichwörtlich geworden ist die »Hackordnung« der Hühner: Alle kämpfen reihum miteinander und fortan gehen die Unterlegenen den Siegern aus dem Wege. Das trägt entscheidend dazu bei, das soziale Leben möglichst »reibungsfrei« zu organisieren.

Aus Sicht des Einzelindividuums dient es der Ausbreitung der eigenen Gene, nach einer möglichst hohen Rangposition zu streben: Ranghohe haben einen besseren Zugriff auf attraktive Sexualpartner zur Zeugung von Nachkommen und auf materielle Ressourcen, um diese auch »durchzubringen«. Im Prinzip trifft dies auch auf uns Menschen zu: Aus dem Harem des marokkanischen Kaisers Mulai Ismail des Blutrünstigen etwa gingen an die 900 Kinder hervor. Auch bei uns Menschen ist das Streben nach einem hohen Sozialstatus, der Wunsch »Karriere« zu machen, sehr ausgeprägt – insbesondere bei manchen Männern ist es das Lebensthema schlechthin. Auch das Besitzstreben ist z. T. durch den Drang nach gesellschaftlichem Aufstieg und Macht mitmotiviert: Reichtum verschafft sozialen Einfluss und Luxusgüter können als Statussymbole dienen, die den hohen sozialen Rang nach außen kenntlich machen (z. B. der Ferrari vor der Tür oder die Rolex am Handgelenk). Primäre Emotionen aus diesem Komplex primärer Antriebe sind u. a. »Machtgier«, Stolz, Neid bzw. Missgunst (es spornt uns an, wenn Konkurrenten an uns vorbeiziehen) und Schadenfreude (die uns dazu drängt, den Konkurrenten »eins auszuwischen«).

Sollten Sie also die oben genannten primären Emotionen und Verhaltensneigungen bei sich spüren – akzeptieren Sie das und bekennen Sie sich dazu. Sie verhindern damit, dass es Ihnen geht, wie den Patientinnen und Patienten von Sigmund Freud im vorvorigen Jahrhundert. Damals waren die Moralnormen vor allem in Sachen Sex derart streng und rigide, dass sich viele Menschen ihre natürlichen Wünsche auf diesem Gebiet nicht eingestehen mochten. Eine so massive Verleugnung der eigenen Natur konnte nicht gut gehen und führte zu einer Vielzahl psychosomatischer Beschwerden. Sie sind da in einer bedeutend besseren Situation. Zum ersten sind Moralnormen heute sehr viel laxer. In jeder Talkshow kann man entspannt über die bizarrsten sexuellen Praktiken plaudern und es gilt: Gute Menschen kommen in den Himmel und schlechte schaffen es überall hin (in Abwandlung eines bekannten Buchtitels). Und zum zweiten wissen Sie, was z. Z. von Siegmund Freud noch nicht so klar war: Die primären Antriebe, Ihre »Natur« also, sind nur **eine Seite** Ihrer Persönlichkeit. Es gibt noch eine andere, wichtigere Seite, die von kulturellen Inhalten bestimmt ist. Es liegt in Ihrer Hand, kulturell geprägte, sekundäre Antriebe und Motivationen zu entwickeln, die stärker sind, als Ihre primären Antriebe.

> **Stehen Sie zu Ihren Schwächen**

Eine entwickelte Persönlichkeit zeichnet sich also nicht dadurch aus, dass sie keine negativen Impulse hat. Vielmehr ist sie sich ihrer negativen Seiten bewusst und zeigt einen souveränen Umgang damit: Man kann negative Impulse ausleben, wenn es niemandem weh tut, man muss sie willentlich unterdrücken oder durch sekundäre Motivationen aufwiegen, sobald Schaden aus ihnen entsteht. Also, sollten Sie Aggressionen, Neid, ungewöhnliche sexuelle Wünsche, Schadenfreude oder ähnliches bei sich spüren, auch in Bezug auf Angehörige oder Freunde, gestehen Sie sich das ein – das alles ist völlig normal. So gut wie alle Menschen haben derartige Impulse – ob sie nun darüber reden oder nicht. Primäre Regungen dieser Art gehören unabänderlich zu unserer Natur.

> **Souverän mit Fehlern umgehen**

3

Wachstumsbedürfnisse und sekundäre Emotionen

Wie Selbstzweck-Motivationen entstehen

Grundbedürfnisse und primäre Antriebe – sollten das unsere einzigen Motivationsquellen sein? Tun wir alles nur, um Sex, Geld oder Macht damit zu erringen? Dann würden wir das meiste was wir machen, aus einer Fremdzweck-Motivation heraus tun: arbeiten, nicht weil die Arbeit Spaß macht, sondern nur des Geldes und der damit verfügbaren Konsumgüter wegen. Zum Glück ist das nicht so. Viele Arbeiten, insbesondere kreative Tätigkeiten in Handwerk, Wissenschaft und Kunst, machen aus sich heraus Freude. Sie sind selbstzweckmotiviert – man würde sie in gewissem Umfang auch dann tun, wenn man keinen äußeren Lohn dafür erhielte.

Selbstzweck-Motivationen sind der Schlüssel zu Erfolg, Glück und Gesundheit

Das Geheimnis der intrinsischen Motivation – so heißen Selbstzweck-Motivationen in der Wissenschaft – ist eine der zentralen Fragen der Psychologie. Überlegen Sie einmal, wie viele Tätigkeiten Sie aus Zwängen heraus und mit Widerwillen tun. Stellen Sie sich vor, wir hätten den geheimnisvollen Schlüssel in der Hand, mit dem wir all diese Fremdzweck-Motivationen in Selbstzweck-Motivationen verwandeln könnten. Alles was Sie tun, würde Ihnen dann Freude bereiten. Was man mit Freude tut, hat gute Chancen auf Erfolg. Freude und Erfolg tragen zu Lebenszufriedenheit bei und all das zusammen erhält gesund. Lassen Sie uns dieser wichtigen Spur folgen!

Sensibilität für gute Passungen: Stimmigkeits- und Unstimmigkeits- empfindungen

Betrachten Sie einmal die folgende ■ Abb. 3.3. Stellen Sie sich vor, die Teilfiguren lägen frei beweglich vor Ihnen auf dem Tisch. Was würden Sie tun? Wahrscheinlich würden Sie spontan versuchen, passende Teile jeweils zu einem Ganzen zu vereinigen. Zumindest in psychologischen Untersuchungen mit Kindern hat sich regelmäßig ein solches Verhalten gezeigt. Und in dem Moment, wo sich je zwei Figuren passgenau zu einem Ganzen vereinigen, würden Sie wahrscheinlich ein zumindest schwaches Gefühl der Befriedigung und Stimmigkeit empfinden. Wir

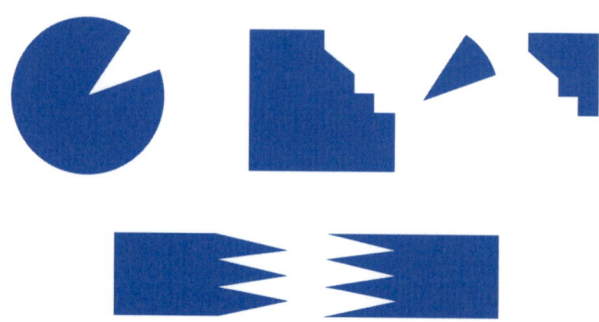

■ **Abb. 3.3. Bedürfnis nach guten Passungen und Ganzheit.**
Kinder legen im Experiment spontan die in der Abbildung gezeigten Teilfiguren so zusammen, dass geschlossene Ganzheiten entstehen. Auch wir Erwachsene haben positive Stimmigkeitsempfindungen bei guten Passungen

haben offenbar ein »inneres Ohr« für die Güte solcher Passungen: Schlechte Passung macht Unstimmigkeitsempfindungen, gute Passung macht Stimmigkeitsempfindungen.

> ❗ Da wir ganz allgemein nach positiven Gefühlen streben, ergibt sich daraus eine Art Drang, ein Bedürfnis, genaue Passungen herzustellen – Passungen zwischen Teilen, die beim Aufbau eines übergeordneten Ganzen zusammenwirken.

Dies gilt für alle Formen menschlicher Tätigkeit: Bei Bewegungen müssen viele Muskelfasern und Muskeln am Aufbau komplexer ganzheitlicher Bewegungen passgenau zusammenwirken («gute Koordination»). Je besser dies gelingt, desto mehr Freude macht die Bewegung und desto widerstandsfähiger ist sie gegen Störungen. In der Wahrnehmung – z. B. von Musik – bauen in einem stufenweisen Prozess Töne Akkorde, Akkorde Melodien und Melodien komplexere Themen auf. Je besser dabei das Zusammenwirken aller Elemente ist, als desto schöner und harmonischer wird die Musik empfunden (und desto länger bleibt sie auch als »Ohrwurm« im Gedächtnis stabil). Und beim Denken ist es nicht anders: Einfache Begriffe bauen komplexere Begriffe und Konzepte auf, diese wieder Theorien usw. Je besser die Passungen aller Elemente, je größer ihre »logische Folgerichtigkeit und Stimmigkeit« («kognitive Konsonanz» in der Fachsprache), als desto angenehmer und harmonischer wird das Denken erlebt.

Gute Koordination

Konsonanz

Logische Stimmigkeit

Entgegen landläufigen Meinungen von der »kalten Rationalität der Wissenschaft« spielt das Schönheitsempfinden auch beim wissenschaftlichen Denken eine entscheidende Rolle. So äußerte sich der Physik-Nobelpreisträger Paul Dirac über das Wirken Einsteins wie folgt: »Als Einstein daran arbeitete, seine Theorie der Gravitation zu konstruieren, da versuchte er nicht, irgendwelchen Beobachtungsergebnissen Rechnung zu tragen. Nichts könnte weiter von der Wahrheit entfernt sein. Sein Verfahren bestand ausschließlich darin, nach einer schönen Theorie zu suchen.« (Fischer 1997, S. 133) Und die Erfahrung zeigt, dass schöne Theorien sehr viel häufiger richtig sind, als hässliche.

Zusammenhang zwischen Wahrheit und Schönheit

> ❗ Je mehr gute Passungen beim Aufbau einer Tätigkeit zusammenwirken, je komplexer die Tätigkeit also ist, desto intensiver ist das Stimmigkeitsempfinden.

Sehr schön sieht man das in den Diskotheken: Harmonische Bewegungen an sich machen Spaß, deshalb tanzen die Leute. Kommt aber noch passende Musik dazu, macht es noch mehr Spaß. Wie kann man noch mehr gute Passungen erzeugen, damit der Spaß noch intensiver wird? Zum Beispiel, indem man passende Lichtrhythmen dazutut – und schon wurde die »Lightshow« erfunden.

Das »Harmonieprinzip« und die Entstehung sekundärer Antriebe

Harmonische Tätigkeitsprozesse

Lassen Sie uns die eben beschriebene Eigenschaft von Tätigkeitsprozessen »Harmonie« nennen (Harmonie = griech. »das passend Zusammengefügte«). Eine Tätigkeit ist harmonisch, wenn sie von einer Vielzahl guter Passungen getragen ist, wenn alle beteiligten Prozessmomente (Myriaden von Sinnes-, Muskel- und Nervenzellen) mit hoher Güte zusammenwirken beim Aufbau des Tätigkeitsganzen. Wie oben angedeutet, ist dies eine wichtige Mitbedingung für das Gelingen der Tätigkeit, weil es den Tätigkeitsprozess unempfindlicher gegen innere und äußere Störungen macht. Eine harmonische Bewegung erreicht sicher ihr Ziel, ein harmonischer Wahrnehmungsprozess leistet stabile und sichere Orientierung; in einem harmonischen Denkprozess hat man z. B. ein Lösungsprinzip verstanden, das man dann souverän auf wechselnde Problemtypen anwenden kann.

Dysharmonien

Treten Störungen im harmonischen Tätigkeitsfluss auf, sprechen wir von **Dysharmonien**: Ein Ausrutscher bei einer Bewegung, eine falsche Note beim Vorspiel oder die Entdeckung logischer Widersprüche in einer Beweisführung.

> ❗ Während harmonische Tätigkeitsprozesse mit positiven sekundären Emotionen (Stimmigkeitsempfindungen) verbunden sind, entstehen beim Auftreten von Dysharmonien negative sekundäre Emotionen (Unstimmigkeitsempfindungen).

Harmonie erzeugt Selbstzweck-Motivationen

Die Prozesseigenschaft, die wir hier »Harmonie« nennen, kann man wissenschaftlich noch sehr viel genauer bestimmen. Wir müssen uns hier mit diesen vereinfachenden Grundsatzbemerkungen begnügen. Sollten Sie mehr am Detail interessiert sein, konsultieren Sie die weiterführende Literatur (▶ s. Literaturauswahl: Hansch 2002).

Sekundäre Antriebe sind »Inseln« hoher Ordnung im Gedächtnis

Einen sehr wichtigen Aspekt der Entstehung von Selbstzweck-Motivationen haben wir damit verstanden: Wenn wir Tätigkeiten in bestimmter Weise üben, verbessert sich die Güte des Zusammenwirkens aller Prozessmomente, d. h. die Tätigkeit wird harmonischer. Wird ein bestimmter Grad an Harmonie überschritten, beginnt die Tätigkeit aufgrund wachsender Stimmigkeitsgefühle aus sich heraus Freude zu machen. Wir spüren nun den Drang in uns, diese Tätigkeit auch unabhängig von äußeren Zwängen oder Belohnungen um ihrer selbst willen auszuführen. Natürlich müssen diese zunehmenden, im Lernen erworbenen Fähigkeiten irgendwo im Gedächtnis als Teil des *Selbst* gespeichert sein. Wir wollen diese Bereiche des *Selbst*, in denen harmonische Tätigkeiten gespeichert sind, als **sekundäre Antriebe** bezeichnen. Lassen Sie uns sekundäre Antriebe durch einen Notenschlüssel symbolisieren, der zeigt, hier wurde durch eine hochgradig eingeübte Tätigkeit eine bestimmte harmonische Ordnung geschaffen (◻ Abb. 3.4).

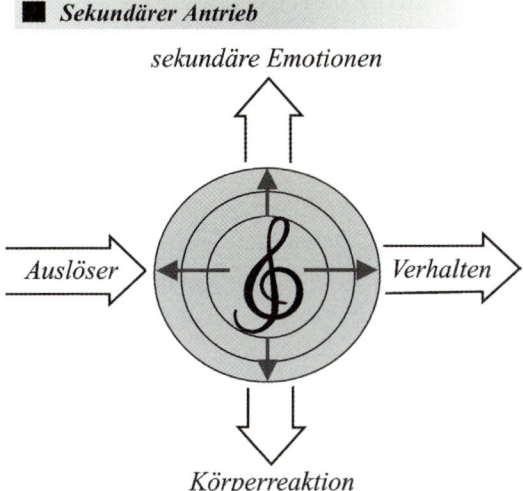

■ **Sekundärer Antrieb**

sekundäre Emotionen

Auslöser   *Verhalten*

Körperreaktion

◘ **Abb. 3.4. Symbolisierung eines sekundären Antriebs.**
Aus sekundären Antrieben erwächst das Bedürfnis, bestimmte meisterlich eingeübte
Tätigkeiten immer wieder ausüben und erweitern zu wollen. Sie bilden sich im Prozess
des Lernens und entsprechen jenen Gedächtnisbezirken im *Selbst*, in denen diese be-
sonders harmonischen Tätigkeitsinhalte gespeichert sind. Alles, was mit der gekonnten
Tätigkeit zusammenhängt, kann den Antrieb auslösen. Neben dem entsprechenden
Verhalten entstehen sekundäre Emotionen (Stimmigkeits- bzw. Unstimmigkeitsgefühle)
und körperliche Reaktionen

Sekundäre Antriebe kann man in allen Tätigkeitsbereichen ent- **Sekundäre**
wickeln: in der Motorik: z. B. gut Ski fahren oder Tanzen lernen; in **Bedürfnisse**
der Wahrnehmung: ein Musik- oder Kunstliebhaber werden; und im **sind Wachstums-**
Denken: ein Hobbymathematiker oder ein begeisterter Schachspieler **bedürfnisse**
werden, oder sich viel gut geordnetes Wissen über Architektur und
Geschichte aneignen. Die Ein- und Ausgangsgrößen sind die selben,
wie bei den primären Antrieben. Alle Wahrnehmungen, Gedanken
oder erinnerten Vorstellungen, die mit der harmonischen Tätigkeit zusammenhängen, können den Antrieb auslösen, es resultieren Körperreaktionen, auf die wir hier nicht eingehen wollen, sekundäre Emotionen
(Stimmigkeits- oder Unstimmigkeitsgefühle) und ein Verhalten, das
auf das Ausüben der Tätigkeit drängt und ihre Harmonie zu steigern
sucht. Ein Klaviervirtuose z. B. könnte durch den Anblick eines Klaviers
oder eines Bildes seines Lieblingskomponisten Lust auf das Klavierspiel
bekommen. Es entstehen vorwegnehmende positive Emotionen, die
sich noch verstärken, wenn er dann wirklich am Klavier sitzt und spielt.
Die Tätigkeit zielt zum einen darauf, das Spiel weiter zu perfektionieren, aber auch darauf, die Tätigkeit auszuweiten, und z. B. weitere Stücke
des Lieblingskomponisten spielen zu lernen. Wir haben es hier wieder
mit einem der besprochenen selbstverstärkenden Prozesse zu tun.
Je höher die Harmonie in einer Tätigkeit ist, desto stärker der Antrieb,
die Harmonie weiter zu steigern und noch mehr gute Passungen her-

3

Das Harmonie-Ohr

zustellen durch Einbezug immer neuer Tätigkeitsinhalte. Sekundäre Bedürfnisse sind deshalb **Wachstumsbedürfnisse**, symbolisiert durch die nach außen weisenden Pfeile in ◻ Abb. 3.4.

Natürlich muss auch unsere Fähigkeit, Tätigkeitsharmonien wahrzunehmen, irgendwo im Gehirn seinen »Sitz« haben und einem bestimmten nervalen Funktionsmodul entspringen. Lassen Sie uns dieses »innere Ohr« für Harmonien hier kurz als »**Harmonie-Ohr**« bezeichnen und – was läge näher – durch ein Ohr symbolisieren.

Damit sind alle in unserem Zusammenhang wichtigen »Bauteile« unserer Psyche besprochen und es ist möglich, sie zu einem Gesamtbild zusammenzusetzen.

Der Bauplan der Psyche

Der Aufbau des *Ich*

Das Vernunft-Auge prüft lokale Passungen

Wir können nun unsere allzu grobe Skizze des Psychischen aus der Einleitung (▶ s. Abb. 2.4) wesentlich verfeinern (◻ Abb. 3.5). Beginnen wir beim *Ich*. Das *Ich* setzt sich zusammen aus zwei »Organen«. Das erste wollen wir als »**Vernunft-Auge**« bezeichnen und durch ein Auge symbolisieren. Zum einen wird dadurch deutlich, dass hier die reflektierende Vernunft und das »Licht des Bewusstseins« ihren Sitz haben. Zum anderen werden wir daran erinnert, dass, wie besprochen, dieser Lichtkegel durch ein ziemlich schmales »Bewusstseinsfenster« fällt: So, wie wir uns nur ganz weniger Dinge gleichzeitig bewusst sein können, vermag auch das Auge zu einem bestimmten Zeitpunkt immer nur auf einige wenige Gegenstände scharf zu fokussieren. Aufgabe des Vernunft-Auges ist deshalb die Herstellung und Kontrolle **lokaler Passungen**: Habe ich die Finger auf den richtigen Tasten? Ist meine Fußstellung richtig? Stimmt diese Zahlenangabe? Ist hier ein logischer Widerspruch?

Das Harmonie-Ohr überwacht die Harmonie des Ganzen

Das zweite »Organ« des *Ich* ist das Harmonie-Ohr. Es empfängt die aus dem *Selbst* kommenden Stimmigkeits- oder Unstimmigkeitsgefühle. Im Gegensatz zum Auge wird das Gehör aber nicht lokal fokussiert: Wir können den gesamten Raum um uns herum akustisch kontrollieren. In ähnlicher Weise deckt das Harmonie-Ohr immer große Teile des *Selbst* ab. Es bewertet alle zu einem Zeitpunkt aktiven Bereiche des *Selbst* hinsichtlich der Harmonie der dort ablaufenden Prozesse. Wenn all diese Prozesse eine hohe Güte des Zusammenwirkens aufweisen, sagt es dem *Ich*: Es ist alles in Ordnung, du kannst dich entspannt dem Harmonieerleben hingeben. Gibt es Störungen oder ist das Zusammenwirken allgemein nicht ausreichend, sagt es dem *Ich*: Da stimmt etwas nicht, bitte suche die Störungen und stelle die lokalen Passungen wieder her! Wir können sagen, das Harmonie-Ohr hat die Aufgabe, die **globale Passung**, die Harmonie des Ganzen zu überwachen.

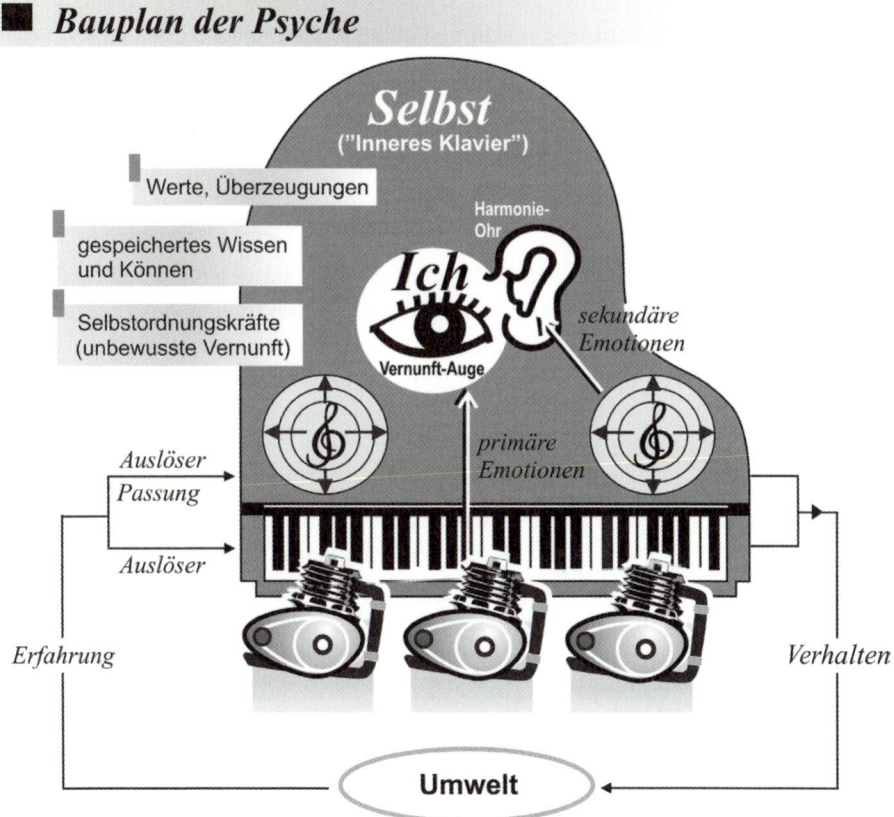

Bauplan der Psyche

Das *Ich* besteht aus dem »Vernunft-Auge« und dem »Harmonie-Ohr«. Das *Selbst* wird
aufgebaut aus dem primären System (die primären Antriebe und alle damit zusammen-
hängenden primär-biologischen Hirnfunktionen) und dem sekundären System (die
höheren Hirnfunktionen, das Gedächtnis und die darin gespeicherten kulturellen Inhalte
samt der sekundären Antriebe). Während das *Ich* der Sitz des Bewusstseins ist, be-
herbergt das *Selbst* die unbewussten psychoneuralen Selbstordnungskräfte von Gehirn
(und Körper). In die bewussten Verhaltensentscheidungen gehen drei wesentliche
Größen ein: Vernunftkriterien, sekundäre Emotionen und primäre Emotionen. Hinsichtlich der dabei gemachten Erfahrungen spricht das primäre System vor allem auf angeborene Auslöser an, während für das sekundäre System gelernte Auslöser sekundärer
Antriebe sowie Ausmaß und Güte der im Verhaltensprozess entstehenden Passungen
entscheidend sind. Der Grad an harmonischer Passung aller Elemente des *Selbst* lässt
sich durchaus mit der Gestimmtheit eines Klaviers vergleichen – deshalb die Metapher
vom »inneren Klavier«

Diese Zusammenarbeit zwischen Vernunft-Auge und Harmonie-
Ohr ist notwendig, weil die Ganzheit aller im *Selbst* ablaufenden Prozesse so umfangreich und komplex ist, dass das Vernunft-Auge allein
sie nicht in seinem engen Blick behalten könnte. Denken Sie nochmals
an Ihren letzten Ski-Abfahrtslauf. So lange alles perfekt läuft, geben Sie
sich ganz dem Bewegungsgenuss hin und Ihr *Ich* löst sich im Harmonieerleben auf. Kommt es aber zu Dysharmonien, fokussiert sich das

Ich wieder und fragt: Muss ich stärker in die Knie gehen? Sollte ich die Skier mehr zusammen nehmen oder den Bergski stärker belasten? Sie versuchen dann bewusst, durch lokale Veränderungen die Störung zu beseitigen.

Der Aufbau des *Selbst*

Primäres System: primäre Antriebe

Nun zum Aufbau des *Selbst*. Wenn wir den Körper einmal beiseite lassen, besteht es aus zwei wichtigen Bereichen: Ganz zuunterst haben wir das System der primären Antriebe. Treten bestimmte Auslösesituationen ein, werden die Antriebe aktiviert und erzeugen primäre Emotionen, die dazugehörigen Körperreaktionen und entsprechende primäre Verhaltenstendenzen.

Sekundäres System: Selbstordnungskräfte, Gedächtnis und sekundäre Antriebe

Über diesem weitgehend angeborenen primären System erhebt sich nun der zweite Teil des *Selbst*, das sekundäre System. Wie besprochen, ist das *Selbst* der Sitz der psychoneuralen Selbstordnungskräfte. Es entstehen hier neuartige Verhaltensstrukturen. Das *Ich* kann passende Strukturen verstärken und dem *Selbst* »einprägen«, unpassende aber abschwächen und verwerfen. Das *Selbst* ist also kreativ und lernfähig, es besitzt ein Gedächtnis. Den hier wirksamen Selbstordnungskräften werden alle im Laufe des Lebens erworbenen theoretischen Wissensbausteine und praktischen Fertigkeiten aufgeformt.

Während das Vernunft-Auge Sitz der reflektierten, bewussten Vernunft ist, wohnt den Selbstordnungkräften unseres *Selbst* der unbewusste, unreflektierte Teil unserer Vernunft inne. Greifen wir noch einmal ein bereits kurz erwähntes Beispiel auf: Stellen Sie sich vor, Sie sind in ein hektisches Streitgespräch verwickelt. Die Argumentationen brechen spontan aus Ihnen hervor, ohne dass Sie Zeit hätten, darüber nachzudenken. Was Ihr *Selbst* da sagt, ist durchaus in vieler Hinsicht vernünftig, auch wenn Ihr *Ich* dann im Nachhinein manches zurücknimmt oder korrigiert.

Durch praktisches und theoretisches Lernen werden immer mehr Tätigkeitsbausteine erzeugt und durch Übung immer besser in Passung zueinander gebracht. Gewinnt dabei ein bestimmter Tätigkeitsbereich eine höhergradige Harmonie, ist ein sekundärer Antrieb entstanden, der intensive Stimmigkeitsgefühle erzeugt. Hieraus erwächst eine Selbstzweck-Motivation, die auf die Ausführung und Weiterentwicklung der entsprechenden Tätigkeit gerichtet ist.

Das Selbst als inneres Klavier

Stimmung

In einem anderen Bild könnten wir uns anstelle der Wissensbausteine Klaviersaiten vorstellen, deren gute Passung darin besteht, harmonisch aufeinander abgestimmt zu sein. Dann wäre unser *Selbst* (genauer gesagt: das sekundäre System) so etwas wie ein »inneres Klavier« mit Abertausenden von Saiten. Und unser *Ich* wäre eine Art »innerer Klavierstimmer«, der nacheinander einzelne Saiten anschlägt, mit dem Harmonie-Ohr nach dem harmonischen Klang des Ganzen spürt und dann mit dem Vernunft-Auge die Saiten besser justiert. Ist Ihnen schon einmal aufgefallen, dass Sie fast immer Selbstgespräche führen? Dies entspringt Ihrem inneren Streben nach mehr Harmonie und Kohärenz als Persönlichkeit. Selbstgespräche sind wie ein Probeklimpern Ihres inneren Klavierstimmers, der immer versucht, hier oder dort noch etwas zu verbessern: Widersprüche ausräumen, Ansichten verfeinern, eigene Haltungen oder Entscheidungen weiter untermauern und so weiter. Sehr gut zu dieser Analogie passt der Begriff »Stimmung«: Je nach Ihrer konkreten Lebenssituation sind unterschiedliche Bereiche Ihres *Selbst* aktiv: Sind überwiegend harmonische Bereiche aktiv, sind Sie »guter Stimmung«, sind dysharmonische Bereiche aktiv, haben Sie »schlechte Stimmung«.

Wir können nun auch verstehen, warum psychische Veränderung meist so langwierig und mühevoll ist. Nicht selten tragen z. B. bestimmte tief verinnerlichte Grundwerte oder Lebensüberzeugungen zu psychischen Problemen bei. So könnte etwa bei Frau Blitzblank die Überzeugung tief verinnerlicht sein, dass man nur dann ein wertvoller Mensch ist, wenn man immer alles zu 100% perfekt macht. Ihr gesamtes *Selbst* wurde im Laufe der Jahrzehnte auf diesen perfektionistischen Grundton eingestimmt. Und immer wenn ihr mal kleine Unkorrekheiten passieren, kommt es zu Dysharmonien im *Selbst* und zu Unstimmigkeitsgefühlen, die sie als »schlechtes Gewissen« erlebt. Das treibt sie ständig dazu an, auch den letzten kleinen Flecken sofort wegzupolieren, wie unbedeutend er auch sei. Irgendwann treten dann infolge von Überlastung erste psychosomatische Beschwerden auf. Gemeinsam mit ihrem Therapeuten erkennt sie ihre perfektionistische Grundüberzeugung als das eigentliche Problem. Sie sieht das wirklich ein, freut sich über ihr »Aha-Erlebnis« und nimmt sich fest vor, dass ab morgen alles anders wird. Zu ihrem Entsetzen muss sie nach einigen Tagen aber feststellen, dass sich gar nichts verändert hat: Dieser verdammte Drang zur Perfektion ist noch immer so stark wie eh und je. Wir erkennen sofort warum. Die Einsicht hat nur eine Einzelsaite neu gestimmt, hat nur einen Einzelbaustein umgedreht – das gesamte übrige *Selbst* aber ist geblieben, wie es war: auf Perfektion eingestimmt. Die Selbstordnungkräfte des Unbewussten, die nach Harmonie streben, drehen den Baustein sofort wieder in die alte Lage zurück, wenn Frau Blitzblank nicht mehr an die neue Einsicht denkt (wenn die »Lokalkräfte« ihres *Ich* den Baustein nicht mehr in der neuen Position festhalten). Damit neue Einsichten verhaltenswirksam werden, muss man sie also verinnerlichen, d. h. man muss größere Teile des *Selbst* umstrukturieren, das innere Klavier mit seinen Abertausenden von Saiten auf den neuen Ton umstimmen. Wie man das macht, wird später erklärt – aber Sie können sich vorstellen, dass das Mühe macht und Zeit braucht.

Psychische Veränderung: Tausend Saiten umzustimmen ist mühsam

Frau Blitzblank macht ihrem Namen alle Ehre

3

Drei Seelen wohnen – ach – in unserer Brust

**Die drei Ebenen
der Persönlichkeit**

Was läuft nun in unserer Psyche ab, wenn wir mit einer bestimmten Umweltgegebenheit konfrontiert werden oder Gedanken und Vorstellungen aus dem Unbewussten aufsteigen? Prinzipiell kann es auf drei Ebenen zu einer Reaktion kommen: Die neue Gegebenheit kann einen primären Antrieb und/oder einen sekundären Antrieb auslösen und/oder zum Gegenstand vernünftiger Überlegungen werden mit daraus abgeleiteten Willensimpulsen. Mit einem Augenzwinkern und etwas vereinfachend könnte man diese drei Ebenen wie folgt bezeichnen:

1. **der »innere Schweinehund«** (die überwiegend »egoistischen« primären Antriebe),
2. **das Gewissen** (d. h. die in den sekundären Antrieben verinnerlichten oft gemeinnützigen Normen und Werte) und
3. **die Stimme der Vernunft**.

Unter Umständen kann es einer dieser drei Ebenen gelingen, die Verhaltenskontrolle vollständig an sich zu reißen. Dies ist unter anderem dann der Fall, wenn sehr starke primäre Emotionen das *Ich* mehr oder weniger vollständig »ausfüllen« – im Zusammenhang mit ☑ Abb. 2.4 hatten wir beispielsweise von einem »Angst-*Ich*« gesprochen. In ähnlicher Weise betrifft das andere primäre Emotionen: Aus dem »Vernunft-*Ich*« kann ein »Stolz-*Ich*« oder ein »Eifersuchts-*Ich*« werden. Paart sich dies mit *Selbst*unsicherheit kann es passieren, dass sich der Blick des *Ich*, der normalerweise nach außen gerichtet ist, nach innen auf das *Selbst* wendet. Man spricht dann von Hyperreflexion, d. h. von übermäßiger Selbstbespiegelung – das Vernunft-*Ich* bläht sich nun auf zum »Grübel-*Ich*« oder zum »Zweifel-*Ich*«. Bei dem schon einmal kurz erwähnten politischen Aktivisten im Hungerstreik ist es nun die Stimme des Gewissens, die sich aufbläht und die anderen Persönlichkeitsebenen droht, zu Tode zu drücken. All diese einseitigen und damit ungesunden *Ich*-Zustände gefährden den Verhaltenserfolg und stören auf lange Sicht die gesunde Entwicklung der Persönlichkeit – zumindest gilt dies in den allermeisten Fällen.

**Am gesündesten
ist ein Kompromiss**

Sehr viel besser ist es, wenn alle drei Ebenen mit moderater Stimme sprechen und zu einem Kompromissverhalten finden, das allen drei Persönlichkeitsschichten gerecht wird. Auch bei unserem Hungerstreikenden könnte die Stimme der Vernunft schließlich doch noch den Vorsatz bilden, bei Unterschreiten eines bestimmten kritischen Gewichtes die Aktion abzubrechen – fast immer kann ein Lebender seiner Sache besser dienen, als ein Toter.

Ziel des Verhaltens ist es in der Regel, das Befinden zu verbessern, d. h., möglichst intensive positive Emotionen zu erzeugen (oder die Aussicht darauf für die Zukunft zu erhöhen). Das Resultat des Verhaltens wird als Erfahrung wirksam, es ermöglicht »Lernen aus Erfahrung«. Ergeben sich während des Verhaltens nach innen und außen nur gute Passungen, wird das Ziel erreicht; kommt es hingegen zu Störungen und Dysharmonien, wird das Ziel oft verfehlt. Damit der nächste Verhaltenszyklus seinem Ziel näher kommt, muss dann im Inneren etwas verändert werden – z. B. das Einformen neuen Wissens oder neuer Kompetenzen. Diese knappen Bemerkungen zum Thema Lernen müssen an dieser Stelle genügen, wir werden später noch einmal darauf zurückkommen (▶ s. S. 75 ff.).

Die ästhetische und die pragmatische Tätigkeitseinstellung

Weil das Bewusstseinsfenster so eng ist, kann eine Tätigkeit zu einem bestimmten Zeitpunkt immer nur entweder vom Vernunft-Auge oder vom Harmonie-Ohr reguliert werden: Entweder man konzentriert sich bewusst auf ein Detail oder man versucht, die Harmonie des Ganzen zu erspüren – beides zugleich geht nicht. Entweder Sie konzentrieren sich beim Tanzen auf das korrekte Setzen der Schritte oder Sie verlieren sich im Genuss des Bewegungsflusses. Und beim Hören von Musik oder beim Nachdenken über eine wissenschaftliche Theorie ist es nicht anders. Allerdings können wir zwischen beiden Regulationsformen sehr schnell »umschalten«. Dabei gibt es zwei voneinander zu unterscheidende Tätigkeitseinstellungen: Steht das Erreichen bestimmter klar definierter Ziele im Vordergrund, hat das Vernunft-Auge die Führung und das Harmonie-Ohr leistet ihm Hilfsdienste – dies ist die **pragmatische Tätigkeitseinstellung**. Die sekundären Emotionen, die in diesem Zusammenhang entstehen, erleben wir beispielsweise als »**Intuitionen**«. Dies ist besonders wichtig, wenn wir Entscheidungen bei sehr komplexen Problemen zu treffen haben oder unter Zeitdruck handeln. Es ist dabei nicht möglich, alle Einzelaspekte des Problems mit dem Vernunft-Auge auf lokale Passung zu überprüfen, dann die Pluspunkte gegen die Minuspunkte aufzurechnen und rational zu entscheiden. Wir entscheiden uns vielmehr »aus dem Bauch heraus« für diejenige Alternative, für die uns das Harmonie-Ohr den höchsten Grad an globaler Passung anzeigt, bei der wir also das intensivste Stimmigkeitsempfinden haben.

 Natürlich kann man bei einer Tätigkeit auch das Ziel verfolgen, das Harmonieempfinden um seiner selbst willen zu maximieren und zu genießen: Dann hat das Harmonie-Ohr die Führung inne und das Vernunft-Auge leistet Hilfsdienste – wir sprechen nun von einer **ästhetischen Tätigkeitseinstellung**. In diesem Zusammenhang nehmen wir sekundäre Emotionen als Schönheitsempfindungen wahr.

 Wichtig ist, dass dies nicht nur beim Schaffen oder Genießen von Kunst eine Rolle spielt – jede Tätigkeit hat neben dem pragmatischen auch den ästhetischen Aspekt. Nehmen wir als Beispiel einmal das Abstempeln von Briefen bei der Post: Früher geschah dies mit einem

In pragmatischer Haltung hat das Vernunft-Auge die Führung

In ästhetischer Haltung hat das Harmonie-Ohr die Führung

Stempelhammer. In pragmatischer Haltung würde man dabei darauf achten, immer genau die richtige Stelle zu treffen. In ästhetischer Haltung könnte man beispielsweise versuchen, dem Hammerschlag einen bestimmten musikalischen Rhythmus aufzumodulieren. Der eine oder andere Stempel würde dabei vielleicht daneben gehen – aber was macht das schon, wenn man sich dabei fühlt wie ein Schlagzeuger.

Stress bewältigen im Dreieck des Bewusstseins

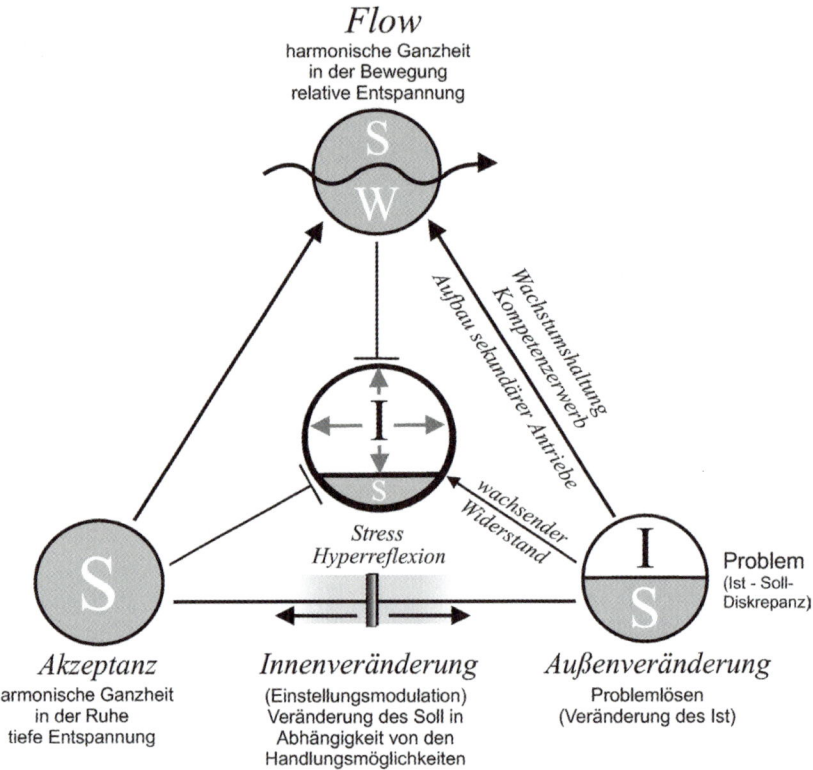

◘ Abb. 4.1. Das Dreieck des Bewusstseins.
Gezeigt werden die Grundzustände des Bewusstseins in ihren Wechselbeziehungen –
I Ich; *S* Selbst; *W* (Um)welt. Der Flow-Zustand an der Spitze des Dreiecks entsteht aus der
Zusammenführung der beiden Basiszustände, aus der Kombination also von Ganzheit
und Veränderung. Während der auf Problemlösung gerichtete Zustand leicht in den
Stress führen kann, wirken die Zustände von Akzeptanz und Flow dem Stress entgegen

Drei Grundzustände des Bewusstseins

Über die Form der Zusammenarbeit zwischen *Ich* und *Selbst* entscheidet, was wir »innere Haltungen« beziehungsweise »Bewusstseinszustände« nennen könnten. Wie ◘ Abb. 4.1 zeigt, lassen sie sich sehr schön in Form eines Dreiecks anordnen, das wir als »Dreieck des Bewusstseins« bezeichnen.

Außenveränderung

Beginnen wir an der rechten unteren Ecke mit der auf Außenveränderung gerichteten inneren Grundhaltung. Wenn etwas nicht so ist, wie wir es gern hätten, wenn es also zwischen Ist und Soll keine Passung gibt, dann sind wir mit einer Situation konfrontiert, die wir »Problem« nennen. Oft findet das Vernunft-*Ich* Mittel und Wege, die Ist-Situation zu verändern – das Problem ist dann gelöst, zwischen Ist und Soll besteht wieder eine gute Passung und wir fühlen uns wohl. Zum Problemlösen werden sowohl das *Ich* als auch das *Selbst* gebraucht – wie besprochen, macht das *Selbst* kreative Lösungsvorschläge und das *Ich* wählt aus. Sind Problemanforderungen und Fähigkeiten einigermaßen im Gleichgewicht, dann gestaltet sich auch die Zusammenarbeit zwischen *Ich* und *Selbst* harmonisch in einer überwiegend pragmatischen Tätigkeitseinstellung.

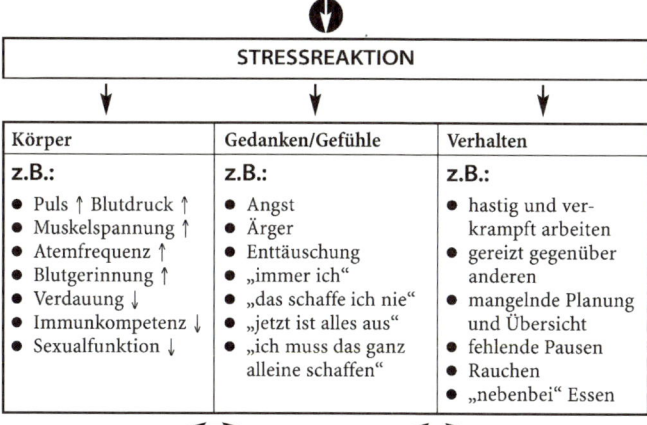

◼ Abb. 4.2. Die Stressreaktion an einem fiktiven Beispiel aus der Arbeitswelt.
[Aus: Kaluza G (1996) Gelassen und sicher im Stress. Psychologisches Programm zur
Gesundheitsförderung. Springer, Berlin Heidelberg New York, S. 15]

Der Weg
in den Stress

Leider kommt es oft vor, dass sich die Ist-Situation als unveränderbar erweist oder unsere Fähigkeiten nicht ausreichen, um sie zu verändern: wir spüren dann einen wachsenden Widerstand. Der Aggressionsantrieb springt nun an und wir erhöhen den Druck. Sobald wir den ebenfalls wachsenden Gegendruck nicht mehr aushalten können, fühlen wir uns bedroht und der Angstantrieb »übernimmt«: In beiden Fällen wird eine mehr oder weniger starke Stressreaktion ausgelöst – ◼ Abb. 4.2 fasst dies zur Erinnerung noch einmal an einem Beispiel aus dem Berufsleben zusammen. Im Zustand eines mental eingeengten Wut-*Ich* oder Angst-*Ich* sind die Funktionen der Vernunft gestört, und unsere Chancen auf eine gelingende Problemlösung sinken weiter, was in einem Teufelskreis den Stress nur noch verstärkt (vgl. ◼ Abb. 2.1). Es keimen Zweifel an den Fähigkeiten des *Selbst*, das *Ich* richtet seinen Blick in Hyperreflexion auf das *Selbst*. Es bläht sich auf zum Zweifel- oder Grübel-*Ich* und die Funktionen des erdrückten *Selbst* werden zunehmend gestört. Im Rückzug aus der Welt kapselt man sich ab und der Innendruck steigt, bis er sich in einer Verzweiflungstat entlädt oder in der Depression verebbt.

Innenveränderung

Dies ist der eine Weg – es gibt aber auch noch andere. Lässt sich der Ist-Zustand nicht ändern, kann man eine Passung zum Soll herstellen, indem man seine Soll-Vorstellungen verändert – man kann die Ist-Situation als Tatsache akzeptieren und vielleicht sogar Argumente finden, die einen am Ende sagen lassen: »Und das ist auch gut so!« Denken Sie an Frau Blitzblank – über Jahre hatte sie versucht, eine absolut perfekte Person aus sich zu machen, was ihr nicht gelungen ist. Nun ist sie dabei, ihre Soll-Vorstellung zu verändern: Ich kann und muss nicht perfekt sein! Und das ist auch gut so – denn wer würde schon einen absolut perfekten Menschen mögen, in dessen Nähe man sich immer wie ein Versager fühlen müsste? Es ist offenbar ein wichtiges Moment von Lebenskunst, sicher abschätzen zu lernen, für welche Veränderungen die eigenen Fähigkeiten und Möglichkeiten ausreichen und was man letzten Endes als unveränderliche Tatsache akzeptieren muss. In ◙ Abb. 4.1 ist dieses Vermögen als ein Regler dargestellt, der in Bezug auf jede Problemsituation einer flexiblen und angemessenen Neueinstellung bedarf.

Akzeptanz

Entspannung

Ganzheit in der Ruhe

Es ist wichtig, ab und an den Veränderungs-Akzeptanz-Regler vollständig an den Akzeptanzpol zu schieben, um wirkliche Entspannung möglich zu machen: Alles ist jetzt gut, wie es ist – ich muss nichts verändern, nichts erstreben. Man kann sich dann unverkrampft des bloßen Seins erfreuen und den Moment vollständig genießen. Man kann aber auch noch weiter gehen: Das *Ich* ist ein Instrument der Veränderung. Wenn man alles akzeptiert, braucht man das *Ich* nicht mehr. Am besten, man beschäftigt es mit Routineaufgaben: die Atemzüge zählen, stereotype Formeln aufsagen oder eine einfache Vorstellung wie die einer Kugel aufrechterhalten, während man seinen Körper in eine entspannte Ruheposition bringt. Die ungestörten Kräfte des *Selbst* können sich nun frei entfalten und harmonische innere Gleichgewichte finden. Dies ermöglicht einerseits einen Zustand tiefer Entspannung – was im Gleichgewicht ruht, trägt sich selbst und muss nicht mehr mit Kraftaufwand aktiv stabilisiert werden. Andererseits wird das Harmonie-Ohr mit intensivsten Stimmigkeitsempfindungen regelrecht überflutet und erzeugt einen besonderen Zustand des Ganzheitserlebens, des Einheitserlebens mit der Welt. Im Rahmen von Entspannungs- oder Meditationsübungen werden die oben genannten und andere Vorgehensweisen von vielen Menschen systematisch genutzt, um Stress abzubauen, die Selbstkontrolle zu trainieren, oder auch, um die genannten Einheitserfahrungen so intensiv wie möglich zu genießen. In diesem Zustand einer »harmonischen Ganzheit in der Ruhe« wird unser Sein vollständig vom *Selbst* bestimmt – das *Ich* ist »aufgelöst«.

Meisterschaft

Und nicht selten führt sogar noch ein weiterer Weg heraus aus der Sackgasse »Stress« und dies ist eigentlich der beste von allen. Viele Probleme werden lösbar und manche Schwierigkeiten leichter handhabbar, wenn man schrittweise seine Kompetenzen erweitert: Wissen aneignen, Fertigkeiten erwerben und all das immer wieder üben und trainieren. Durch lange Übung kann man dabei bestimmte Tätigkeiten aus dem Sport- und Hobbybereich, aber auch aus dem Berufsleben so gekonnt beherrschen lernen, dass es kaum mehr etwas zu verbessern gibt. Auch in dieser Situation wird das *Ich* als Veränderungs- und Kontrollinstanz überflüssig: Das Harmonie-Ohr genügt zur »Überwachung« des perfekten Tätigkeitsflusses. Zugleich ist damit natürlich ein sekundärer Antrieb entstanden.

Entsprechend wird auch hier das Harmonie-Ohr mit Stimmigkeitsempfindungen überflutet: In *Ich*-vergessenem *Selbst*vertrauen genießen wir ein selbstzweckmotiviertes Tun in überwiegend ästhetischer Einstellung. Auch dieser Zustand einer harmonischen »Ganzheit in der Bewegung« wird vom *Selbst* bestimmt, vom *Selbst* in harmonischer Wechselwirkung mit dem Gegenstand der Tätigkeit (der meist zur Umwelt gehört). Das Einheitserleben mit der Welt kann hier noch intensiver sein als in meditativer Versenkung. Auch die im Fluss der Tätigkeit entstandenen stabilen dynamischen Gleichgewichte führen zu einer Verminderung des aktiven Krafteinsatzes. Deshalb sind auch derartige Zustände des Flow (= engl.: Fluss) mit relativer Entspannung verbunden und wirken dem Stress entgegen. Wer gestresst von der Arbeit kommt, kann zur Entspannung meditieren, aber auch Klavier spielen oder Tanzen, sofern er diese Tätigkeiten einigermaßen beherrscht (ist das nicht der Fall, kann es sein, dass aus einem Misslingen nur neuer Stress entsteht). Da Flow gewissermaßen die beiden anderen Zustände vereint – nach außen gewandte Tätigkeit und Ganzheit – habe ich diesen Zustand an die Spitze des sich damit vollendenden Dreieckes gesetzt.

Stress mit all den besprochenen Folgen entsteht also, wenn man sich überfordert fühlt, wenn man glaubt, ein wichtiges Problem nicht lösen zu können, wenn man also meint, eine als bedrohlich erlebte Ist-Soll-Diskrepanz nicht in Passung bringen zu können. Lassen Sie uns nun die Möglichkeiten der Stressreduktion noch einmal systematisch und mehr im Detail besprechen.

Flow

Ganzheit
in der Bewegung

Außenveränderung: systematisches Problemlösen

Je mehr wir unter Druck geraten, desto hektischer wird unser Verhalten. Dabei kann es durchaus passieren, dass wir auch an Problemen scheitern, die eigentlich lösbar wären, würden wir mit Ruhe und Systematik an die Sache herangehen. Lassen Sie uns deshalb einmal durchgehen, wie ein systematisches Problemlösen im Idealfall auszusehen hätte.

Problem- und Zieldefinition

Oft hat man so ein diffuses Gefühl, dass irgendetwas schief läuft, oder es geht einem irgendwie nicht gut und man weiß gar nicht so recht was los ist. Dann sollte man zunächst versuchen, das Problem auf der Grundlage des verfügbaren Wissens zu verstehen und möglichst exakt zu beschreiben. Handelt es sich um reine Sachprobleme z. B. im Job, ist hier natürlich Fachwissen gefragt. Oft geht es aber auch darum, auf welche Art und Weise wir selbst mit Problemsituationen umgehen. Dann muss

Was ist
das Problem?

4

es zumeist der erste Schritt sein, sich selbst und das Problemumfeld eine Zeitlang genau zu beobachten: Unter welchen genauen Umständen treten bestimmte Reaktionen oder Verhaltensweisen auf? Aus welchen Ursachen heraus entstehen diese Umstände? Was läuft dabei im Einzelnen in mir ab: im Körper, im Verhalten, im Denken und im Fühlen? Welche Konsequenzen haben diese Reaktionen für mich und für meine Umwelt?

Was ist das Ziel?

Wenn dann die Ist-Situation verstanden ist, gilt es, ein klares Bild von der Soll-Vorstellung zu gewinnen. Hierzu sollte man sich seine übergeordneten Lebensziele bewusst machen und überlegen, wie die Ist-Situation konkret in Richtung dieser Ziele verändert werden kann.

Lösungssuche und -auswahl

Vielfältige Hilfsangebote nutzen

Nun gilt es, Mittel und Wege zu finden, um die Ist-Situation der Soll-Vorstellung anzunähern. Mal sind gute Ideen zur Lösung schwieriger Sachprobleme gefragt, mal geht es eher darum »sich selbst zu überlisten«, um die Kontrolle über das eigene Verhalten zu verbessern. Man sollte sein Problem erst einmal akzeptieren und sich bei der Suche nach Ideen ein wenig Zeit geben. Oft blitzen gute Ideen in entspanntem Zustand auf, wenn man mit ganz anderen Dingen beschäftigt ist – die »drei B« sind in diesem Zusammenhang sprichwörtlich geworden: Bad, Bett, Bus. In regelmäßigen Abständen intensiv über das Problem nachdenken und dem *Selbst* zwischendurch Zeit zur unbewussten Verarbeitung geben – das ist die Strategie, die sich am besten bewährt hat. Zugleich sollte man nach Möglichkeiten der Hilfestellung von außen suchen und diese konsequent nutzen. Für viele Probleme gibt es gute Ratgeberbücher, Selbsthilfegruppen, Beratungsstellen, Telefon-Hotlines, Internet-Foren, Volkshochschulkurse und sonstige Hilfsangebote (▶ s. auch Anhang A2: »Hilfreiche Adressen«). Man kann sich direkt an Experten wenden, von denen man vielleicht über die Medien hört oder Familienmitglieder, Freunde und Bekannte um Rat fragen. Der Hilfsmöglichkeiten sind viele – allzuoft werden sie nicht genutzt. Wenn im Ergebnis all dessen schließlich verschiedene Lösungsmöglichkeiten auf dem Tisch liegen, wird man sich zunächst für diejenige entscheiden, bei der Aufwand und zu erwartender Nutzen im günstigsten Verhältnis zueinander stehen.

Praktische Umsetzung der Lösung

Technik der kleinen Schritte und konkrete Planung

Die häufigsten Fehler, die an dieser Stelle gemacht werden, sind es, sich zu viel auf einmal vorzunehmen und/oder die Vorsätze im Grundsätzlichen zu belassen. Ist man dann wieder unter Druck, denkt man nicht daran oder schafft es nicht. Und wenn man es schließlich doch schafft, entlädt sich der Druck vielleicht explosionsartig – man frustriert seine Umwelt und handelt sich womöglich neue Probleme ein.

> ❗ **Es kommt entscheidend darauf an, realistische kleine Schritte ganz konkret zu planen: Was genau mache ich wann und wo unter welchen Umständen.**

Es kann sehr helfen, diese Situationen schon mal in der Phantasie in verschiedenen Varianten durchzuspielen und sich mögliche Verhaltensweisen und sprachliche Formulierungen zu überlegen. Auch Rollenspiele z. B. mit Freunden sind möglich.

Bilanzierung und Korrektur

Ist man den favorisierten Lösungsweg dann in den geplanten Schritten eine Zeitlang mit Konsequenz gegangen, gilt es, Bilanz zu ziehen: Hat sich der Ist-Zustand in Richtung Soll-Vorstellung verändert? Ist das Problem zumindest teilweise gelöst? Wenn ja – Gratulation. Wenn nein – wieder Gratulation! Sie hätten dann zwar Ihr Problem nicht gelöst, aber Sie hätten etwas gelernt: Ein möglicher Weg wäre als falsch ausgeschlossen.

Fehler sind wertvolle Erfahrungen

> ❗ **Durch systematisches und ausdauernd konsequentes Problemlösen kann man sich in Zyklen an eine tragfähige Lösung herantasten und Fehler in wertvolle Lehren ummünzen.**

Sie wissen: Viele Veränderungen benötigen einige Zeit. Manchmal muss man 1000 Denk- und Verhaltensschritte tun, um nur einen emotionalen Schritt voranzukommen. Man braucht also oft Ruhe und Geduld. Der häufigste hier gemachte Fehler ist es, alle 10 Schritte hektisch die Richtung zu wechseln, weil sich nicht prompt eine Besserung einstellt. Nur, in dieser Weise wird Lernen aus Erfahrung unmöglich und man stolpert die selben falschen Wege immer wieder entlang, oft ohne es zu bemerken.

Nicht ungeduldig werden

    Ich möchte Ihnen an dieser Stelle Herrn Keinelust vorstellen. Nach einem sehr guten Abitur studiert er nun im 2. Semester Jura. Allerdings, seine Leistungen sind schlechter als aus der Schulzeit gewohnt. Herr Keinelust leidet darunter. Er ist oft niedergeschlagen und fühlt sich wie ein Versager. Neulich hat er sogar damit begonnen, seinen erfolgsverwöhnten Eltern geschönte Studienergebnisse vorzuschwindeln. Glücklicherweise besinnt er sich nun und erkennt, dass es so nicht weitergehen kann. Er beginnt, ernsthaft über seine Situation nachzudenken und beobachtet sich im Alltag. Dabei stellt er fest, dass er eigentlich gar nicht systematisch und konsequent lernt und arbeitet. Planlos blättert er durch die Bücher und schon nach wenigen Seiten Lektüre legt er das

Herr Keinelust lernt das Lernen

4

Buch aus der Hand und lässt sich von irgendetwas ablenken: ein Nickerchen machen, einen Telefonschwatz abhalten, im Internet surfen oder durch die Fernsehprogramme zappen. Eigenverantwortliches Selbststudium hat er offenbar nicht gelernt – in der Schule war alles vorgegeben und die Anforderungen waren nicht eben hoch. Mit gewinnendem Charme und kurzen Hauruckaktionen vor den Prüfungen war es ihm auch ohne Lernanstrengungen gelungen, »auf Eins« zu stehen.

Dann sammelt er Ideen die Abhilfe versprechen: einen Lern- und Arbeitsplan machen, sich nach interessanteren Lehrbüchern umsehen, nicht mehr auf dem Chaiselongue, sondern grundsätzlich am Schreibtisch arbeiten, das Telefon während der Lesezeit abstellen und anderes mehr. Natürlich wollte er anfangs viel zu viel und war dann enttäuscht und unzufrieden, wenn er seine Vorgaben nicht einhalten konnte. Er verkürzte die Arbeitszeiten wieder und begann sie in kleinen Schritten zu steigern. Er trennte Arbeitszeit und Freizeit strikter und führte für die Pausen aktivere Formen der Erholung ein: joggen, Fahrrad fahren, spazieren gehen. Nach einer Zeit mäßiger Fortschritte ging er zum Äußersten – er schaffte den Fernseher in den Keller. Die Prüfungen nahten, und Herr Keinelust fürchtete, dass er trotz jetzt sehr guter Fortschritte den Rückstand nicht mehr würde aufholen können. Da brachte ihn ein guter Freund auf die Idee, für seine Arbeitsphasen den Lesesaal der Universitätsbibliothek aufzusuchen. Das war zwar verdammt hart und unbequem, aber sehr effektiv: Er hatte keine Chance, sich in angenehmere Nebenbeschäftigungen zu flüchten und die Präsenz der vielen über die Bücher gebeugten Kommilitonen (und Kommilitoninnen!) wirkte sehr motivierend. So schaffte er die Prüfungen schließlich mit passablem Resultat und hatte sich nun so viel Selbstdisziplin antrainiert, dass er sogar den Fernseher wieder aus dem Keller holen konnte.

Innenveränderung

Neueinschätzung der Ist-Situation

Nicht die Dinge selbst machen Angst, sondern unsere Meinung über sie

«Nicht die Dinge selbst sind es, die uns ängstigen, sondern unsere Meinung von den Dingen» erkannte schon der griechische Philosoph Epiktet vor fast 2000 Jahren. In der Tat, nur noch selten wird bei uns Menschen der Stress durch eine direkte Auslösung primärer Antriebe erzeugt – wann begegnet man schon mal einem entlaufenen Zirkuslöwen auf der Straße. Die meisten Problemsituationen, die uns »stressen«, bergen nur auf eine indirekte Weise Gefahr, die wir uns durch das Denken erschließen: wir glauben zu wissen, dass eine Bedrohung für uns besteht. (Der Chef hat mich heute früh nicht gegrüßt, offenbar trägt er mir die Sache von gestern nach und will mich rausschmeißen – so denkt Herr Jetztistsaus erschrocken bei sich.) Meist sind diese Prob-

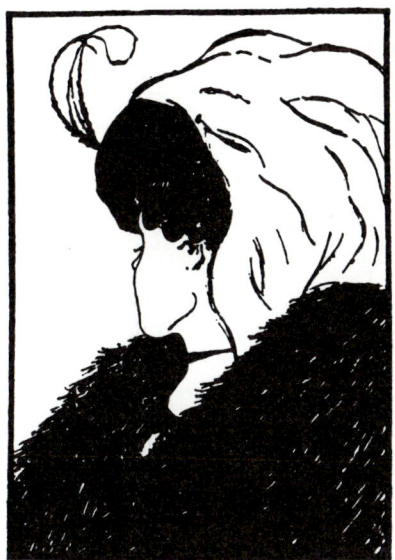

◘ Abb. 4.3. Ein klassisches »Kipp-Bild«:
Ähnlich wie im Zusammenhang mit Abb. 2.2 wird auch hier deutlich, dass Wahrneh-
mungsreizen an sich keine objektive Bedeutung anhaftet. Es sind zwei unterschiedliche
Interpretationen möglich: alte Frau oder junge Frau. In ähnlicher Weise lassen die meisten komplexen Lebenssituationen zwei oder mehrere Sichtweisen zu. (Hilfestellung:
Während man die Alte von seitlich-vorn anblickt, sieht man die Junge von seitlich hinten. Dabei ergeben sich folgende Korrespondenzen: Was bei der alten das Kinn, ist bei
der jungen Frau das Dekolleté, und weiter: Mund/Halsband; Nase/Unterkiefer; Auge/Ohr.)

lemsituationen aber so kompliziert, dass man sie immer auf verschiedene Weise sehen und deuten kann. (Vielleicht hat der Chef ja auch nur
schlecht geschlafen und Herrn Jetztistsaus einfach übersehen.)

Das beginnt schon bei der Wahrnehmung. Wenn man verschiedene
Betrachter fragt, was sie in ◘ Abb. 4.3 erkennen, antworten die einen,
»Eine alte Frau!« – die anderen aber: »Eine junge Frau!« Was sehen Sie?
Nun, für welche der beiden Antworten Sie sich auch entscheiden – ich
sage Ihnen: Auch das Gegenteil ist richtig. Man kann tatsächlich sowohl
eine alte Frau als auch eine junge Frau in die ◘ Abb. 4.3 »hineinsehen«.
Offenbar ist die Bedeutung nicht etwas irgendwie »Objektives«, das den
Außendingen unveränderlich anhaftet. Bedeutung wird in unserem
Inneren erzeugt. Wie schon in der Einleitung im Zusammenhang mit
◘ Abb. 2.2 erläutert, gehen unser Wissen und unsere Erfahrung in die-
sen Prozess ein. Und oft gibt es eben auch einen Spielraum mit mehreren Deutungsmöglichkeiten.

Schon wenn wir den Schritt Außenveränderung/Problemdefinition
tun, müssen wir uns also immer fragen, sehe ich das Problem richtig?
Habe ich genügend zutreffendes Wissen, um den Problembereich richtig einschätzen zu können?

Und ein zweites Mal sollten wir uns diese Frage stellen, wenn sich
das Problem für uns als unlösbar erweist. Denn wenn außen nichts ge-

**Es gibt immer
mehrere Deutungs-
möglichkeiten**

**Realistisch
und positiv
denken!**

4

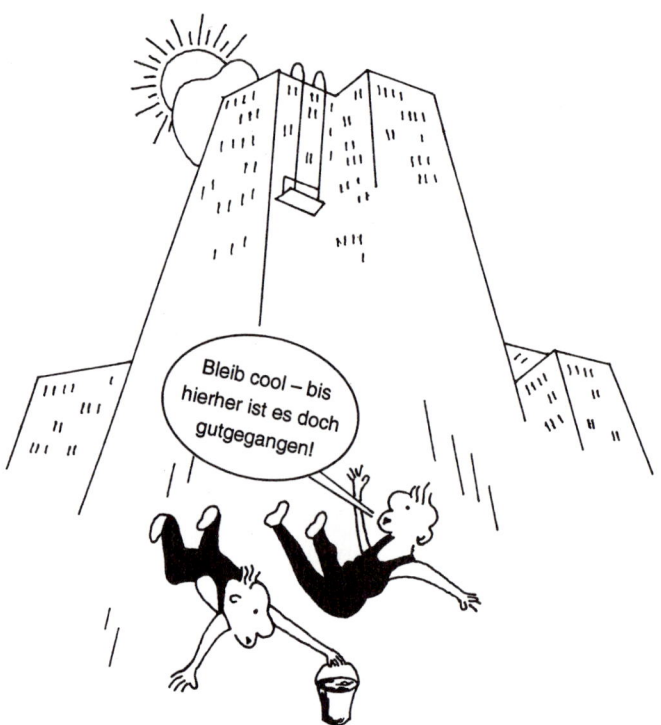

◘ **Abb. 4.4. «Positives Denken« kann man auch übertreiben.**
[Aus: Hansch D (2002) Evolution und Lebenskunst. Grundlagen der Psychosynergetik.
Ein Selbstmanagement-Lehrbuch. Vandenhoeck & Ruprecht, Göttingen, S. 200]

ändert werden kann, bleibt uns nur der Weg, durch Veränderungen in unserem Inneren die Belastung zu reduzieren. Also noch einmal: Sehe ich das Problem richtig oder ist es am Ende ein Scheinproblem? Und wenn sich die Problemsicht als richtig erweist: Gibt es vielleicht alternative Deutungen, die ebenso richtig sind? Wenn ja, sollte man sich für diejenige Deutung entscheiden, mit der man am besten leben kann. Damit ist klar: wir plädieren hier für ein **realistisches** positives Denken und nicht für das gefährliche Leben unter der »rosaroten Brille«, wie es ◘ Abb. 4.4 zeigt.

Herr Holterdipolter hat Herzstolpern

Wissen kann beruhigen

Nehmen Sie Herrn Holterdipolter. An einem Freitag Abend sitzt er vor dem Fernseher. Im Privatfernsehen läuft eine dieser Reality-TV-Sendungen, in der ein Herzinfarktpatient wiederbelebt wird. Mehrfach fällt der Begriff »Herzrhythmusstörung«. Damit auch jeder begreift, was das ist, wird das stolpernde EKG des armen Patienten lautstark vertont. Auf einmal bemerkt Herr Holterdipolter, dass sein eigenes Herz genauso stolpert. Er bekommt Angst und achtet nur noch auf sein Herz, was er vorher nie getan hatte. Der TV-Patient ist längst über den Berg – aber das Herz von Herrn Holterdipolter stolpert noch immer. Die Angst steigert sich. Droht am Ende ein Herzinfarkt? Das Wochenende wird für Herrn Holterdipolter zur Hölle. Schließlich wird er vom Notarzt ins Krankenhaus eingewiesen – alle körperlichen Untersuchungsbefunde liegen im Normbereich. Aus den Erklärungen der Ärzte und einem Patientenratgeber erfährt Herr Holterdipolter, dass Herzrhythmusstörungen ohne organischen Befund am Herzen harmlos sind und als »funktionelle Störung« bei den meisten Menschen auftreten. Ganz sicher hat Herr Holterdipolter auch vor dem »schwarzen Freitag« schon Herzstolpern gehabt – aus gesunder Unachtsamkeit hatte er es nur nie bemerkt. Wir werden uns die hier beteiligten Eskalationsmechanismen später noch einmal genauer ansehen – an dieser Stelle ist nur wichtig: unzutreffendes Wissen kann Angst und Stress verursachen. Sich **zutreffendes Wissen** anzueignen ist eine wichtige Anti-Stress-Strategie. Manchmal entlarven sich Probleme dann als Scheinprobleme: Die Ist-Soll-Diskrepanz kann zur Passung gebracht werden, weil die Ist-Situation neu eingeschätzt wird, weil sie in Wirklichkeit mit der Soll-Vorstellung übereinstimmt. Viele der Katastrophen, vor denen wir uns fürchten, treten deshalb niemals ein.

Nehmen wir an, Herr Jetztistsaus hätte mit seiner ersten Vermutung doch recht gehabt. Seit längerem hat der Chef den Eindruck, dass sich Herr Jetztistsaus nicht mehr richtig engagiert. Schon bei der Einstellung hatte er das kommen sehen – er hielt den Bewerber einfach für überqualifiziert in Bezug auf die Arbeit, die er ihm anbieten konnte.

Da er aufgrund schlechter Auftragslage sowieso entlassen muss, entscheidet er sich u. a. für Herrn Jetztistsaus. Der ist natürlich erst mal total niedergeschlagen: Eine Entlassung ist immer eine Verletzung, die am Selbstwertgefühl kratzt und Zukunftsängste weckt. Doch dann beginnt er immer stärker, auch positive Seiten zu sehen: Hat ihn die Arbeit nicht schon seit längerem sehr gelangweilt? Hatte er sich nicht aus übergroßer Bequemlichkeit für diesen Routinejob entschieden? Steckt nicht eigentlich viel mehr in ihm? Ist es nicht gut, wenn das jetzt zwangsweise herausgefordert wird? So lernt Herr Jetztistsaus allmählich, in der Kündigung nicht die Katastrophe zu sehen, sondern die Chance.

Die Chancen erkennen

Es ist eben wie bei dem Bild »alte Frau/junge Frau«: die meisten Dinge im Leben haben ihre zwei Gesichter und man sollte sich für das positivere entscheiden.

Dialektische Denkmuster

Neben unzutreffendem Wissen und dem Übersehen alternativer Deutungsmöglichkeiten können auch **schlechte Denkgewohnheiten** dazu führen, dass wir eine Ist-Situation in einer Weise fehlinterpretieren, die uns unnötige Angst macht. Als Kinder sind wir in einer stark vereinfachten Kunstwelt aufgewachsen. In den Märchen ist das Böse schwarz, hässlich und absolut böse – das Gute dagegen ist weiß, schön und absolut gut. Unsere Spielzeugbauten bestanden aus wenigen Bauteilen, die perfekt ineinander passten. Und unsere mechanischen oder gar auto-

Mechanistisches Denken: Verabsolutierungen und Vereinfachungen

matischen Spielzeuge waren einfache Maschinen, die entweder perfekt funktionierten, oder gar nicht. Das meiste, was in der Kinderstube passiert, hat eine einzige, klar umschriebene Ursache: Wenn der Bauklötzeturm umfällt, ist jemand dagegen gestoßen, wenn das Wasser läuft, hat jemand den Hahn aufgedreht. Viele Abläufe, denen wir als Kinder begegneten, waren stetig-linear: War die Badewanne nach 5 Minuten halb voll, so wussten wir, dass sie nach 10 Minuten vollständig gefüllt sein würde. Und bei vielen von uns war es den Eltern gelungen, eine Atmosphäre nahezu 100%iger Sicherheit und Geborgenheit für unsere Kindertage zu schaffen.

Aus der einfachen Kinderstube in die komplexe Erwachsenenwelt

Doch die »wirkliche Welt«, in die wir dann allmählich hineinwuchsen, funktioniert nach anderen Prinzipien. Die meisten Sachverhalte hier sind komplex, d. h. aus sehr vielen Elementen aufgebaut, zwischen denen es viele Wechselwirkungen gibt. Vieles, was hier passiert, hat deshalb mehrere Ursachen und jede Ursache hat mehrfache Wirkungen. Komplexe Sachverhalte haben immer viele, oft auch widersprüchliche Eigenschaften und diese Eigenschaften sind meist nicht in Reinform, sondern nur graduell ausgeprägt. So sind Menschen niemals absolut gut oder böse. Jeder Mensch hat gute und schlechte Seiten und es hängt immer auch von den Umständen ab, welche Seite gerade in den Vordergrund tritt. Beim Zusammentreffen komplexer Sachverhalte kommt es selten zu perfekten Passungen – zumeist ergeben sich mehr oder weniger spannungsreiche Kompromisse. Entsprechend funktionieren komplexe Systeme wie etwa biologische Organismen auch anders als beispielsweise Maschinen: Alle Funktionsparameter unterliegen Schwankungen; Oft kommt es zu leichten Funktionsunregelmäßigkeiten, die aber durch die innere »Elastizität« des Systems wieder aufgefangen werden. Einzelne Zustände oder Ereignisse kann man nie mit absoluter Sicherheit voraussagen, immer ist ihr Eintreten nur mehr oder weniger wahrscheinlich. Und auch die Abläufe bei komplexen Prozessen sind oft nicht stetig-linear, sondern sprunghaft: Wenn die Komplexität eines Sachverhaltes wächst oder sich neue Umstände ergeben, entstehen oft völlig neue Eigenschaften und Qualitäten – es kommt zu überraschenden qualitativen Sprüngen.

Reifung dialektischer Denkmuster

> **ⓘ Die in der Kinderstube geprägten, vereinfachenden sog. »mechanistischen« Denkmuster müssen zu elastischeren, sog. »dialektischen« Denkmustern »nachreifen«.**

Mit dieser Reifung des Denkens ist der Erwerb weiterer wichtiger psychischer Fähigkeiten verbunden, u. a.: Unsicherheiten und Risiken akzeptieren und aushalten lernen; Bereitschaft und Fähigkeit zum Kompromiss; lernen, das Negative zu integrieren und positiv aufzuheben. In ◻ Tabelle 4.1 sind einige wichtige Charakteristika des mechanistischen und des dialektischen Denkstils gegenübergestellt.

◩ Tabelle 4.1. Gegenüberstellung mechanistischer und dialektischer Denkmuster	
Mechanistische Denkmuster	**Dialektische Denkmuster**
Wahrnehmung der Realität in Form von starren Einzeldingen mit Einzelursachen	Denken in komplexen Zusammenhängen, die sich aus Vielfachursachen heraus entwickeln
Absolutistisches Denken (Schwarzweißdenken, Alles-oder-Nichts-Denken, 100%-Denken)	Flexibles Denken in graduellen Abstufungen und Wahrscheinlichkeiten
Denken in linearen Stetigkeiten	Denken unter Einbezug qualitativer Sprünge

Unpassende mechanistische Denkmuster tragen auf vielfältige Weise zu unnötigem Stress und psychischen Problemen bei, und oft gehen sie fließend in andere hier unterschiedene Stressfaktoren über. So ist beispielsweise am Perfektionismus der Frau Blitzblank eine gehörige Portion Alles-oder-Nichts-Denken beteiligt: Wenn nicht wirklich **alles** blitzt, ist die ganze Arbeit **nichts** wert. Oder nehmen Sie Herrn Keinelust. Auf dem Schreibtisch seines ehrgeizigen Vaters stand ein Schild mit dem Leitspruch: »Es gibt nur zwei Klassen auf der Welt – erste Klasse und keine Klasse.« So schlecht waren die Leistungen von Herrn Keinelust in Wirklichkeit gar nicht – die Professoren hätten ihn noch im Mittelfeld eingestuft. Erst die vom Vater übernommene Alles-oder-Nichts-Mentalität hat aus den noch guten Leistungen »keine Leistung« gemacht, mit der Folge, dass Herr Keinelust fast depressiv geworden wäre. Oder nehmen wir Herrn Holterdipolter – warum konnte der ungute Fernsehbeitrag so nachhaltig die Überzeugung bei ihm festsetzen, er stehe kurz vor dem Herzinfarkt? Sicher auch deshalb, weil er sich seinen Körper vorstellt wie eine Maschine: Wenn der Motor des Wagens stottert, ist immer etwas kaputt und er bleibt gleich stehen. Also: wenn »die Pumpe« stottert, muss sie krank sein und setzt bald aus. Tut sie aber nicht, weil das Herz keine plumpe Pumpe ist, sondern ein hochkompliziertes biologisches Organsystem.

Betrachten wir abschließend noch den Fall von Frau Sowiesozuspät. Frau Sowiesozuspät ist weltpolitisch sehr interessiert und verfolgt seit Jahren aufmerksam die Berichterstattung in den Medien. Was sie da zu hören und zu lesen bekommt, findet sie allerdings zunehmend schrecklich: unaufhaltsame Umweltzerstörung, wachsende Kriminalität, das Versinken ganzer Erdteile in Krieg, Korruption, Krankheit und Verelendung, Drogensucht und steigende Selbstmordraten bei den Jugendlichen, zunehmender Verfall von Werten und Normen und so weiter und so fort. Diese ganzen Katastrophen sind doch gar nicht mehr aufzuhalten. Wofür lohnt es noch, sich zu engagieren? Es ist doch so-

Mechanistische Denkmuster können zu psychischen Störungen beitragen

Frau Sowiesozuspät verliert alle Hoffnung

Oft übertrieben negative Darstellungen in den Medien

4

wieso schon alles zu spät. Frau Sowiesozuspät fühlt sich zunehmend sinnentleert, niedergeschlagen und hoffnungslos. So gut man diese Haltung nachvollziehen kann – sie ist ungesund, und sie ist sachlich nicht wirklich gerechtfertigt. Denn sie geht von einem Denken aus, das nur linear-stetige Entwicklungen kennt – und das ist falsch.

Immer sind sprunghafte Wendungen ins Positive möglich

Es kann jederzeit zu qualitativen Sprüngen kommen, die die Katastrophe in letzter Minute verhindern. Um die Jahrhundertwende fürchteten die Berliner, wenn es mit dem zahlenmäßigen Zuwachs der Pferdefuhrwerke so weiterginge, wäre Berlin bald unter einer dicken Schicht Pferdemist begraben. Wir wissen, es ist ganz anders gekommen. Im kalten Krieg dachten viele Politanalytiker, dass der Atomkrieg unausweichlich sei. Wir wissen, es ist ganz anders gekommen. Komplexe Entwicklungen lassen sich immer nur mit einer gewissen Wahrscheinlichkeit prognostizieren – es bleibt **immer** Hoffnung auf eine positive Wendung. Es lohnt sich immer, bis zuletzt zu kämpfen. Nichts könnte dies besser illustrieren, als die folgende Geschichte: Zwei Frösche fielen in einen großen Milchtopf. Der eine war ein mechanistischer Denker: Jetzt sind erst 5 Minuten vergangen und meine Kräfte sind schon zur Hälfte erschöpft. Da kann ich auch gleich aufhören zu strampeln, dachte er – was soll ich mich die letzten 5 Minuten meines Lebens auch noch anstrengen –, und versank im schmatzenden Schlund. Der andere war ein dialektischer Denker. Nicht unähnlich seinen tief religiösen Mitfröschen glaubte er an die Chance eines wundersamen qualitativen Sprunges und strampelte weiter um sein Leben. Und siehe, nach 9 Minuten warden Teile der Milch zu fester Butter und er konnte mit letzter Kraft dem Topfe entsteigen.

Die Hoffnung nie aufgeben

Die Aneignung reifer Denkmuster ist also eine wichtige Disziplin beim Erwerb persönlicher Meisterschaft im Umgang mit Stress. Ein Stück weit ist dies Beiprodukt der Aneignung zutreffenden Wissens. Wer z. B. Sachbücher über Biologie und Evolution liest, erfährt etwas über Funktionsweise und Entwicklung komplexer Systeme und das wird seinen allgemeinen Denkstil mitprägen. Es gibt aber auch Bücher, die sich speziell der Vermittlung von »Systemkompetenz« widmen (▶ s. Literaturauswahl: Dörner 1989; Vester 1999; Schiepek et al. 1998; Hansch 2002).

Kompetenzaufbau und persönliches Wachstum (*Ich*dezentrierung und *Ich*transzendenz)

Wissen und Können schützen vor Stress

Nach der Neueinschätzung der Ist-Situation ist der Kompetenzaufbau die nächste Anti-Stress-Strategie unter der Rubrik »Innenveränderung«. Je mehr Fähigkeiten ich habe, desto seltener werde ich auf Probleme stoßen, die ich als bedrohlich empfinde. Deshalb ist es wichtig, nach Schule und Ausbildung das Lernen nicht zu verlernen und auch tatsächlich lebenslang weiter zu lernen: Zeit für Bildung und Weiterbildung braucht einen festen Platz in der Lebensplanung, sowohl im beruflichen als auch im persönlichen Bereich. Dabei sollte möglichst vermieden werden, sich das Wissen lediglich als totes und bruchstückhaftes Faktenwissen anzueignen. Es geht vielmehr darum, Wissen und Fertigkeiten zu komplex vernetzten harmonischen Ganzheiten bzw. sekundären Antrieben zu organisieren, die eine selbstzweckhafte Freude am Lernen und an Flow-Erfahrungen ermöglichen. Dies ist es, was wir als persönliches Wachstum bezeichnen und im nächsten Abschnitt genauer besprechen.

Wachstum heißt einerseits, dem *Selbst* neue Inhalte einzuverleiben und andererseits, diese Inhalte immer harmonischer zu organisieren. Es geht darum, im inneren Klavier neue Saiten zu spannen und dabei das Gesamtinstrument immer besser zu stimmen, damit die Töne unserer Lebensäußerungen lauter und reiner werden: Positive Flow-Erlebnisse helfen, Frust zu kompensieren, man gewinnt an Charisma, kann motivierter und durchsetzungsfähiger handeln.

Positive Flow-Erfahrungen gleichen negative Stress-erlebnisse aus

Hiermit verbinden sich zwei wichtige Prozesse, die wir als *Ich*dezentrierung und *Ich*transzendenz bezeichnen wollen. Je mehr von der Außenwelt wir in uns aufnehmen und in uns wissensmäßig repräsentieren, desto kleiner und randständiger wird das *Ich* (**Ichdezentrierung**). Gleichzeitig überschreitet, »transzendiert« sich das *Ich*, indem es sich als sinnvollen Teil eines übergeordneten Ganzen begreift, beispielsweise einer Familie, einer Firma, eines Staates, einer Partei oder einer sozialen Bewegung (auf diese **Ichtranszendenz** werden wir später noch einmal zurückkommen). An dieser Stelle ist wichtig, dass beide Vorgänge, insbesondere die *Ich*dezentrierung, stressmindernd wirken und damit zu pychosomatischer Gesundheit und Lebenszufriedenheit beitragen.

Menschen, für die ihr eigenes *Ich* den Mittelpunkt des Universums bildet, haben es schwer (denn das ist einfach nicht in Passung mit der Realität, sodass ständig »Reibung« entsteht). Oft geht das einher mit einer *Ich*aufblähung und einer Schrumpfung des *Selbst*, verbunden mit *Selbst*unsicherheit. Egozentrische Menschen sind ständig auf die Absicherung ihres Selbstwertes bedacht. Egal, was passiert, für sie ist immer nur wichtig: War ich besser? Habe ich Recht behalten? Habe ich eine gute Figur gemacht? Was denken die anderen über mich? Weil sie alles immer nur durch die Ego-Brille betrachten, fällt es ihnen schwer, objektiv und gerecht zu sein. Die Entscheidungen, die sie treffen, sind deshalb oft verzerrt und sachlich falsch. Die Folge ist sozialer Stress: Von den anderen werden sie als selbstverliebt, eigensüchtig, rechthaberisch oder auch als »beleidigte Leberwurst« bezeichnet. Sie fühlen sich oft angegriffen und sind schnell verletzt. Im Zusammenhang mit falschen Entscheidungen haben sie aber auch vermehrt Stress bei Sachproblemen. Beispielsweise beharren sie oft auf Entscheidungen, die sie selbst schon als falsch erkannt haben, nur weil sie einen Irrtum nicht zugeben wollen.

Sich als Teil eines größeren Ganzen zu fühlen, ist gesund

Je mehr Sie über sich selbst zu lachen vermögen, desto weniger werden es andere tun

Sehen Sie's dialektisch und bleiben Sie gelassen

All dies legt sich allmählich, sobald persönliches Wachstum in Gang kommt. *Ich*-dezentrierte Menschen nehmen sich selbst nicht mehr so wichtig. Sie gehen gelassen mit Kritik um und sind zu Selbstkritik fähig. Wichtig ist, dass die Arbeit für das übergeordnete Ganze getan wird – wer sie macht und welche Figur er dabei abgibt, wird zweitrangig.

Ja, *Ich*-dezentrierte Menschen lachen sogar herzhaft über sich selbst, wenn sie sich einmal albern benehmen und finden das gar nicht schlimm. Sie verhalten sich in der Tendenz sozial gerechter und sachlich richtiger. Deshalb kommen sie mit ihren Problemen besser zurecht und haben eine höhere Lebenszufriedenheit. Auf die Frage, wie er zu persönlichem Glück fand, antwortete der berühmte englische Philosoph Bertrand Russel: »Ich lernte allmählich, gleichgültig gegenüber mir selbst und meinen Mängeln zu werden. Ich konzentrierte meine Aufmerksamkeit immer mehr auf äußere Objekte: den Zustand der Welt, die verschiedenen Wissenszweige, Individuen, denen gegenüber ich Zuneigung empfand«(zitiert nach Csikszentmihalyi 1993, S. 130).

Aber nicht nur mit eigenen Fehlern gehen *Ich*-dezentrierte Menschen gelassener um – wenn das *Ich* nicht mehr so wichtig ist, tut auch die Kränkung des *Ich* durch andere Personen nicht mehr so weh. *Ich*-dezentrierte Menschen sehen andere Personen und ihre Fehler in einem größeren relativierenden Zusammenhang. Wenn mein Nachbar oder der Kollege ein Fiesling ist, so hat das sowohl erblich-genetische als auch erzieherische Teilursachen. Ganz sicher hat auch dieser Mensch seine guten Eigenschaften und es sind vielleicht mir verborgene Zwänge seiner gegenwärtigen Lebenssituation, die seine schlechten Seiten z. Z. hervortreten lassen. Bin ich nur gekränktes *Ich*, werde ich ihm mit Wut oder gar Hass entgegentreten. Bin ich aber aufgrund meines umfangreichen Wissens dazu in der Lage, mein *Ich* und mein Gegenüber in das eben aufgezeigte Netzwerk von Zusammenhängen zu stellen, bekommt das *Selbst* Raum, moderatere Töne anzustimmen, die die Tür zu Vergeben und Versöhnung offen lassen.

Menschen, die von einer das *Ich* überschreitenden Aufgabe fasziniert sind, die sekundäre Antriebe haben und schnell in ihrem harmonischen Tun aufgehen, vergessen die kleinen Ärgerlichkeiten des Alltags schneller und lassen sich auch von größerem Ärger nicht so beeindrucken. Über je mehr Kompetenzen und sekundäre Antriebe z. B. Herr Jetztistaus verfügt, desto gelassener wird er seine Kündigung nehmen, desto größer sind seine Chancen, eine neue, bessere Arbeit zu finden. Je mehr Kompetenzen und sekundäre Antriebe Frau Blitzblank aufbaut, desto eher kann sie aufhören, ihr Selbstwertgefühl durch Oberflächenperfektion im Haushalt zu stärken.

Persönliches Wachstum macht unsere innere Welt größer und reicher. Je reicher und größer unsere innere Welt ist, desto kleiner werden unsere äußeren Probleme. Denken Sie an den fast völlig gelähmten Astrophysiker Steven Hawking, der nur noch seine geistige Innenwelt hat.

Aber diese Welt ist so reich und harmonisch, dass er bekennt, glücklich darin zu sein.

❗ Persönliches Wachstum ist das beste Mittel gegen Stress und der beste Weg zur Heilung bei psychischen Problemen.

Veränderung der Soll-Vorstellungen: Werte- und Einstellungsmodulation, Akzeptanz

Werte- und Einstellungsmodulation

Nun habe sich ein Problem in der außenverändernden Haltung als unlösbar erwiesen, und in der innenverändernden Haltung hat eine Neueinschätzung der Ist-Situation keine Besserung und keine neuen Sichtweisen erbracht; auch die in der verfügbaren Zeit entwickelbaren Kompetenzen konnten das Problem nicht lösen oder den Problemdruck abfedern.

Antiquierte und unfunktionale Wertvorstellungen aufspüren

Der nächste folgerichtige Schritt wäre nun der Versuch, die Soll-Vorstellungen zu verändern. Auch unabhängig von drückenden und unlösbaren Problemen sollten wir unsere Soll-Vorstellungen von Zeit zu Zeit hinterfragen und überdenken. Oft verbergen sich hier aus der Vergangenheit überkommene Wertvorgaben, die der Gegenwart nicht mehr angemessen sind und uns das Leben nur unnötig schwermachen.

Unsere Eltern – sie meinten es gut mit uns. Sie wussten, man kann in dieser Welt nur bestehen, wenn man stark und leistungsfähig ist. Also gaben sie uns mehr oder weniger deutlich zu verstehen: Wenn du keine guten Leistungen bringst, bist du kein gutes Kind und wir haben dich nicht lieb. Und natürlich – wer wollte es ihnen verdenken – sie meinten es auch gut mit sich. Deshalb gaben sie uns mehr oder weniger deutlich zu verstehen: Wenn du nicht artig bist und immer machst, was wir dir sagen, bist du kein gutes Kind und wir haben dich nicht lieb. Natürlich wussten wir oder spürten es instinktiv: Fürsorge und Liebe der Eltern sind für uns lebenswichtig. Entsprechend tief haben viele Menschen die genannten Werte verinnerlicht, oft stark überzogen im Sinne des absolutistischen Denkens:

Ich bin als Mensch nur dann etwas wert, wenn ich immer und überall eine perfekte Leistung bringe. Ich bin als Mensch nur dann etwas wert, wenn ich von allen Menschen meines Umfeldes – vor allem von den wichtigen – geachtet und geliebt werde (was meist voraussetzt, dass ich alle **ihre** Wünsche perfekt erfülle und meine eigenen Bedürfnisse zurückstelle).

Perfekte Leistung und totale Anpassung

Durch die Gebote der antiautoritären Erziehung wurden dann nach 1968 bei vielen Eltern die Erziehungs-Soll-Werte verstellt: Sie fühlten sich nun nur noch wohl, wenn sie ihren Kindern verwöhnend zu Diensten sein konnten. »Durst!« brauchten die neuen kleinen »Milchzahn-

4

**Unfunktionale
Wertvorstellungen
korrigieren**

Terroristen« fortan nur noch zu rufen, und die Mütter sprangen auf und liefen in die Küche. Immer öfter treffen wir nun auf Menschen, bei denen die Soll-Vorstellung fest verwurzelt ist, dass immer alles so sein müsse, wie sie es wollen, und zwar sofort und zu 100%. Erfüllt sich diese Forderung einmal nicht, ist das die größte vorstellbare Katastrophe. (Na ja, Sie haben recht. Ein wenig vereinfacht ist das schon – eigentlich wollten wir uns ja reifer, dialektischer Denkmuster befleißigen. Natürlich ist die elterliche Erziehung hier nur eine Teilursache unter vielen: gesellschaftlich-kulturelle Veränderungen, charakterliche Veranlagungen und Ähnliches spielen ebenfalls mit hinein.)

Aus diesen und anderen verinnerlichten Werten leiten sich dann die vielen absolutistischen **Soll- und Muss-Sätze** ab, mit denen uns unser Gewissen durch den Alltag peitscht: Psychotherapeuten haben ganze Listen dieser »Mussturbationen« zusammengestellt (▶ s. Literaturauswahl: Ellis 1996; Lazarus u. Fay 1997). In einer absolutistisch übersteigerten Form sind Wertvorstellungen und Muss-Sätze immer unvernünftig. Zudem entstammen manche Werte auch Traditionen, die man heute ablehnen muss. Wir können Mussturbationen deshalb mit dem Auge unserer Vernunft aufspüren, als falsch entlarven und korrigieren.

**Beispiel 1:
»Haushalts-
perfektionismus«**

Wenn wir uns im Alltag zu Dingen getrieben fühlen, die wir als starke Belastung empfinden, sollten wir uns immer wieder einmal ganz bewusst und systematisch fragen: Was treibt mich dazu? Und: Ist das sinnvoll und vernünftig? Frau Blitzblank z. B. kommt müde von der Arbeit und spürt den unbezwingbaren Drang, noch die Wohnung zu putzen. Sie wird dahinter Mussturbationen entdecken wie: »Eine gute Hausfrau macht jeden Tag die Wohnung sauber – nirgendwo darf auch nur eine einzige Fussel herumliegen!« Nun, diese Muss-Vorstellung entstammt einerseits einem überholten Wertesystem, in dem die Frauen Gelegenheit für übertriebenen Hausputz hatten, weil ihre Berufstätigkeit unerwünscht war. Zum anderen ist sie auch sachlich falsch und unvernünftig: Es schadet niemandem, wenn sich der Schmutz ein wenig sammelt, bevor er entfernt wird. Im Gegenteil, ein wenig Dreck ist sogar gesund! Es mehren sich die Hinweise, dass Kinder aus überreinlichen Haushalten häufiger Allergien entwickeln und zuckerkrank werden. Vielleicht sollte Frau Blitzblank auch noch lernen, in ihrem Mann nicht eine Autoritätsperson zu sehen, sondern einen gleichberechtigten Partner – dann muss sie ihm nicht mehr alles recht machen und kann ihn bitten, einen Teil des jetzt nur noch wöchentlichen Hausputzes zu übernehmen.

**Beispiel 2:
»Gesundheits-
absolutismus«**

Herr Holterdipolter könnte sich fragen, warum er mit so großer Panik auf sein Herzstolpern reagiert. Vielleicht hat er eine in ihrer Übergröße unvernünftige Angst vor Krankheit und Tod, sodass die Muss-Vorstellung resultiert: Man muss unter allen Umständen völlig gesund sein, alles andere wäre eine fürchterliche Katastrophe, die Leben und Glück völlig zerstören würde. Wenn er dies systematisch unter die Lupe seines Vernunft-Auges nimmt, wird er feststellen: Zwischen »völlig gesund« und »tot« gibt es jede Menge gut behandelbarer Krankheiten, mit denen es sich durchaus leben und glücklich sein lässt – man denke nur an Menschen wie Stephen Hawking. Wenn er sich dies immer wieder klar macht, wird sich sein absolutistischer Soll-Anspruch nach unten korrigieren, und er wird auf vermeintliche oder echte Gesundheitsstörungen weniger panisch reagieren.

Oder nehmen wir Herrn Keinelust. Warum fühlt er sich so schlecht mit seinen mittelmäßigen Leistungen? Oben hatten wir gesagt, weil für ihn eine mittelmäßige Leistung **keine** Leistung ist – das wäre das eine. Aber steckt vielleicht zusätzlich eine überzogene Soll-Vorstellung dahinter? Schließlich fanden sich im väterlichen Arbeitszimmer noch weitere Sprüche – z. B.: »Der Sieg ist nicht alles – er ist das Einzige!« (natürlich umgeben von einer stolzen Garde goldener Tennispokale). Wenn er tief in sich hineinfragt, findet er vielleicht die Wertsetzung, dass nur die Besten, nur die Sieger zählen und etwas wert sind. Und die abgeleitete Muss-Vorstellung: Damit ich von meinem Vater geachtet und geliebt werde, muss ich der Beste werden. Solange man das »aus dem Ärmel schüttelt« ist ja auch nichts dagegen zu sagen. Aber es könnte sein, dass Herr Keinelust irgendwann bemerkt, dass **für ihn** der Preis zu hoch ist: Er paukt nur noch Jura und alles andere, was ihm wichtig war und ist, bleibt auf der Strecke. Vielleicht trägt zu seiner Lernunlust auch bei, dass ihn der trockene Paragraphenwust auch nicht gerade rasend interessiert. Dann wäre es sinnvoll, dass Herr Keinelust die genannten Wert- und Sollvorstellungen in seinem *Selbst* aufdeckt, für sich als falsch erkennt und korrigiert. Zu Zeiten seines Vaters – er ist ein berühmter Juraprofessor – war absolutes Spezialistentum gefragt und ungefährlich. In den heutigen Zeiten immer schnelleren Wandels könnte es sinnvoller sein, in mehreren Disziplinen gut zu sein, als in einer einzigen absolute Spitze, denn es ist nicht auszuschließen, dass diese eine Spezialdisziplin morgen schon nicht mehr im Programm ist. Außerdem heißt Leben immer, einen sinnvollen Kompromiss zu bilden zwischen den Forderungen von außen und den Wünschen der Stimme des *Selbst*. Mit dem Ziel eines aus ganzheitlicher Sicht gelingenden Lebens könnte es für Herrn Keinelust also von Vorteil sein, sich im Jurastudium bewusst mit einem Platz im oberen Mittelfeld zu bescheiden, und dafür andere Inhalte zu entwickeln: Beziehung und Familie, anspruchsvolle Hobbys, ein Zweitstudium, das ihn mehr interessiert. Nein, der Sieg ist wirklich nicht alles, und weiß Gott nicht das Einzige

Was sein Vater dazu sagt? Natürlich wäre es schön, wenn man ihn überzeugen könnte. Und wenn nicht – **als Kind** muss man die Fürsorge der Eltern haben, als Erwachsener **muss** man das nicht. Man kann selbstverständlich auch dann glücklich werden, wenn man vom Vater nicht ganz für voll genommen wird.

Bei alledem behalten wir im Hinterkopf: ein einziges Mal gegen eine bestimmte Muss-Vorstellung anzuargumentieren, bewirkt in der Regel kaum etwas. Eine Einzelsaite im inneren Klavier umzustimmen, ändert

Beispiel 3: »Gewinnertotalitarismus«

Mit Geduld das innere Klavier umstimmen

am Gesamtklang nicht viel. Wir müssen es immer und immer wieder tun – aus unterschiedlichen Argumentationszusammenhängen heraus. In den entsprechenden Situationen sollten wir immer wieder innehalten und unseren inneren Dialog daraufhin prüfen, wo sich die alten Musturbationen verbergen – um sie danach im Kanonendonner einer ausführlichen und systematischen Argumentation zu zerstäuben. Wenn wir dann noch systematisch und in kleinen Schritten unser Alltagsverhalten ändern, wir uns an die ehedem so gefürchteten Dinge gewöhnen und die positive Erfahrung machen, dass tatsächlich nichts Schlimmes passiert, wenn wir unseren alten Muss-Vorstellungen zuwider handeln, dann stimmt sich der Grundton unseres inneren Klaviers allmählich um auf eine neue wohlklingendere Melodie von angemessenen Soll-Vorstellungen. Entsprechend reduziert sich der von uns erfahrene Lebensstress.

Akzeptanz

Beispiel 4: »Todesnihilismus«

Leider gibt es auch Belastungssituationen, die aus jeder positiv formulierbaren Soll-Vorstellung herausfallen, die wir nur aushalten können, wenn wir den Regler aus ◘ Abb. 4.1 voll an den Pol »Akzeptanz« schieben. Nehmen wir einmal den traurigen Fall an, Frau Sowiesozuspät habe sich bisher nicht aus ihren hoffnungslosen Denkmustern lösen können. Nun ist es, leider, wirklich recht spät: Sie bekommt eine Krebsdiagnose gestellt. Wie kann man mit so einer Situation umgehen? Es ist ja auch hier nicht so, dass der drohende Tod irgendwann mit der Sense in der Hand leibhaftig vor uns stünde. Kein Mensch ist ihm je wirklich begegnet: So lange wir sind, ist der Tod nicht, und wenn der Tod ist, sind wir nicht mehr – wie es der römische Dichter Lukrez einmal formulierte. Auch unsere Angst vor dem Tod wird also durch die Art vermittelt, wie wir vom Tod denken. So gibt es tief religiöse Menschen oder in magischen Weltbildern lebende Naturvölker, die sich kein bisschen vor dem Tode fürchten. Und auch wir sind trotz des in unserer Kultur vorherrschenden naturwissenschaftlichen Weltbildes keineswegs zu panischer Angst vor dem Tod verurteilt.

Der alte Mann mit dem Pferd: Urteilt nicht so viel – sagt nur, was Tatsache ist

Lassen Sie mich an dieser Stelle eine alte asiatische Geschichte zusammengefasst nacherzählen: Ein armer alter Mann besaß ein wunderschönes Pferd, für das selbst Könige ihm schon viel Geld geboten hatten. »Einen Freund verkauft man nicht«, sagte der Mann, doch eines Morgens war das Pferd nicht mehr im Stall. Die Dorfleute kamen und sagten: Welch ein Unglück – nun ist das Pferd gestohlen und du alter Narr bist ärmer als je zuvor!« »Geht nicht so weit«, entgegnete der Alte, »sagt nur: Das Pferd ist nicht mehr im Stall – nur so viel ist Tatsache.« Am nächsten Morgen war das Pferd wieder da und hatte ein Dutzend Wildpferde von seinem Ausbruch mitgebracht. Wieder versammelten sich die Leute und sagten: »Du hattest recht, es war kein Unglück, es hat sich als Segen erwiesen.« Der alte Mann antwortete: »Erneut geht ihr zu weit. Sagt nur: Das Pferd ist wieder zurück. Ihr lest ein einziges Wort und urteilt über das ganze Buch!« Am folgenden Morgen brach sich der Sohn des Alten beim Zureiten der Wildpferde die Beine. Die Leute schrien: »Was für ein Unglück! Du hast dich geirrt – es hat sich doch nicht als Segen erwiesen.« »Ihr seid besessen vom Urteilen«, resignierte der weise Alte, »wer weiß, was folgen wird? Wer kann sagen, ob es ein Unglück oder ein Segen ist?« Am nächsten Morgen ritten die Beamten des Königs durch das Dorf. Ein Krieg war ausgebrochen und sie zogen alle jungen Männer zum Militär ein. Nur der Sohn des alten Mannes konnte daheim bleiben. Wieder kamen die Leute und klagten: »Du hattest doch recht – es war doch ein Segen für dich, unsere Söhne werden wohl nicht aus dem Krieg heimkehren.« Und so weiter und so fort (verändert nach Tausch 1997, S. 229).

In dieser Geschichte stecken zwei wichtige Gedanken, die uns bei der Akzeptanz schlimmer Ereignisse helfen können:

1. Der weise Alte sagt: »Ihr lest ein einziges Wort und urteilt über das ganze Buch!« Das ist richtig – es gilt für jeden einzelnen von uns, für die Menschheit als ganze und auch für die menschliche Wissenschaft. Wir können mit unseren Sinnesorganen nur einen Teil der Realität erfassen. Bevor nicht spezielle Messinstrumente gebaut waren, ahnte beispielsweise kein Mensch etwas von der Existenz der Radioaktivität. Wieviele uns verborgene Aspekte die reale Welt noch hat – wir wissen es nicht und werden es nie erfahren. Auch die Wissenschaft kann nur einen Teil der Realität sichtbar machen. Sie sucht dort nach Regelmäßigkeiten und formuliert diese mathematisch, um Voraussagen zu ermöglichen. Auf die letzten Fragen unserer Existenz wird aber auch die Wissenschaft niemals antworten können. Was hinter all dem steht, das wir als unsere Welt wahrnehmen – es ist und bleibt eine Sache des Glaubens. Albert Einstein formulierte dies so : »Zu empfinden, dass hinter dem Erlebbaren ein für unseren Geist Unerreichbares verborgen sei, dessen Schönheit und Erhabenheit uns nur mittelbar und in schwachem Widerschein erreicht, das ist Religiosität. In diesem Sinne bin ich religiös« (zitiert nach Jammer 1995, S. 53). Und dies betrifft auch den Tod. Ob mit dem Tode wirklich alles zu Ende ist oder ob unser Geist in irgendeiner anderen Form von Existenz aufgehoben wird – wir können es nicht mit letzter Sicherheit wissen. Man kann das eine nicht beweisen, und das andere auch nicht. Wie ◩ Abb. 4.3 hat offenbar auch der Tod zwei Gesichter, und auch hier sollten wir uns für dasjenige entscheiden, mit dem wir besser leben können – das ist nicht unvernünftig, irrational, unwissenschaftlich oder sonst etwas, es ist das Rationalste, was wir tun können.

2. Aber selbst im uns zugänglichen Teil der Welt verknüpfen sich die »Schicksalsfäden« offenbar so wirr und chaotisch, dass wir nie wirklich wissen, welche anderen Ereignisse das gegenwärtige Geschehen nach sich zieht oder verhindert. Und kaum ein schlimmes Ereignis ist so schlimm, dass es nicht vielleicht ein noch schlimmeres Geschehen ver-

**Nur ein Teil
der Realität ist uns
zugänglich**

**Ein negatives
Ereignis kann ein
noch schlimmeres
verhindern**

4

hindert haben könnte. Wer weiß? Wenn Frau Sowiesozuspät die Krebs-diagnose nicht gestellt worden wäre, vielleicht hätte sie eine Urlaubs-reise gemacht und wäre bei einem Autounfall ums Leben gekommen? Vielleicht wird sie vom Krebs geheilt – dann hätte ihr das vermeintlich schreckliche Ereignis sogar das Leben gerettet! Sicher ist das nicht sehr wahrscheinlich, aber es ist möglich.

Ein positiver Glaube ist gesund

Allgemein sollten wir den Tatsachen des Lebens also weniger mit stän-digen Werturteilen, als vielmehr mit etwas größerer Akzeptanz, Be-scheidenheit, ja Demut gegenübertreten. Auch was uns aus unserer be-schränkten Perspektive schlecht und furchtbar erscheint – es kann im Letzten gut und richtig sein. Auch ein kleines Kind, das einer schmerz-haften, aber überlebensnotwendigen medizinischen Prozedur unter-zogen wird, versteht seinen Schmerz nicht, obwohl er zu seinem Besten ist. Zumindest in ausweglosen Situationen, in denen keine Handlungs-möglichkeiten mehr bleiben, könnten solche Gedanken hilfreich sein. Wahrscheinlich aber nicht nur dort: Wissenschaftliche Studien haben gezeigt, dass Menschen, die einem positiven Glauben anhängen, gesün-der sind, als Menschen, die über einen solchen Glauben nicht verfügen.

Auch wenn sich der wissenschaftlich-technische Fortschritt noch eine Zeitlang fortsetzt, es wird niemals alles machbar sein, immer wer-den wir ein Restrisiko akzeptieren müssen und immer wird das Leben mit dem Tode enden.

❗ **Äußere Sicherheit durch 100%ige Kontrolle ist eine Illusion – die einzige wirkliche Sicherheit, die möglich ist, ist eine innere Sicherheit durch Vertrauen, Akzeptanz und Glauben.**

Entspannungstechniken, Genießen, Sport

Autogenes Training

Der »Entspannungs-reflex«

Aus einer solchen, vom *Selbst* ausgefüllten inneren Haltung der Akzep-tanz heraus kann man sich durch bestimmte autosuggestive Techniken in Zustände sehr tiefer Entspannung versetzen. Aus dem Fernen Osten sind verschiedene Systeme meditativer Techniken und Joga-Übungen überliefert, die sich auch im Westen zunehmender Beliebtheit erfreuen. Eine speziell für unseren Kulturkreis und die Anwendung im Medizin-betrieb zugeschnittene Entspannungstechnik ist das autogene Trai-ning. In bequemer Liege- oder Sitzposition wiederholt man hier be-stimmte Entspannungsformeln mit dem Ziel, Muskelspannung sowie Atmungs- und Kreislauffunktionen herunterzuregulieren und psychi-sches Wohlbefinden zu erzeugen. Auf technische Einzelheiten oder gar eine Übungsanleitung muss in diesem Rahmen verzichtet werden. Es gibt hierzu eine Fülle guter Ratgeberliteratur (▶ s. Literaturauswahl: Lindemann 1996; Kabat-Zinn 1998). Hilfreich ist oft auch der Einbezug von Kassetten oder CD mit vorgesprochenen Entspannungsformeln oder meditativer Musik. Für den Einstieg sei zum Besuch von Kursen geraten, die von Therapeuten oder Volkshochschulen angeboten werden. Aufs Ganze gesehen ist die Meisterschaft in einem Entspannungsverfahren eine der wichtigsten Positionen im Spektrum der Selbstmanagement-Kompetenzen. Es lohnt sich, an dieser Stelle ein ausreichendes Maß an Zeit und Energie zu investieren und einige Konsequenz und Geduld aufzubringen. Auch wenn spektakuläre Einzeleffekte vielleicht einige Zeit auf sich warten lassen, so bewirkt schon die Beschäftigung mit der Thematik oft eine Veränderung in der »Lebensphilosophie«, die eine Menge Hektik aus dem Tag nimmt. Ist später ein hoher Übungsstand erreicht, kann man auch im Alltag mit wenigen Worten quasi reflexartig eine Entspannungsreaktion in Gang setzen, die den Druck mancher Stresssituation mildert. Eine Vielzahl psychosomatischer Beschwerden lässt sich auf diesem Wege bessern oder sogar beheben.

Was in unser Bewusstseinsdreieck nicht eingezeichnet ist: Natürlich wirken auch »primäre Genüsse« stressmindernd, sofern es einem noch gelingt, sich darauf einzulassen. Die Aktivierung anderer, »positiver« primärer Antriebe bewirkt dabei eine Hemmung des Angstantriebs. Beispiele für Aktivitäten dieser Art wären: ein warmes Bad nehmen, sich mit guten Freunden treffen, gut Essen gehen oder mit dem Partner zusammen sein.

Stressabbau durch Genuss und Sport

Und schließlich kann man auch Stress »abbauen«, indem man der Stressreaktion gibt, wofür sie gemacht ist: körperliche Bewegung. Sinnvoll ist ein regelmäßiges körperliches Training, aber auch z. B. ein Dauerlauf nach einem heftigen Streit, um sich »abzureagieren«.

Abschließend noch einige Grundsatzempfehlungen:

Die Stopptechnik

Es ist ratsam, sich um den Erwerb der folgenden Technik zu bemühen: Immer, wenn man merkt, dass man unter Druck gerät, dass sich bestimmte Anzeichen der Stressreaktion zeigen, sollte man ganz bewusst innerlich einen Schritt aus der Situation heraustreten. Führen Sie sich immer wieder vor Augen: Wenn Sie sich aufregen, sitzen Sie einem urtümlichen Mechanismus auf, der Ihnen am Schreibtisch keinerlei Nutzen bringt und Sie nur noch tiefer in Ihre Probleme hineinreitet. Zwinkern Sie sich innerlich zu und überlisten Sie diesen Automatismus, indem Sie sich von sich selbst und der Problemsituation innerlich distanzieren. Sie sollten das immer wieder üben, bis es zu einem mentalen Reflex wird. Es kann helfen, dies mit einer Art Auslösewort zu verknüpfen – z. B., indem Sie sich in solchen Situationen immer wieder innerlich das Wort »Stopp« zurufen. Nicht selten bewirkt schon diese innere Distanzierung, dass das Problem deutlich an Größe schrumpft. Fragen Sie sich an dieser Stelle: Was werde ich wohl in einem Jahr dazu sagen? Welche Bedeutung hat dies wirklich für mein Leben? Fragen Sie sich, was Schlimmeres hätte passieren können. Oder vergleichen Sie ihre Problemsituation mit der Lage von Menschen, die wirklich existenziell bedroht sind.

Distanzierung und Relativierung

Als zweiter Schritt sollte sich automatisch anschließen: Akzeptieren Sie, dass Sie ein Problem haben und versuchen Sie, es als Lern- und Wachstumsaufgabe zu sehen. Auch nach schweren Schicksalsschlägen kann man das Leben danach so einrichten, dass diesen im Nachhinein ein positiver Sinn zuwächst.

Die Wachstumsaufgabe

> ❗ **Von seltenen und extremen Ausnahmen abgesehen, kann man sagen: Jede Belastungssituation birgt eine Wachstumsaufgabe.**

Nach einer manchmal nötigen Zeit des Trauerns, Klagens oder sogar Anklagens, sollte man versuchen, neue Realitäten zu akzeptieren. Sobald Sie Ihr Schicksal annehmen und sich der verborgenen Wachstumsaufgabe öffnen, wird Ihnen leichter. Dies beginnt beim Alltagsstress: Sie wohnen in einer Großstadt und stehen jeden Morgen im Stau? Ärgern Sie sich nicht – das ganze ist nichts anderes als ein extra für Sie arrangiertes Trainingsprogramm, bei dem Sie lernen sollen, unter allen Umständen in stoischer Ruhe zu verharren! Sie sollten dieses Training ernst nehmen, denn es könnte sein, dass Ihnen die dabei erworbenen Fähigkeiten noch einmal von größtem Nutzen sein werden. Und es endet bei schweren Schicksalsschlägen: Jemand, der einen lieben Menschen durch eine bestimmte Krankheit verloren hat, könnte sich entscheiden, den Kampf gegen diese Krankheit (oder die Unterstützung dieses Kampfes) zu einem Teil seiner Lebensaufgabe machen.

Schriftliche Ausarbeitung

Sind diese beiden Auftaktschritte getan, sollten Sie versuchen, die Belastungssituation systematisch nach dem in diesem Abschnitt erläuterten Schema anzugehen. Anfangs oder bei sehr komplexen Problemen kann es sinnvoll sein, den gesamten Ablauf oder auch nur Teilschritte davon schriftlich auszuarbeiten. Dies erleichtert und distanziert, hilft, schärfer zu verstehen und stößt kreative Prozesse an. Probieren Sie es einmal aus!

Die Richtung des Handelns ändern

Und schließlich gilt es zu überlegen, ob und wie die Belastungssituation und ihre Bewältigung einen Einfluss haben muss auf die längerfristige Gestaltung Ihres Lebens, auf die Richtung Ihres persönlichen Wachstums. Denn kurzfristige psychologische Tricks wie ein positives Umdeuten haben nur begrenzte Effekte. Nachhaltige und durchgreifende Wirkung kann nur von einer tiefgehenden und harmonischen Umstrukturierung des *Selbst* ausgehen, infolge einer Veränderung der Richtung Ihres persönlichen Wachstums. Sie erinnern sich, einen Einzelbaustein unseres *Selbst* umzudrehen, bewirkt nicht viel. Es geht darum, eine Vielzahl von Bausteinen zu einem neuen, harmonischeren Muster zu ordnen. Nicht selten müssen wir uns dazu in eine Art neues »geistiges Magnetfeld« begeben unter dessen Langzeitwirkung es dann zu tiefgreifenderen Veränderungen unserer »Lebensphilosophie« kommt. Das kann bedeuten: sich für neue und andere Sachinhalte interessieren; gründlicher und weitgreifender nachdenken; andere und neue Bücher lesen und sich intensiv und längerfristig mit ihnen auseinandersetzen; anfangen zu Schreiben, z. B. in Form eines Tagebuches; Zusatzausbildungen machen; sich einen neuen Job suchen; sich um neue Freunde bemühen; den Partner wechseln; in eine neue Stadt oder eine WG ziehen; auswandern und vieles andere mehr.

Der Kreis des Wachstums: wie Zwerge zu Riesen werden

Im Kreis des Wachstums

Wie sich psychisches Wachstum vollzieht

Versuchen wir nun, den »Geheimnissen des persönlichen Wachstums« auf die Spur zu kommen (◘ Abb. 5.1). Wie vollziehen sich denn Lernen und Wachstum z. B. in der Schule? Nehmen wir eine Schülerin wie Felicitas. Vom Fach Mathemathik etwa fühlt sie sich nicht besonders angezogen, und ihre Leistungen sind hier nur mäßig. Ihr Vater ist deshalb ziemlich enttäuscht. Er ist Informatiker und hätte gern, dass die Tochter mal eine ähnliche berufliche Richtung einschlägt. Er sieht hier eine große Zukunft und die Arbeitsmarktlage ist sehr gut. Als nun ein neuer Mathelehrer die Klasse übernimmt, für den Felicitas »schwärmt«, beginnt sich endlich etwas zu bewegen: Felicitas fängt an, sich ernsthaft mit Mathe zu beschäftigen. Welche Motive sind hier im Spiel? Zum Ersten will sie ihrem Vater eine Freude bereiten. Zum Zweiten kann sie sich viele seiner Argumente zu eigen machen: Sie möchte später einmal auf eigenen Beinen stehen und hat nichts gegen einen guten Verdienst. Die Arbeit mit ihrem Computer macht ihr Spaß und in diesem Bereich wird es wohl immer Bedarf an Arbeitskräften geben. Und drittens schließlich möchte sie ihrem Mathelehrer imponieren. Anfangs fällt ihr der Stoff ziemlich schwer und sie muss sich immer wieder ganz bewusst die oben genannten Motive vor Augen führen, um nicht wieder alles

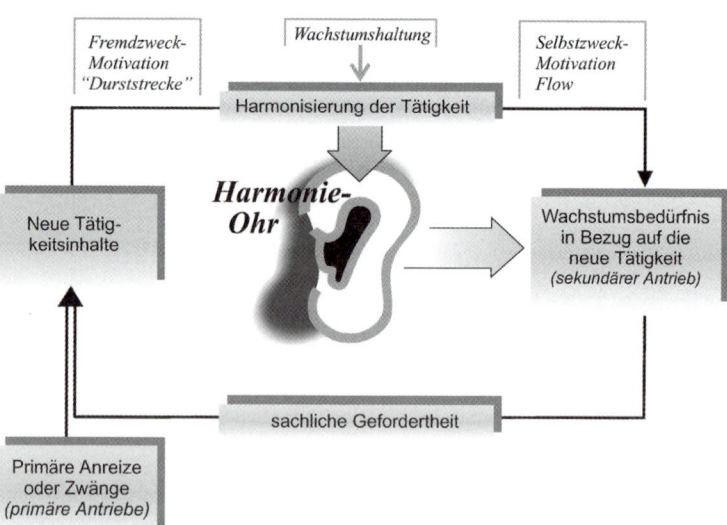

◘ **Abb. 5.1. Der Kreis des Wachstums zeigt den zentralen »Mechanismus« nach dem sich psychisches Wachstum vollzieht:**
Vermittelt durch primäre Antriebe wird eine Fremdzweck-Motivation in Bezug auf neue Tätigkeitsinhalte aufgebaut. Oft folgt zunächst eine emotionale Durststrecke: Aller Anfang ist schwer. Mit zunehmender Übung kommt es zu einer Harmonisierung der Tätigkeit, die jetzt aus sich heraus Freude zu machen beginnt. Es ist eine Selbstzweck-Motivation auf der Basis eines neuen sekundären Antriebs entstanden. Sekundäre Bedürfnisse sind Wachstumsbedürfnisse: Dem Drang folgend, die positiven Stimmigkeitsgefühle weiter zu steigern, wird die Tätigkeit ausgeweitet durch Einbezug neuer Inhalte je nach sachlicher Gefordertheit

hinzuwerfen. Doch allmählich arbeitet sie sich ein. Immer mehr Wissen bleibt im Gedächtnis haften, sie kann in größeren Zusammenhängen denken, die Einsichten werden tiefer, die Wissensbestände gewinnen an innerer Passung und werden in der Anwendung flexibler und sicherer. Das Stimmigkeitsempfinden, das Felicitas nun bei gelingenden Aufgabenlösungen hat, wird immer intensiver. Allmählich treten die primären Ausgangsmotive in den Hintergrund und sie fängt an, aus Freude an der Sache selbst zu üben. Mathematik beginnt, ihr auf eine selbstzweckhafte Weise Freude zu bereiten. Der äußere Lohn – die Anerkennung von Vater und Lehrer – ist ihr wichtig, immer wichtiger aber wird ihr nun der innere Lohn: das Harmonieempfinden bei der Tätigkeit, die Freude am gelingenden, *Ich*-vergessenen Tun. Schließlich meldet sie sich sogar für einen Leistungskurs in Mathemathik an.

Lassen Sie uns diesen typischen Verlauf einmal vor dem Hintergrund von ◰ Abb. 5.1 diskutieren. Sie zeigt, was wir »Kreis des Wachstums« nennen wollen. Anfangs verfügen wir lediglich über die angeborenen primären Antriebe als Motoren unseres Verhaltens. So speisen sich die Bedürfnisse von Felicitas in starkem Maße aus dem Antriebsbereich Partnerschaft/Sexualität/Familienbindung sowie aus dem Antriebskomplex Macht/Status/Kontrolle (Selbstständigkeit und hoher Verdienst). Ausgehend von solchen primären Anreizen oder auch Zwängen – wenn etwa Felicitas' Vater Strafen angedroht hätte – können wir nun eine Fremdzweck-Motivation aufbauen in Bezug auf neue Tätigkeitsgegenstände (z. B. die Mathematik). Eine motivationale Beziehung dieser Art lässt sich hinsichtlich beliebiger Tätigkeitsgegenstände aufbauen, auch in Bezug auf solche, denen wir gleichgültig oder gar ablehnend gegenüberstehen. Oft folgt dann zunächst eine »emotionale Durststrecke«, insbesondere wenn es sich um komplexe, in langer Kulturtradition entstandene Tätigkeitsgegenstände handelt, z. B. um anspruchsvolles Handwerk, Wissenschaften oder Künste. Zumeist müssen wir hierbei unserem *Selbst* große Mengen an Wissensbausteinen und Fertigkeiten einformen, und zwar präzise und dauerhaft. Über mehr oder weniger lange Phasen ist dies sehr mühevoll oder gar frustrierend und verlangt viel Selbstdisziplin. Dies beginnt sich allmählich zu ändern, sobald dabei viele gute Passungen entstehen, sobald wir also eine gewisse Perfektion und Meisterschaft in der Tätigkeit erlangt haben. Wie besprochen, bewirkt diese Harmonisierung der Tätigkeit die Entstehung einer Selbstzweck-Motivation auf der Grundlage eines sekundären Antriebs. Aus dem Wunsch, diesen Antrieb wachsen zu lassen, ergibt sich dann nicht selten die Notwendigkeit, sich weitere neue Tätigkeitsinhalte anzueignen, womit der Kreis von Neuem beginnt. So könnte Felicitas in ihrem Leistungskurs auf ein neues Teilgebiet der Mathematik stoßen, das ihr am Anfang große Schwierigkeiten macht, das sie aber dennoch für ihr weiteres Wachstum braucht. Dies ist also der grundlegende Mechanismus, der zu psychischem Wachstum führt und dabei Fremdzweck-Motivationen in Selbstzweck-Motivationen verwandelt.

Der Kreis des Wachstums verwandelt Fremdzweck-Motivationen in Selbstzweck-Motivationen

Die »emotionale Durststrecke«

Die entscheidende Frage ist natürlich, wie wir den Vorgang der Harmonisierung der Tätigkeit fördern können und wie die innere Haltung beschaffen ist, in der Wachstum am besten gelingt.

Bevor wir dieser Frage weiter nachgehen, wollen wir aber schon einmal zusammenfassen, was sich für das Selbstmanagement aus dem bisher gesagten lernen lässt:

Materielle Genüsse als Zugpferde über die emotionale Durststrecke

1. Wie wir im nächsten Abschnitt noch besprechen werden, sollten Motive primärer Antriebe nicht das alleinig lebensbestimmende sein. Als »Zugpferde« über emotionale Durststrecken aber lassen sie sich allemal in den Dienst nehmen. Gemeint sind hier Dinge wie: ein schönes Haus in schöner Landschaft, ein tolles Auto, die Vorstellung, wie man bei der Einführung in ein hohes Amt oder nach dem Empfang eines Preises geehrt wird, eine Vision vom Traumpartner oder auch »nur« ein gutes Essen. Wir sollten uns überlegen, welche Ziele in diesem »materiellen« Bereich für unser Leben realistisch sind und dürfen dabei in unserem Optimismus auch gern ein wenig über das Ziel hinausschießen. Diese Zielszenarien sollten wir uns in unseren Tagträumen so plastisch und konkret wie möglich ausmalen. Es kann helfen, das einmal schriftlich auszuarbeiten oder durch die Sinne zu unterstützen – ein Bild vom Traumurlaubsstrand an der Wand oder ein Modell des Traumautos auf dem Schreibtisch. Und ganz besonders in beschwerlichen Lebens- und Arbeitsphasen sollten wir uns diese motivierenden Bilder intensiv vor Augen rufen und uns von ihnen »ziehen« lassen.

Die meisten Tätigkeiten können Freude spenden

2. Wir wissen jetzt: Bei vielen Tätigkeiten entstehen Interesse und Freude erst nach längerer Zeit des Lernens und der Übung. Im Grunde gilt dies eigentlich für **alle** Tätigkeiten, gleich welchen Inhalts – wichtig ist nur, dass wir eine genügend große Zahl von Puzzlesteinen im Spiel haben, die mit ausreichender Güte zusammenpassen. Selbst Steuerangelegenheiten können aus sich heraus Freude machen, wenn man einiges Hintergrundwissen besitzt und die eingefädelten »Kniffe« gut funktionieren.

Darauf kommt es an: Wachstumshaltung und Geduld

Die schlechte Nachricht ist also: Es gibt eine »emotionale Durststrecke« zu Beginn vieler anspruchsvoller Tätigkeiten. Die gute Nachricht ist: Diese Durststrecke kann ein baldiges Ende finden, wenn wir mit der richtigen inneren Haltung – der »Wachstumshaltung« – an die Sache herangehen. Geben Sie also nicht vorschnell auf, wenn Sie eine neue Aufgabe uninteressant finden und sie Ihnen schwerfällt.

> ❗ **Einer der größten Fehler, den Menschen im Leben machen, ist die Annahme, dass ihnen das, was nicht auf Anhieb Freude macht, irgendwie nicht liegt oder sie kein Talent dafür besitzen. Sie werfen dann immer vorschnell hin und machen nie die zentrale Erfahrung inneren Wachstums: wie es ist, wenn eine Durststrecke überwunden wird und eine Selbstzweck-Motivation entsteht.**

Geben Sie dem Kreis des Wachstums eine Chance und bleiben Sie eine Zeitlang mit Konsequenz und Ausdauer bei der Sache. Auch Felicitas hätte nie gedacht, dass sie einmal Freude an Mathematik finden würde. Überlegen Sie einmal, ob Sie in der Vergangenheit schon einmal ähnliche Erfahrungen gemacht haben. Prägen Sie sich diese wertvollen Erfahrungen tief ein, und erinnern Sie sich daran, wenn Sie es wieder einmal steil bergan geht.

Lernen mit dem Harmonie-Ohr

Fragen wir uns nun noch etwas genauer, wie sich dieser so wichtige Prozess der »Harmonisierung der Tätigkeit« vollzieht – im Grunde ist dies die Frage nach der Natur des Lernens.

Etwas vereinfacht gesagt, entspricht die traditionelle westliche Vorstellung vom Lernen dem Prägen eines Geldstückes. Der Lernende ist dabei ein eher passiver Empfänger – wichtig ist allein die Korrektheit des Prägestempels. Und so, wie man die Güte der Prägung von außen nachmessen kann, so überprüft man das Lernresultat in Form sog. Leistungen, die ebenfalls in Zahlen (»Zensuren«) angegeben werden. Das Lernen wird so als ein Vorgang gesehen, von dem allein die Außenseite wichtig ist: Es geht um bessere Lehrerqualifikation, um bessere Lehrpläne und Lehrbücher. Es werden also die technischen Lehrinstruktionen verfeinert so wie ein Prägestempel immer schärfer beschliffen wird.

> Die Außenseite des Lernens: technische Perfektion im Detail

Wie sich inzwischen zumindest schon angedeutet hat, ist dies eine sehr einseitige Sichtweise. Einem Metallblock ist es gleich, ob man eine Ein-Euro-Münze oder eine Zwei-Euro-Münze aus ihm prägt. Einem Erstklässler aber ist es keineswegs egal, ob man ihm eine ABC-Fibel oder ein Physiklehrbuch in die Hand drückt – Letzteres kann er noch nicht verstehen, so sehr er sich auch mühen mag. Lernen ist ein aktiver Wachstumsprozess des *Selbst*, der von außen nur angestoßen und indirekt beeinflusst werden kann. Deshalb ist die Innenseite des Lernens ebenso wichtig wie seine Außenseite, wenn nicht wichtiger.

Lassen Sie uns das Ganze einmal an einem einfachen Beispiel aus dem Bereich des motorischen Lernens durchspielen. Stellen wir uns vor, ein Schüler erlerne im Sportunterricht das Kugelstoßen. Die Außenseite dieses Prozesses wird gebildet durch die Vorführungen und Erklärungen des Lehrers bezüglich der technischen Einzelheiten: Bewegungsphasen, Fußstellung, Körperhaltung, Stoßwinkel usw. Diese Außenseite wird vor allem vom *Ich* und seinem Vernunft-Auge kontrolliert: Während der Schüler übt, versucht er, ganz bewusst auf die genannten Technikaspekte zu achten, und hört auf die ständigen Ermahnungen und Korrekturanweisungen des Lehrers. Was spielt sich nun auf der Innenseite des Lernens ab? Das *Selbst* macht aus seinem Selbstordnungsvermögen heraus »Probevorschläge« für Bewegungen. Anders als beim einführend erörterten Wasserkunstspringen knüpft das Kugel-

> Die Innenseite des Lernens ist wichtiger: das harmonische Zusammenspiel des Ganzen
>
> Das Harmonie-Ohr als innerer Lehrer

5

stoßen viel stärker an vertraute Alltagsbewegungen an, sodass schon die ersten Versuche einigermaßen passabel ausfallen. Dennoch gelingen viele Teilbewegungen noch längst nicht optimal und vor allem sind sie schlecht aufeinander eingespielt. Der entscheidende Lernvorgang ist die harmonische Abstimmung aller Teile zu einem stabilen Ganzen. Wie kann dieser zentrale Schritt gelingen? Alle Teile sind hier gleichzeitig einbezogen, an jeder Teilbewegung muss sich ein klein wenig verändern und zwar abgestimmt auf alle anderen Teilbewegungen. Dieser hoch komplexe Prozess kann weder vom Lehrer und seinen Anweisungen noch durch das Vernunft-Auge des Schülers angeleitet werden, da beide sich zu einem bestimmten Zeitpunkt immer nur auf eine einzige Teilbewegung konzentrieren können. Allein das Harmonie-Ohr des Schülers ist fähig, diese Aufgabe zu erfüllen. Das Harmonie-Ohr vermittelt dem Schüler ein Gefühl für die Güte des Zusammenwirkens aller Teilbewegungen. Der alles entscheidende Lernvorgang ist es also, diese Stimme des »inneren Lehrers« verstehen und befolgen zu lernen. Wie präzise diese innere Stimme sprechen kann, sieht man manchmal bei Wettkämpfen, wo die Athleten schon unmittelbar nach dem Stoß, Sprung oder Wurf vor Freude die Arme hochreißen. Noch ehe die Weite vermessen und angezeigt wird, sagt ihnen ihr Gefühl: Das war optimal, das war ein neuer Rekord.

In den Kulturen des Ostens hat man seit Jahrhunderten verstanden, dass der innere Lehrer wichtiger ist als der äußere Lehrer: Mit technischen Anweisungen wird hier gegeizt, im Vordergrund steht es zu lernen, das *Ich* zurückzunehmen, für die innere Stimme sensibel zu werden und dem *Selbst* Entfaltungsraum zu geben. Zur Illustration dessen sei das Büchlein »Zen in der Kunst des Bogenschießens« von Eugen Herrigel empfohlen (▶ s. Literaturauswahl).

Ein aufgeblähtes *Ich* stört das sachbezogene Handeln

Die Dominanz von *Ich* und äußerem Lehrer in der westlichen Kultur wirkt sich hingegen oft schädlich auf den Lernprozess aus. Wie besprochen, können wir aufgrund der Enge unseres Bewusstseinsfensters immer nur entweder durch das Vernunft-Auge sehen oder mit dem Harmonie-Ohr hören (pragmatische vs. ästhetische Tätigkeitseinstellung). Zwangsläufig kommen deshalb *Selbst*entfaltung und Schulung des Harmonie-Ohres bei den traditionellen westlichen Unterrichtstechniken zu kurz. Durch die Außenorientierung besteht zudem immer die Gefahr, dass sich das *Ich* zum Angst-*Ich*, Zweifel-*Ich* oder auch zum Stolz-*Ich* aufbläht und das *Selbst* blockiert: Mache ich alles richtig? Was denkt der Lehrer jetzt? Mache ich einen guten Eindruck auf die anderen? Ich hab's – jetzt werd ich es den anderen zeigen! Hoffentlich versage ich nicht! Und so weiter.

Wie oft wird unser Bewusstsein von derartigen Fragen gefüllt, wie oft entsteht dadurch Stress, der das Harmonie-Ohr blockiert, das *Selbst* stört und das innere Wachstum zum Stillstand bringt.

Was wir hier der Einfachheit halber für das motorische Lernen besprochen haben, gilt in gleicher Weise für das Lernen in anderen Bereichen. Die oft übersehene oder gar geleugnete Bedeutung ästhetischer Empfindungen in der Wissenschaft wird sehr schön dargestellt in dem Büchlein »Das Schöne und das Biest« von Ernst Peter Fischer (▶ s. Literaturauswahl). Eine hervorragende Anleitung zum musikalischen Lernen nach den hier besprochenen Prinzipien wird gegeben in dem Buch »Der Mozart in uns. The inner Game of Music oder eine Anleitung zum Musizieren.« Dieses Buch wurde von dem amerikanischen Trainer und Berater Tim Gallwey in Zusammenarbeit mit dem Kontrabassisten Barry Green verfasst (▶ s. Literaturauswahl). Gallwey hat sich um die Popularisierung der auch hier vertretenen Lehrprinzipien in den USA sehr verdient gemacht. Wie er und viele andere zeigen, kann das Lernen auf eine solche Weise viel Freude machen und führt auch zu besseren Resultaten.

Alle im Vorangegangenen besprochenen Lernprozesse sind Formen höheren Lernens, die eine Beteiligung des Bewusstseins beim Lernenden voraussetzen. Wo wir einmal beim Thema Lernen sind – lassen Sie uns noch kurz ansprechen, dass es daneben auch noch grundlegendere Formen des Lernens gibt, die man schon bei niederen Tieren ohne Bewusstsein findet. Es scheint, dass es im Nervensystem eine ganz grundlegende Tendenz gibt, Dinge, die wiederholt gleichzeitig passieren, im Sinne einer »Reflexbildung« zu verknüpfen. So ist die Speichelsekretion eine angeborene Reaktion auf Nahrungsreize (▶ s. Ernährungsantrieb). Wird nun einem Tier die Fütterung regelmäßig durch ein Glockenläuten angekündigt, führt bald schon der Glockenton allein zum Ingangsetzen der Speichelsekretion: Nahrungsreiz und Glockenton haben sich zu einem Reflex verknüpft. In Psychologie und Verhaltenstherapie bezeichnet man diese Formen des Lernens als »Konditionierungslernen«. Auch beim Menschen werden die höheren, bewusstseinsgebundenen Formen von Verhalten und Lernen quasi im Hintergrund von Konditionierungsprozessen begleitet. Wenn also z. B. bestimmte negative Verhaltensweisen – etwa Alkoholtrinken oder Panikentwicklung – oft unter gleichen äußeren Umständen abgelaufen sind, können besonders prominente Aspekte dieser Umstände allmählich zu Auslösern dieses Verhaltens werden. Es macht Sinn, ggf. auf solche auslösenden Bedingungen (»Konditionen«) zu achten und sie zu vermeiden, wenn das möglich und sinnvoll ist (z. B. den Anblick alkoholischer Getränke in der eigenen Küche, sofern man abstinent bleiben will). Hierfür interessieren sich insbesondere die Verhaltenstherapeuten.

Doch nun wieder zurück zum Hauptthema: Lassen Sie uns vor dem inzwischen erarbeiteten Hintergrund überlegen, wie man die mentale Haltung beschreiben kann, in der psychisches Wachstum am besten gelingt.

Exkurs: Konditionierungslernen

Die Wachstumshaltung

Einen Rahmen schaffen für entspannte Konzentration

Sich vollständig auf das Tun konzentrieren

Da unser Bewusstseinsfenster so eng ist, sollten wir versuchen, der Tätigkeit auch die ganze »Fensterbreite« zur Verfügung zu stellen. Wir sollten also tätigkeitsfremde Inhalte ausblenden und uns möglichst vollständig **auf das Tun konzentrieren**.

Hilfreich sind hierbei geeignete **Außenbedingungen**: genügend Raum, genügend Zeit, möglichst Ruhe und keine Ablenkungen (schalten Sie vor allem dieses sog. »Handy« aus, sofern Sie sich den Luxus nicht leisten können, auf Derartiges ganz zu verzichten). Aber auch auf geeignete **Innenbedingungen** kommt es an: Bereinigen Sie vor Tätigkeitsbeginn schwelende Konflikte oder Verpflichtungen, von denen Sie in Spannung gehalten werden. Manchmal hilft es schon, Prioritäten zu setzen und festzulegen, zu welchem Zeitpunkt die noch anstehenden Dinge später erledigt werden sollen.

Die Tätigkeit annehmen und sich ihr öffnen

Entscheidend ist es, **sich der Tätigkeit zu öffnen**. Vielen Tätigkeiten, die wir aus Zwängen heraus tun müssen, verschließen wir uns, weil sich unser *Ich* gegen sie wehrt: Aus irgendwelchen Gründen glauben wir, dass sie uns nichts bringen, dass sie minderwertig sind, dass sie stumpfsinnig und langweilig sind, dass es uns nicht zukommt, so etwas zu machen usw. Wir gehen dann in eine Haltung des Vermeidens und versuchen, so wenig Energie wie möglich zu investieren. Oder wir steigern uns gar in starken Stress hinein und das Wut-*Ich* erdrückt das *Selbst*. Recht besehen, ist das natürlich eine unsinnige und schädliche Haltung. Wenn man etwas nicht ändern kann bzw. nach einer Kosten-Nutzen-Abwägung nicht (oder noch nicht) ändern will, sollte man es akzeptieren und nach Möglichkeit das Beste daraus machen. Wie in anderen Belastungssituationen auch, liegt in jeder uns auferlegten Tätigkeit eine Wachstumsmöglichkeit, wenn wir die Situation akzeptieren, uns dem Tun öffnen und in eine Wachstumshaltung gehen. Der entscheidende Schritt ist es hierbei, **sich selbst positive Ziele und Teilziele zu setzen** um eigenmotiviert tätig werden zu können. Dann zieht sich das Wut- oder Zweifel-*Ich* zurück, und das *Selbst* kann an den Tätigkeitsinhalt ankoppeln. Es folgen gleich zwei Beispiele hierfür.

Fehler als Lernhelfer begrüßen

Hilfreich bei der Vermeidung eines Zweifel-*Ich* oder Angst-*Ich* ist darüber hinaus eine fehlerfreundliche Haltung. Lernen Sie, sich über Fehler zu freuen, sie sind etwas Notwendiges und Gutes! Dass Neues nur dort entstehen kann, wo Fehler gemacht werden, ist ein Naturgesetz – das Gesetz der Evolution, nach dem auch die Selbstordnungsprozesse in unserem *Selbst* arbeiten.

> ❗ **Fehler sind der sicherste Indikator dafür, dass man lernt und wächst.**

Nach einem Scheitern sind Sie immer klüger als vorher und haben demjenigen, der das Neue gar nicht erst versucht hat, etwas voraus. Sollten Sie jetzt immer noch Furcht vor Fehlern haben – machen Sie bei Beginn Ihrer nächsten Beschäftigung absichtlich und bewusst etwas falsch und lachen Sie herzhaft darüber (ausgenommen sind natürlich Situationen, wo dabei jemand zu Schaden kommen könnte). Tim Gallwey hat einmal bei einem Tennis-Turnier mit Managern die Regeln verändert: Nicht der Sieger kam in die nächste Runde, sondern der Verlierer. Der Effekt war grandios: Alle spielten lockerer und freier, hatten viel mehr Spaß und lernten bedeutend mehr, als bei einem verbissenen Wettkampf konventioneller Art.

All dies sollte Ihnen dabei helfen, Ihren Aufmerksamkeitsfokus nach einer gewissen Zeit voll auf die anstehende Tätigkeit zu konzentrieren. Allerdings geht es dabei um eine **entspannte Konzentration**. Sobald Sie beginnen, sich unter Druck zu setzen, bläst sich Ihr Ärger-*Ich* auf und schiebt sich zwischen Tätigkeit und *Selbst*. Nehmen Sie es gelassen, wenn Ihr Fokus abirrt und richten Sie ihn mit Geduld immer wieder auf den Gegenstand Ihres Tuns. Irgendwann koppelt das *Selbst* an die Tätigkeitsinhalte an und das Wachstum beginnt. Im Übrigen sind Meditations- und Entspannungstechniken eine hervorragende Schule der Konzentration.

Fixieren von Zielen

Der vielleicht wichtigste Punkt ist es, aus dem Fluss der bevorstehenden Tätigkeit positive Ziele und Teilziele für sich herauszuheben. Dies führt, wie gesagt, zum einen dazu, dass man sich der Tätigkeit öffnet und das *Selbst* an sie ankoppeln kann. Zum anderen ist hiermit eine innere Strukturierung des Tätigkeitsflusses verbunden. Dadurch werden Passungen möglich als Voraussetzung für ein positives Harmonieerleben: Nur wo ein Soll definiert ist, kann ein Ist dazu in Passung kommen.

Die Tätigkeit in Ziele und Teilziele zerlegen

Ein schönes Beispiel für das bisher Gesagte wird von dem amerikanischen Psychologen Mihaly Csikszentmihalyi berichtet. Es handelt von Rico Medellin, der in einer Fabrik für elektronische Geräte am Fließband arbeitet. Der Begriff »Fließbandarbeit« ist ja geradezu zum Synonym für eine stupide und freudlose Tätigkeit geworden, die man vermeidet, wo immer es geht. Dies war die Einstellung der meisten Fabrikarbeiter. Sie verschlossen sich der Tätigkeit und waren innerlich gespalten: in ein alle Energie bindendes Frust-*Ich*, das sich an ferne Orte träumt, und in ein dahinkümmerndes *Selbst*, das die Arbeit leistet, mechanisch und mehr schlecht als recht. Anders Rico: Nach 5 Jahren in der gleichen Schicht hatte er immer noch Spaß an der Arbeit. Er nahm seine Tätigkeit als Herausforderung an und betrachtete sie als eine Art sportlichen Wettkampf gegen die Zeit. Er setzte sich immer wieder neue Ziele, die darauf hinausliefen, seine Arbeitsabläufe zu optimieren und

Flow am Fließband

5

Flow im Call-Center

zu verkürzen. Nach längerem Herumexperimentieren mit verschiedenen Werkzeugen und Bewegungsabläufen entwickelte er nach Chirurgenart präzise Routinen. Im Endeffekt schaffte er es, die vorgegebene Zeit pro Arbeitseinheit um bis zu 25% zu unterbieten. Diese »Rekordjagd« diente aber nur zum Teil dem äußeren Ziel, sich finanzielle Zuschläge oder den Respekt der Vorarbeiter zu verdienen. Oftmals verheimlichte er seine Leistungen sogar vor den Kollegen. Das Hauptziel war der »innere Lohn«, jenes Hochgefühl, das dem optimal gelingenden Arbeitsprozess selbst entspringt. In diesen hochkonzentrierten Arbeitsphasen geht er ganz im Tun auf und vergisst Raum und Zeit. Dies sind die bereits angesprochenen Bewusstseinszustände, die nach Csikszentmihalyi als »Flow« bezeichnet werden.

Ein ähnliches Beispiel stammt von Tim Gallwey. In einem seiner Beratungsaufträge ging es darum, die Leistung von Telefonoperatoren in einem Service-Call-Center zu verbessern. Auch diese Arbeit – das ununterbrochene Beantworten von Telefonanfragen – wurde von den meisten Operatoren als stressig und stupide empfunden. Der konventionelle Unternehmensberater hätte hier wohl Musterkassetten oder -videos mit besonders eleganten »Standardfloskeln« produziert und diese dann mit den Operatoren eingeübt. Anders Gallwey. Gemeinsam mit den Operatoren strukturierte er die vermeintlich stupide Tätigkeit in eine Wachstumsaufgabe um. Durch Wahrnehmungsschulung ging es in einem ersten Schritt darum, aus dem kurzen Telefonat so viel wie möglich über Persönlichkeit und momentane Stimmung des Anrufers zu erfahren, wobei auf Dinge zu achten war wie: Wortwahl, Stimmhöhe und Stimmklang, Sprechgeschwindigkeit usw. In einem zweiten Schritt wurde dann geübt, durch die Spezifik der eigenen Reaktion den Anrufer gezielt zu beeinflussen: Einen ärgerlichen Anrufer besänftigen, einen hektischen Anrufer beruhigen, einen müden Anrufer aufmuntern etc. Auf diese Weise wurde die vermeintlich stupide Arbeit zu einer anspruchsvollen Kunst. Als Folge der sich ergebenden Professionalisierung der inneren Haltung fühlten sich die Operatoren bei Kritik oder Beschimpfungen seitens der Anrufer auch sehr viel weniger persönlich angegriffen. Das Ganze war ein durchschlagender Erfolg: Die Freude an der Arbeit stieg enorm und auch die Leistung.

Fazit:
Auf die innere Haltung
kommt es an

Beide Beispiele zeigen, auch aus scheinbar banalen Routinetätigkeiten lässt sich eine Menge wichtiger Dinge lernen, wenn man sie mit der richtigen inneren Haltung tut: manuelle Geschicklichkeit und Selbstdisziplin im einen Falle, Menschenkenntnis und soziale Kompetenz im anderen Falle. Bei optimalem Gelingen des Tuns kommt dann noch der innere Lohn hinzu, in Form eines intensiven Empfindens von Harmonie und Freude.

Soviel Vernunft-Auge wie nötig, soviel Harmonie-Ohr wie möglich

Während der Tätigkeit sollten wir möglichst oft der Stimme unseres inneren Lehrers lauschen und das Harmonie-Ohr so weit es geht öffnen. Es gilt, möglichst oft von der pragmatischen auf die ästhetische Tätigkeitseinstellung »umzuschalten«. Schon bei einfachsten Alltagstätigkeiten können wir dies üben, um unser Harmonie-Ohr zu schärfen und mehr Freude am Leben zu haben. Zum Beispiel beim Gehen: Zumeist laufen Sie mechanisch und sind mit Ihren Gedanken ganz wo anders. Oder Sie gehen pragmatisch: Sie konzentrieren sich auf das Laufen, aber mit dem Ziel, so schnell wie möglich voran zu kommen, ohne mit einem Hindernis zu kollidieren. Ihre Bewegungen sind dabei oft hektisch und verkrampft. Versuchen Sie demgegenüber einmal ganz bewusst, in ästhetischer Einstellung zu gehen – konzentrieren Sie sich ganz auf Ihr Harmonie-Empfinden. Versuchen Sie dabei, so entspannt, flüssig und harmonisch wie möglich zu laufen. Sie werden merken: Sie haben ein sicheres Gefühl dafür und können das einfache Gehen genießen, wenn Sie nur wollen. Probieren Sie verschiedene Laufstile durch: größere oder kleinere Schritte, Arme oder Oberkörper stärker mitschwingen lassen, mehr aus den Sprunggelenken federn usw. Wie Sie bemerken werden, gibt es für jeden dieser Laufstile so etwas wie einen Optimalpunkt, an dem man das Gefühl hat, dass »alles stimmt«. Für diese Punkte gilt es, sensibel zu werden. Es gibt sie in allen anderen Tätigkeitsbereichen auch und überall kennzeichnen sie die besondere Qualität: der »Höhepunkt« eines Musikstückes oder das komplexe Problem, das mit einer bestimmten Formulierung »genau auf den Punkt gebracht« wird.

Ähnliche Erfahrungen von Flow-Zuständen im Alltag meint der dänische Musiker Peter Bastian, wenn er etwa schreibt: »Ich erlebe es, dass sich dieser Zustand spontan in meiner alltäglichen Wirklichkeit einstellt. Beim Abwaschen! Plötzlich geht alles wie im Ballett, die Teller hören auf zu klirren, die Spülbürste zeichnet unendlich befriedigende Arabesken auf das Porzellan, wie geheime Zeichen, die ich unmittelbar verstehe« (zitiert nach Nørretranders 1997, S. 382). Hören Sie also auf zu glauben, dass es überall besser ist, wo Sie gerade nicht sind. Lernen Sie, den Augenblick im Hier und Jetzt zu genießen! Nutzen Sie hierzu auch die vielen vermeintlich so lästigen Alltagstätigkeiten vom Bügeln bis zum Fensterputzen. Sperren Sie sich nicht gegen dieses Tun, reiben Sie sich nicht auf in grüblerischer Abwehr. Öffnen Sie sich in entspannter Konzentration auch diesen Tätigkeiten, und nutzen Sie deren Harmoniepotenzial zur Steigerung Ihres Wohlbefindens.

Trainieren Sie Ihr Harmonie-Ohr

Die Optimalpunkte erspüren

Flow-Momente im Alltag nutzen

Einbezug assoziierter Tätigkeitsinhalte

Neue
Wissensbausteine
aufnehmen

Sobald Sie einen bestimmten Tätigkeitsbereich optimal beherrschen, sollten Sie versuchen, neue mit der Tätigkeit zusammenhängende Inhalte einzubeziehen: Können Sie sicher mit drei Kugeln jonglieren, nehmen Sie eine vierte und dann eine fünfte hinzu. Dadurch vergrößert sich die Zahl guter Passungen und das Harmonieempfinden steigt. Je mehr und je längere Saiten Sie Ihrem inneren Klavier einverleiben, desto lauter wird sein Ton, je mehr Bausteine Sie für Ihr Puzzle gewinnen, desto eindrucksvoller wird das Muster.

Muster suchen,
die verbinden und
wiederkehren

Besonders gut zu erweitern sind zumeist Tätigkeiten im Bereich des Geistigen: Versuchen Sie, größere Zusammenhänge herzustellen, geben Sie sich nicht mit Wissensbruchstücken zufrieden. Befassen Sie sich gründlich und tiefgehend mit den Inhalten Ihrer Tätigkeit. Stellen Sie immer wieder weitergehende Fragen, räumen Sie Widersprüche aus, suchen Sie nach Bezügen zwischen verschiedenen Wissensbereichen, achten Sie auf Analogien und wiederkehrende Muster. Schreiben Sie sich Ihre Erkenntnisse auf und halten Sie sie womöglich auch in Zeichnungen, Prinzipskizzen oder Ähnlichem fest. Achten Sie dabei immer wieder auf das Ansprechen Ihres Schönheitssinns. Auf diese Weise eignen Sie sich Ihren Tätigkeitsgegenstand wirklich an und bringen seine Elemente in gute Passung zueinander. Sie stimmen Ihr inneres Klavier und die Töne werden nicht nur lauter, sondern reiner, das Muster wird nicht nur komplexer, sondern auch schöner.

In dieser Weise können Sie mit allen beruflichen Arbeitsinhalten, Hobbys oder Interessen verfahren, ob Briefmarkensammeln, Architektur, Lokalgeschichte, Modellbau, Seidenmalerei, Schach, Tai chi, Joga oder was auch immer. All diese Dinge sind dicht eingewoben in das Netz des Seins, all diese Dinge haben eine Geschichte und sind dadurch mit vielen anderen Bereichen der Gesellschaftsentwicklung verbunden. Je mehr von dieser Welt Sie sich aneignen, desto mehr werden Sie Ihr Hobby genießen können und desto mehr wird dies Ihr allgemeines Weltverständnis und Lebensgefühl vertiefen und bereichern.

Sich auf
das Wesentliche
konzentrieren
und dort in die
Tiefe gehen

Lassen Sie sich von der Hektik und Überfülle unserer Zeit nicht zu einem hektischen und oberflächlichen Leben verführen. Weniger ist heute mehr. Fragen Sie sich immer wieder, was wirklich wichtig für Sie ist, beschränken Sie sich auf diese Dinge und gehen Sie dort in die Tiefe. Anstelle fünf Zeitschriften durchzublättern oder durch die TV-Kanäle zu zappen, sollten Sie besser ein Buch lesen. Lesen Sie mehr und lesen Sie auch wieder dicke Bücher – Lesen macht glücklich, um nochmals an die Einsichten Gustav Lübbes zu erinnern.

Dies also ist die Wachstumshaltung, die am besten das Wachstum des *Selbst* und die Entstehung sekundärer Antriebe fördert. Hieraus ergeben sich drei wichtige Effekte:

Erfolg

1. Sekundäre Antriebe sind Speicher von Kompetenz und Quelle von *Selbst*vertrauen. Tätigkeiten, die Sie zu sekundären Antrieben herauf-

geübt haben, beherrschen Sie sicher und mit hoher Perfektion. Auch spontan oder unter Zeitdruck reagieren Sie *selbst*organisiert blitzschnell und korrekt. Dies sichert Ihnen Erfolge im Handeln und führt zu einer Vielzahl positiver Erfahrungen. Vor allem aber: Sekundäres Wachstum ist die wichtigste Quelle von *Selbst*vertrauen und *Selbst*sicherheit. Dies löst u. a. die reflexiven Blockaden Ihrer primären Antriebe. Sie werden sich dann z. B. im Umgang mit anderen Menschen oder in Liebesbeziehungen viel unverkrampfter und souveräner verhalten.

2. Sekundäre Antriebe ermöglichen die beschriebenen Flow-Erfahrungen, und Flow ist das »Geheimnis des Glücks«. Umfangreiche Untersuchungen des Psychologen M. Csikszentmihalyi haben gezeigt, dass sich die Menschen aller Berufe, sozialen Schichten und Kulturen dann am glücklichsten fühlen, wenn sie häufig Flow-Erfahrungen im Beruf oder bei anspruchsvollen Aktivhobbys machen. Glück hat also immer etwas mit Aktivität und Anstrengung zu tun – Glück ist und bleibt eine »Überwindungsprämie« (M. Sperber). Zielgerichtete Aktivität erzeugt Ordnung und Harmonie, Passivität lässt Raum für Grübelei, gedankliches Chaos und negative Gefühle.

Glück

3. All dies ist mit Heileffekten auf psychische Störungen und körperliche Erkrankungen verbunden. Psychische Ordnung hat eine harmonisierende Wirkung auch auf körperliche Prozesse.

Gesundheit

> ❗ Die Harmonien, die aus dem *Ich*-vergessenen und *selbst*vertrauenden Tun erwachsen, sind heilende Harmonien, denn *Ich*vergessenheit bedingt gleichzeitig *Problem*vergessenheit.

Sie sollten also unbedingt versuchen, auf einem oder mehreren Gebieten persönliches Wachstum in Gang zu bringen. Dies ist die »zielgerichtete Bewegung«, die aus Zwergen Riesen werden lässt. Als Praxislehrbuch für exemplarische Wachstumserfahrungen im musikalischen Bereich sei noch einmal das Buch »Der Mozart in uns« von Green u. Gallwey empfohlen (▶ s. Literaturauswahl).

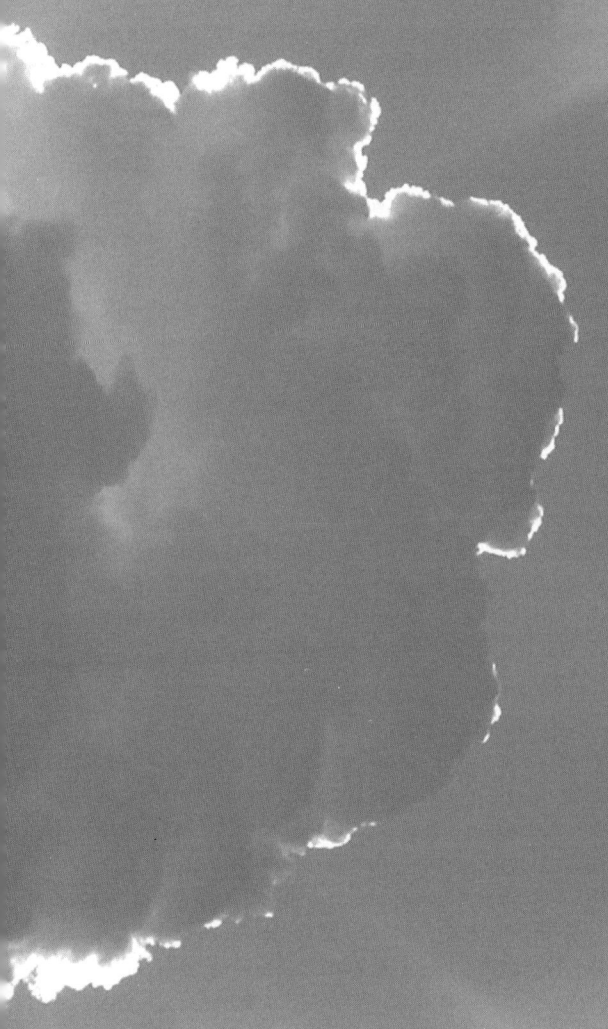

Lebensgestaltung: Stimmen Sie Ihr inneres Klavier

Die Energiebilanz

Lassen Sie uns nun einen Blick auf die Lebensspanne als Ganzes werfen: Was sind die allerwichtigsten Aspekte, auf die bei längerfristigen Lebensplanungen zu achten ist? Von zentraler Bedeutung ist es, sicherzustellen, dass man während der gesamten Lebenspanne über genügend »positive Energie« (Handlungsantrieb durch positive Emotionen bzw. Motivationen) verfügt. Das heißt, die Energiequellen müssen mehr Energie erzeugen, als durch Belastungen verbraucht wird.

Wo liegen unsere Energiequellen? Nun, das sind natürlich unsere primären und sekundären Antriebe.

Primäre Antriebe als Energiequellen

Zu Beginn unserer Entwicklung verfügen wir lediglich über das System der angeborenen primären Antriebe. Diese müssen in der Kindheit in ausreichendem Maße eingeübt werden, um später ihr volles Leistungsspektrum zu entfalten. Wer nicht in der Kindheit eine Sprache erlernt, wird als Erwachsener nur eingeschränkt sprachfähig sein; wer nicht in liebevoller Bindung an Bezugspersonen aufwächst, wird später mehr oder weniger ausgeprägte Störungen in seinem Sozialverhalten zeigen. Später dann hängen die Energielieferungen durch unsere primären Motoren davon ab, wie viel »Treibstoff«, wie viele Auslöser wir ihnen zukommen lassen: guter Schlaf, schmackhafte Speisen, erfüllte sexuelle Beziehungen, Anerkennung durch die Mitmenschen, sozialer Aufstieg, schließlich materieller Wohlstand, der diesen Aufstieg nach außen kenntlich macht und anerkennende Blicke bewirkt (»Designer-Klamotten«, Sportwagen, teure Accessoires, Haus mit Swimmingpool usw.). Der Schlüssel zu all dem ist? Das Geld! Entsprechend sehen viele Menschen den Königsweg zu positiver Lebensenergie darin, möglichst schnell viel Geld zu verdienen, um sich möglichst viele primäre Genüsse und materielle Güter leisten zu können.

Man gewöhnt sich an alles

Doch das ist eine Sackgasse, oder genauer: Es führt in eine »Lust-Frust-Spirale«. Was heißt das? Das zentrale Problem mit den primären Antrieben besteht unter heutigen Lebensbedingungen in der **Gewöhnung** (wissenschaftlich: »Habituation«). Gewöhnung ist ein grundlegendes Phänomen aller Lebensprozesse: Erschrecken Sie beim ersten Böller vor Silvester noch heftig, gelingt Ihnen an Neujahr sogar das Einschlafen im Donner der Rückzugsgefechte; treten Sie aus der Dunkelheit in einen grell erleuchteten Raum, sind Sie anfangs geblendet – aber schon nach 5 Minuten empfinden Sie die Überhelle nur noch als Normalbeleuchtung. Und so ist es mit allen Reizen, auch mit den Auslösern primärer Antriebe.

Die Lust-Frust-Spirale: mehr, immer mehr

Alle primären Reize, die man ununterbrochen konsumiert weil sie immer verfügbar sind, werden irgendwann fad, auch wenn sie am Anfang intensivsten Genuss spendeten. Unter den rauhen Lebensbedingungen unserer Vorfahren war eine solche Gewöhnung nicht möglich, weil es zwischenhin immer Zeiten der Bedrohung und des Mangels gab. In diesen Phasen konnten sich die primären Antriebe »wieder aufladen« und ihre Sensibilität zurückgewinnen. Heute sieht das in unseren westlichen Überflussgesellschaften anders aus: Die meisten Befriedigungsobjekte primärer Antriebe sind immer in unserem Zugriff und viele von ihnen in hoher Qualität und im Überfluss. Viele Menschen lassen sich dadurch zu einem Dauerkonsum verführen und stellen dann frustriert fest, dass der Lustgewinn immer geringer wird: Das Lieblingsgericht schmeckt nicht mehr, wenn es jeden Tag auf den Tisch kommt, irgendwann hat man alle Sorten von Edelpralinen durch, die neuen Markenturnschuhe oder den neuen Wagen – man nimmt sie schon bald nicht mehr wahr, und auch die »normalen« sexuellen Reize bringen es irgendwann nicht mehr, wenn sie einem schon früh auf dem Werbeplakat an der Bushaltestelle entgegenschlagen. Der nächstliegende Weg scheint es zu sein, Menge und Intensität der Reize zu steigern: Die Menschen essen immer mehr und werden übergewichtig, sie steigern den Konsum und werden kaufsüchtig, sie entwickeln bizarre sexuelle Praktiken und so weiter und so fort. Die Lust-Frust-Spirale dreht sich immer weiter: Welches Niveau man auch immer erreicht hat, irgendwann wird es öde und man braucht mehr, immer mehr. Sind die gesundheitlichen oder finanziellen Grenzen erreicht, bleiben Frust, Überdruss, Langeweile, innere Leere und ein weites Spektrum psychischer und körperlicher Leiden. Entsprechend ergab sich in Studien, dass die von den Menschen empfundene Lebenszufriedenheit in erstaunlich geringem Maße vom materiellen Reichtum und der äußeren Lebenssituation abhängt.

All dies zeigt: Das von den primären Antrieben erzeugte Quantum an positiver Energie lässt sich nicht beliebig steigern. Aufgrund ihrer hochgradigen genetischen Festgelegtheit sind primäre Antriebe nur in begrenztem Maße entwicklungsfähig. Zudem bedürfen unsere »primären Batterien« ständiger Pflege: In regelmäßigen Abständen müssen wir ihnen durch Enthaltsamkeit Zeit zum »Wiederaufladen« lassen. Im Bereich der primären Genüsse ist also weniger oft mehr.

Die primären Energiequellen sind begrenzt

Will man seine Energiequellen lebenslang am Sprudeln halten, bleibt somit nur eines: möglichst viele sekundäre Antriebe zu entwickeln. Sekundäre Antriebe sind Wachstumsantriebe, man kann sie in großer Zahl aufbauen und jeder von ihnen kann lebenslang weiterentwickelt werden. Wer in seiner Jugend anfing, Briefmarken zu sammeln, beginnt sich vielleicht irgendwann für die Geschichte und Kultur ferner Länder zu interessieren. Möglicherweise faszinieren ihn dann Gemeinsamkeiten in geschichtlichen Entwicklungen und er stößt auf allgemeine Prinzipien der Evolution. Dann beschäftigt er sich mit Biologie und Systemtheorie und sein Weltbild wird immer reicher an verbindenden und wiederkehrenden Mustern voller guter Passungen. All dies erzeugt Harmonie und schafft vielfältige Möglichkeiten, zu innerer Befriedigung und Flow zu gelangen.

Sekundäre Energiequellen lassen sich unbegrenzt entwickeln

Aufs Ganze gesehen gilt: Primäre Genüsse bereichern unser Leben und wir dürfen uns ihnen hingeben. Aber in Maßen! Wenn der Genuss

Bewusste Askese

6

abflacht, sollten wir nicht mit einer Reizsteigerung reagieren, sondern mit zwischenzeitlicher Askese: eine Fastenkur, den Haushalt entrümpeln, eine Phase sexueller Enthaltsamkeit, das Understatement des wahren Gentlemans pflegen (»mehr Sein als Schein«) usw. Ganz bewusst sollten wir primäre Genüsse dazu einsetzen, die Kreise des Wachstums anzukurbeln: als Lohn also für bewältigte Wachstumsaufgaben. Auch wenn Sie sich z. B. das neue Auto oder das neue Kleid jetzt schon leisten könnten – kaufen Sie es sich erst, wenn Sie die nächste Qualifizierungsmaßnahme erfolgreich abgeschlossen haben und motivieren Sie sich zwischendurch damit (Aufbau von Fremdzweck-Motivationen).

> ❗ Insgesamt führt also der Weg zu einem reichen und erfüllten Leben nicht über das ungehemmte Ausleben »materieller Bedürfnisse«, sondern über die Entwicklung »geistig-kultureller Interessen«.

Vom fremdbestimmten zum selbstbestimmten Leben

Leben nach äußeren Vorgaben

In der Kindheit leben viele Menschen in hohem Maße **fremdbestimmt**. Man ist abhängig von den Eltern oder Lehrern und verfügt zu vielen Fragen noch nicht über gefestigte eigene Werte und Überzeugungen. Deshalb folgt man den Verhaltensvorgaben von außen und übernimmt die Meinungen der Autoritätspersonen. Kinder erweisen sich dabei als außerordentlich anpassungsfähig – auch unter sehr ungünstigen Bedingungen verlieren Sie ihre Lebenskraft nicht. Die Quellen der primären Antriebe sprudeln in dieser Zeit überreichlich und es gibt noch keine Gewöhnungseffekte: Jeden Tag stößt man auf faszinierende neue Dinge, die körperliche und geistige Reifung eröffnet von Monat zu Monat neue Handlungsspielräume. Mit dem Erwachsenwerden ändert sich dies: Die primäre Vitalität lässt nach, Routine und Gewöhnung führen zur Ermüdung, man wird mit immer neuen Belastungen und Verantwortungen überhäuft. Wenn man nicht aufpasst, ist man bald auf ein Prokrustesbett äußerer Zwänge gespannt und hat kaum noch Freiräume. Die positive Energie erschöpft sich nun sehr schnell und es kommt zu »burn out« oder Depression. Eine wichtige Entwicklungsaufgabe ist es also zu lernen, in immer höherem Maße *selbst*bestimmt zu leben. Das bedeutet zuallererst, eigene Bedürfnisse wahrzunehmen bzw. zu entwickeln, ausreichend für die Befriedigung dieser Bedürfnisse zu sorgen und das Maß der übernommenen Belastungen auf den dabei erzielten Energiegewinn abzustimmen – kurzum, man muss lernen, seinen Energiehaushalt auszubalancieren.

Burnout

Leben nach inneren Vorgaben: vielfältige sekundäre Antriebe aufbauen

Alle wichtigen Lebensbereiche harmonisch entwickeln

Beim Aufbau von Energiequellen ist es wichtig, auf eine gewisse **Vielfalt** zu achten. Menschen, die nur einen Lebensbereich – z. B. den

Beruf – entwickeln, sind in Gefahr. Kommt es zu Problemen in diesem Bereich – z. B. Krankheit, Arbeitslosigkeit oder Rente – verfügen diese Menschen nicht über anderweitige Energiequellen, mit denen sie die entstandenen Verluste ausgleichen können. Deshalb gilt es, bewusst und gezielt in mehreren Lebensbereichen Kraftquellen aufzubauen: einen interessanten und entwicklungsfähigen Job, eine intakte Beziehung (oder gar eine harmonische Familie), ein verlässlicher Freundeskreis, wenigstens ein anspruchsvolles geistig-kulturelles Hobby, wenigstens ein sportliches Hobby. Natürlich kann es Lebensphasen geben, in denen einer dieser Bereiche ganz in den Vordergrund rückt, und die anderen zu kurz kommen. Auf längere Sicht aber sollte man dafür Sorge tragen, alle wichtigen Lebensbereiche harmonisch zu entwickeln – was natürlich nicht nur Energie liefert, sondern zwischendurch auch immer Aufmerksamkeit und Anstrengung kostet.

Hinsichtlich der Übernahme von Belastungen ist es wichtig, vorausschauend und langfristig zu planen. So sollten z. B. berufstätige junge Frauen vor der Mutterschaft sehr konkrete und verbindliche Absprachen mit ihrem Partner treffen, wie die neuen Belastungen verteilt werden sollen und welche Unterstützungsmöglichkeiten in Anspruch genommen werden können (von der hilfsbereiten Oma über Teilzeitarbeit bis hin zur Haushaltshilfe).

Ein wichtiger Aspekt zunehmender *Selbst*bestimmtheit ist es, sich eigene Werte, Lebensprinzipien und Ziele zu erarbeiten. Parallel hierzu erkennt man die fremdbestimmten, in der Kindheit von außen übernommenen Wertvorgaben und kann sich von ihnen trennen, wenn sie nicht zu einem passen. Immer wieder sollte man sich fragen: Was will ich wirklich, ist das das Meine, was ist mir wirklich wichtig? Entspringt meine Außendarstellung meinem *Selbst* oder ist sie eine Fassade, weil ich glaube, dass **man** sich in dieser Form präsentieren **sollte**? Strebe ich dieses oder jenes berufliche Ziel aus mir selbst heraus an oder will ich meinen Eltern eine Freude machen? Viele Menschen könnten ihre Belastungen erheblich reduzieren, wenn sie damit aufhörten, fremdbestimmten Standards nachzujagen.

Die eigenen Lebensthemen finden

Eine andere wichtige Form der Entlastung ist es, Belastungen zurückzuweisen, die einem von außen auferlegt werden – vom Chef, von Verwandten, aber auch vom Lebenspartner oder den Kindern – dies ist die berühmte Fähigkeit zum Neinsagen.

Und damit sind wir bei einem weiteren Aspekt eines *selbst*bestimmten Lebens: bei sozialem Durchsetzungsvermögen und Persönlichkeitsstärke. *Selbst*bestimmtheit resultiert aus einer Stärkung, aus einem Wachstum des *Selbst*, aus persönlichem Wachstum. Wie Wachstum in Bezug auf bestimmte umgrenzte Tätigkeiten (Klavier spielen, sich mit Mathematik, Biologie oder Evolution beschäftigen usw.) funktioniert, hatten wir besprochen. Das persönliche Wachstum setzt sich nun fort, indem die entstehenden sekundären Antriebe zusammenwachsen bzw. durch verallgemeinernde Wissensstrukturen verbunden werden, die

Der Kernantrieb: Das »Kraftwerk« der Persönlichkeit

6

für übergeordnete Lebensprinzipien und Werte stehen. Beispielsweise könnte man erkennen, dass es ideale Perfektion nur in der Mathematik gibt. In der Biologie sind dagegen zumeist nur mehr oder weniger gute Kompromisse möglich. Dies könnte die Erkenntnis stützen, dass man auch als Mensch nicht perfekt sein kann. Das tiefe Verstehen des Versuch-und-Irrtum-Mechanismus der Evolution könnte die Erkenntnis untermauern, dass man auch als Mensch nur wachsen kann, wenn man Fehler macht, dass Fehler also gut und notwendig sind. Die Faszination für Biologie und Evolution könnte eine tiefe Liebe zur Natur bewirken, die die Erkenntnis stützt, dass man für den Erhalt der Artenvielfalt in natürlichen Lebensräumen eintreten sollte. Derartige Lebensprinzipien werden so in ein immer dichteres Wissensnetzwerk eingewoben und die fortwährende Auseinandersetzung mit diesem Wissen sorgt für immer bessere Passungen. Auf diese Weise wird das innere Klavier zunehmend besser gestimmt und die begleitenden gefühlsmäßigen Stimmigkeitstöne werden lauter und reiner. Aus rationalen Erkenntnissen werden so Überzeugungen, die durch starke Gefühle verinnerlicht sind und zu entsprechenden Taten antreiben. Ein System stark verinnerlichter Überzeugungen bildet den »Kernantrieb« einer Persönlichkeit, der ein *selbst*bestimmtes Leben ermöglicht.

*Selbst*vertrauen

*Selbst*sicherheit

Charisma

Sinnerleben

Hieraus erwachsen *Selbst*vertrauen und *Selbst*sicherheit. Man emanzipiert sich von der Meinung anderer und wird unempfindlicher gegen den Terror der Soll-, Muss- und Normvorstellungen. Der innere Lohn wird wichtiger als der äußere Lohn, der innere Lehrer bekommt mehr Autorität als der äußere. Aus einem gut gestimmten inneren Klavier entströmt die Kraft, mit Charisma für seine Überzeugungen einzutreten, andere Menschen mitzureißen und sich sozial durchzusetzen. Hieraus entsteht das Wissen darum, was man wirklich will und was man aufgeben bzw. ablehnen kann oder muss. Und die Umsetzung dessen, was man wirklich will, das Verfolgen selbst erarbeiteter Ziele vermittelt das Gefühl, ein sinnvolles und erfülltes Leben zu führen. Aus wissenschaftlichen Untersuchungen weiß man, dass dieses Sinnerleben eine wichtige Bedingung psychosomatischer Gesundheit ist.

Zumeist ist dies auch verbunden mit dem bereits erwähnten Phänomen der *Ich*transzendenz: Besonders viele Passungen und Stimmigkeitsempfindungen werden möglich, wenn man sich selbst einpasst in ein größeres Ganzes, in dem man eine nützliche Aufgabe erfüllt: eine Familie, eine Firma, eine soziale Bewegung. Wie im Zusammenhang mit der Wachstumshaltung bereits angesprochen, ist eine solche *Ich*vergessene Hingabe an eine nützliche Sache der beste Weg zu Erfolg und Glück. »Peile keinen Erfolg an – je mehr du es darauf anlegst und ihn zum Ziel erklärst, umso mehr wirst du ihn verfehlen. Denn Erfolg kann wie Glück nicht verfolgt werden; er muss erfolgen ... als unbeabsichtigte Nebenwirkung, wenn sich ein Mensch einer Sache widmet, die größer ist als er selbst.« – so formulierte es der Psychotherapeut Viktor E. Frankl (zitiert nach Csikszentmihalyi 1993, S. 14).

Deshalb: Eignen Sie sich Wissen an! Setzen Sie sich mit der Welt, in der Sie leben, auseinander, hören Sie Nachrichten, lesen Sie Zeitungen und Sachbücher. Setzen Sie das, was Sie dabei erfahren, in Beziehung zu dem, was Sie schon wissen. Verallgemeinern Sie, suchen Sie nach Mustern, die verbinden und wiederkehren. Hinterfragen Sie Ihre bisherigen Lebensprinzipien und Werte, räumen Sie konsequent Widersprüche aus. Wo fühlen Sie sich primär-emotional angesprochen? Wo vermittelt Ihnen Ihr Harmonie-Ohr sekundär-emotionale Resonanz? Folgen Sie Ihrem inneren Lehrer – stimmen Sie Ihr inneres Klavier.

Tiefgründige Auseinandersetzung und Engagement

> ❗ **Persönlichkeitsstärke erwächst nicht aus dem stereotypen Aufsagen von Erfolgsformeln, sondern aus Einsicht, Verstehen und liebender Hingabe.**

Setzen Sie sich für Ihre Überzeugungen ein. Engagieren Sie sich für Ziele, die über Sie selbst hinausweisen und nützlich sind für andere Menschen. Lassen Sie sich von der allgemeinen Resignation nicht anstecken – denken Sie an die Geschichte von den beiden Fröschen: Es ist immer lohnend, sich zu engagieren.

Partnerschaft: die Kunst gemeinsam zu wachsen

Abschließend noch einige Gedanken zum Thema Partnerschaft – für viele Menschen ist dies ein sehr zentrales Thema. Der Paartherapeut Jürg Willi hat Partnerschaft einmal definiert als »die Kunst gemeinsamen Wachsens« (▶ s. Literaturauswahl: Willi 1997). Auch Partnerschaft hat also mit persönlichem Wachstum zu tun. Einerseits muss das *Selbst* eines jeden der Partner Anstoß und Freiraum zum Wachstum haben, nur dann bleibt man interessant füreinander und kann der Gewöhnung ein Schnippchen schlagen, die natürlich auch auf den Reiz von Beziehungen abstumpfend wirkt. Auch in einer Beziehung muss jeder Partner also ein *selbst*bestimmtes Leben führen: Jeder sollte seine Bedürfnisse und Wünsche von Anfang an klar zum Ausdruck bringen, d. h., sie weder zurückstellen noch erwarten, dass der andere sie von seinen Augen abliest.

Jeder braucht genügend Freiraum zur Entwicklung seines *Selbst*

Andererseits aber gilt es, die beiden Wachstumsprozesse immer besser zu koordinieren, d. h., auf immer mehr Ebenen immer bessere Passungen herzustellen (Übereinstimmungen oder Ergänzungen). Vielleicht kann man dies mit zwei im Duett improvisierenden Musikern vergleichen, die versuchen, eine möglichst schöne gemeinsame Melodie zu erzeugen. Hierzu gehört es natürlich auch, sich selbst von Zeit zu Zeit bewusst zurückzunehmen, um den Bedürfnissen des anderen Freiraum zu geben.

Auch das gemeinsame Wachsen ist an Ziele gebunden, an Ziele, die verbinden: die Erziehung der Kinder, gemeinsame berufliche Auf-

Verbindende Ziele

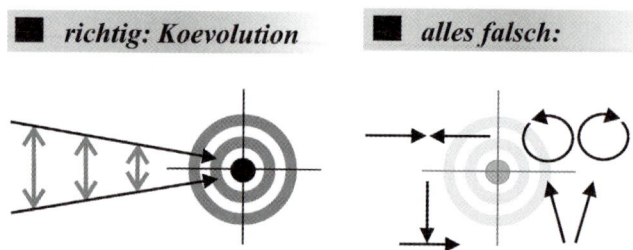

▫ Abb. 6.1. **Extrem vereinfachtes Schema wichtiger Aspekte eines richtigen und falschen Partnerschaftsverhaltens**

gaben, geteilte Hobbys, gemeinsame geistig-kulturelle Interessen, das Engagement für bestimmte soziale oder politische Aufgaben, der Traum von einer bestimmten zu schaffenden Lebenssituation (von der Neueinrichtung der Wohnung bis zum eigenen Haus) usw.

Dient eine Beziehung hingegen nur dazu, die innere Leere der beiden Partner wechselseitig zu füllen, ist die Beziehung Selbstzweck, und fixieren sich die Beteiligten nur aufeinander, dann ist das Scheitern vorprogrammiert. ▫ Abb. 6.1 verdeutlicht dies in einem stark vereinfachten aber prägnanten Schema. Mit Ausnahme gewisser intimer Momente lässt sich also auch Partnerschaftsglück nicht direkt anzielen, es resultiert auf lange Sicht aus dem gelingenden Bewältigen von Aufgaben, die über die Partnerschaft hinausweisen.

Perfekte Harmonie ist eine Illusion

Ist schon der Einzelne nicht perfekt, kann es eine Zweierbeziehung noch viel weniger sein. Idealisierende Phantasien von Verschmelzung in ewiger Harmonie, der Glaube, dass man den anderen wird umerziehen können, wenn die Liebe nur stark genug ist – diese und andere Partnerschaftsmythen gehören korrigiert wie andere unrealistische Soll-Vorstellungen auch. Es gibt starke Hinweise darauf, dass die primär-biologischen »Profile« von Mann und Frau nicht ideal zueinander passen. Aufgrund einer unterschiedlichen »genetischen Interessenlage« werden Männer und Frauen durch ihre primären Antriebe in verschiedene Verhaltensrichtungen gedrängt. Im Abschnitt über die primären Antriebe hatten wir beispielsweise den Coolidge-Effekt genannt: In stärkerem Maße als Frauen verspüren Männer einen Drang nach neuen sexuellen Reizen, woraus sich eine bisweilen starke Neigung zu Seitensprüngen ergibt. Auch das Kommunikationsverhalten unterscheidet sich: Frauen sind auf die Herstellung gleichrangiger Beziehungen aus und nutzen des Gespräch über Sorgen und Probleme gern als Bindeglied. Für Männer dagegen ist Kommunikation in stärkerem Maße ein Mittel zur Herstellung von Rangordnungen. Entsprechend vermeiden sie es, über ihre Probleme zu reden, weil sie dies als das Eingeständnis von Schwäche empfinden. Es lohnt sich, zu diesen Themen Genaueres nachzulesen. Je mehr Männer und Frauen über ihre Natur wissen, desto bewusster können sie damit umgehen und Kompromisse anstreben (▶ s. Literaturauswahl: Buss 1994; Tannen 1993).

Außerdem gilt: Die primäre Ebene ist nur **eine** Schicht der menschlichen Persönlichkeit. Durch eine hochgradige Harmonie im sekundär-

... primären Differenzen ausgeglichen und

...sprozess
...hen, das
...n Wachs-
...werden,
...en Folge-
...einsamen
...rwerb ei-
...ndlichkeit
...mmer nur
...iefert nur
...r kleinere
...rtner Auf-
...e Aktivitä-
...ng.
...e von Per-
...Bei Bedarf
→ s. Literatur-

**Eine Beziehung
will gepflegt sein**

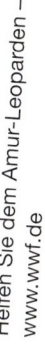

Angsterkrankungen: die »Explosion« des *Ich*

Wie Angsterkrankungen entstehen

Ist es das schon wieder? Nein, ich glaube nicht. Hoffentlich geht es mir nicht wieder wie beim Wochenendeinkauf. Gott, war das furchtbar! Doch – da ist es, es kommt! Das ist doch zum Verzweifeln! Was mache ich jetzt bloß? Ich kann doch den Einkaufswagen nicht einfach hier in der Kassenschlange stehen lassen und nach draußen rennen. Zwei Kassen weiter steht Gerüchteschmidt aus der Nachbarabteilung. Um Gottes willen, ich muss hier raus! Man kriegt ja in dieser Enge gar keine Luft. Ausgerechnet Gerüchteschmidt! Er hat mich schon so merkwürdig gegrüßt. Sieht man mir etwas an? Der Schweiß – daran kann doch jeder sehen, dass ich nicht ganz richtig bin. Was, wenn ich jetzt hier ohnmächtig werde oder gar tot umfalle? Oder völlig den Verstand verliere? Was ist das bloß, das wird ja immer schlimmer! Wenn der Gerüchteschmidt das weitertratscht. Auf so was warten die doch nur. Wie der mich beobachtet! Oh Gott, jetzt geht es richtig los ... wie das Herz hämmert ... alles dreht sich ... nur irgendwo festhalten ...

Frau Waswenn gerät in Panik

So oder ähnlich sehen die Selbstgespräche von Menschen aus, die unter sog. »Panikattacken« leiden. Im Falle von Frau Waswenn begann das ganze vor etwa einem Jahr: Ihre Mutter war erkrankt und befand sich zwischenzeitlich in ernstem Zustand auf der Intensivstation. An besonders schlimmen Tagen hatte Frau Waswenn das Gefühl, dass ihre ganze lang gewohnte und so selbstverständliche Welt zusammenstürzt und ihr der Boden förmlich unter den Füßen schwankt. Sie fühlte sich dann leicht benommen, ihr war schwindelig und alles schien ihr irgendwie unwirklich. Sie hatte diese merkwürdigen Empfindungen dann auch im Krankenhausfahrstuhl und im Auto bei der Fahrt nach Hause. Was, wenn der Fahrstuhl stecken bliebe? Was, wenn sie in dieser Verfassung einen Unfall verschuldete? Sie begann, auf diese Zustände zu achten und sich vor ihnen zu fürchten. Was war das nur, war sie nicht ganz richtig im Kopf? War das irgendein Nervenleiden? Jetzt verschlimmerten sich ihre Zustände: Herzklopfen, Schweißausbruch, Übelkeit, Luftnot, Hitzewallungen, Ameisenlaufen an den Händen und im Gesicht traten hinzu und manchmal auch noch andere merkwürdige Empfindungen. Sie steigerte sich dabei in eine furchtbare Angst hinein, die in der Sorge gipfelte, tot umzufallen oder den Verstand zu verlieren.

Auch zwischen diesen Panikattacken war sie innerlich in großer Unruhe, machte sich Sorgen um ihre Gesundheit und hatte schreckliche Angst vor allem, was mit dem Thema »Sterben und Tod« zusammenhing. Obwohl ihr der Hausarzt nach umfangreichen Untersuchungen mehrfach versichert hatte, dass sie körperlich gesund sei, grübelte sie darüber nach, ob sie nicht doch an einer seltenen und schlimmen Krankheit leiden könnte. Sie schlief sehr schlecht und hatte immer öfter Stimmungen, die von Traurigkeit und Hoffnungslosigkeit gekennzeichnet waren. Sie begann, Orte und Umstände zu meiden, bei denen es zu diesen Panikattacken gekommen war: Sie fuhr nicht mehr Fahrstuhl und vermied Autobahnfahrten und hohe Geschwindigkeiten. Irgendwann hatte sie dann schon beim Starten des Autos einen Angstanfall und hing den Zündschlüssel ganz an den Nagel. Immer öfter fühlte sie ihre Angst vorauseilen: Was wenn ... Ja, was z. B., wenn sie in einem Kaufhaus einen Panikanfall bekommen würde? Wie schrecklich peinlich wäre das vor all den fremden Leuten? Sie achtete beim Einkaufen auf ihre Empfindungen und prompt kam es zu einem Angstanfall. Frau Waswenn wurde in der Öffentlichkeit immer unsicherer. Dinge, die sie früher spielend und ohne darüber nachzudenken gemeistert hatte, wurden ihr zur Qual. Ihre Hand begann sich zu verkrampfen, wenn sie am Bankschalter eine Unterschrift zu leisten hatte. Vor wichtigen Gesprächen graute es ihr. Sie arbeitete ihre Position vorher schriftlich aus und lernte ganze Passagen auswendig – dennoch hatte sie einen immer größeren Kloß im Hals und verhaspelte sich immer häufiger. Kürzlich musste sie sogar ihren Kaffee in einem Restaurant stehen lassen, weil sie fürchtete, sie könne die Tasse nicht mehr zum Munde führen, ohne zu zittern und dabei die Hälfte zu verschütten. Die Selbstzweifel wuchsen: War sie nicht das unfähigste Wesen, das die Natur je hervorgebracht hatte? Würde nicht bald eine Fünfjährige besser mit dem Leben zurecht kommen als sie?

Die Aktivierung des Angstantriebs und die drei Teufelskreise der Angst

Der Fall von Frau Waswenn ist ein typisches Beispiel für die Entstehung einer Angsterkrankung. Am Beginn steht die Aktivierung des primären Angstantriebs. Das kann eine Vielzahl von Ursachen haben: ein Unfall, kritische Lebensereignisse wie Krankheits- oder Todesfälle in der Familie, schwere zwischenmenschliche Konflikte im Beruf (Stichwort: Mobbing) oder in der Familie, Existenzbedrohungen wie die Erfahrung persönlichen Versagens, das Scheitern wichtiger Pläne oder Projekte, Arbeitslosigkeit, finanzielle Verluste, Verschuldung usw., Erfahrungen der Entfremdung von vertrauten Lebensbezügen mit Folge von Orientierungslosigkeit und Sinnverlust (sich in der Partnerschaft auseinanderleben, sich mit seinem Beruf oder seiner Partei nicht mehr identifizieren können usw.). Wie viele derartiger Belastungen man »verträgt«, hängt von der Persönlichkeitsstärke ab: sehr *selbst*sichere und antriebsstarke Menschen lassen sich durch kaum etwas umwerfen; bei *selbst*unsicheren bzw. antriebsschwachen Menschen genügt die Aneinanderreihung von »Kleinigkeiten« um eine erhöhte Angstspannung zu erzeugen.

 (Auch im Zusammenhang mit körperlichen Erkrankungen kann der Angstantrieb aktiviert werden: Als psychische Reaktion auf bedrohliche Körperzustände, z. B. bei einem Herzinfarkt; im Zusammen-

Ursachen einer erhöhten Angstspannung

hang mit hormonellen Veränderungen, z. B. bei Schilddrüsenfunktionsstörungen; als Folge von Hirnerkrankungen, z. B. bei Entzündungen im Gehirn. In fast allen diesen Fällen gibt es aber Begleitbeschwerden oder Begleitbefunde – EKG-Veränderungen, pathologische Blutwerte etc. –, die auf die körperliche Erkrankung hinweisen. Dies auszuschließen, ist Aufgabe Ihres Hausarztes – evtl. in Zusammenarbeit mit entsprechenden Fachärzten.)

Teufelskreise führen in die Angstkrankheit

Abgesehen vom zuletzt genannten Punkt bewegt sich all das im Rahmen »normaler« psychischer Reaktionen – bis hierhin hat die Angst eine sinnvolle Funktion ohne Krankheitswert. Der Weg in die Angst**erkrankung** beginnt, wenn die erhöhte Angstbereitschaft zum Nährboden einer Vielzahl von Teufelskreisen wird. Lassen Sie uns hier die drei wichtigsten betrachten (◘ Abb. 7.1).

Angst vor der Angst

Die Aktivierung des Angstantriebs führt zum Ingangsetzen der Stressreaktion mit all den Folgen, die in ◘ Abb. 4.2 zusammengefasst wurden. Hierunter fallen auch körperliche Reaktionen wie Herzklopfen bis hin zum Herzrasen oder das Gefühl von Luftnot und Enge in der Brust, die vom medizinischen Laienverstand zu Recht mit Gefahr in Verbindung gebracht werden. In Zuständen besonders starker Angst kann es auch zu Empfindungen kommen, die man in dieser Form noch nie hatte: Die Gefühle von Schwindel und Unwirklichkeit bei Frau Waswenn z. B., Herzstolpern oder auch Schmerzen im Brustkorb. Dies zieht besorgte Aufmerksamkeit auf sich und weckt die bange Frage, ob es sich dabei um Anzeichen einer ernsten oder gar lebensbedrohlichen Erkrankung handelt. Natürlich verstärkt das die Angst, wodurch die beängstigenden körperlichen Reaktionen und Empfindungen noch stärker werden. Angst erhöht die Sensibilität, und die verstärkte Aufmerksamkeit entdeckt weitere Missempfindungen. Das Ganze wird jetzt noch bedrohlicher und schaukelt sich immer weiter auf. Der stressbedingte Tunnelblick fokussiert die Wahrnehmung weitestgehend auf beängstigende Geschehnisse im Körper und in der Umwelt.

Überverallgemeinerung

Die mentale Einengung hält das Gedankenkreisen bei diesen Themen fest und führt zu mechanistischen Überverallgemeinerungen: Den **ganzen Tag** habe ich Herzrasen, ich bin zu **gar nichts** mehr fähig, **vor allem** habe ich Angst, usw. All dies verstärkt Stress, Angst und Angstsymptome noch weiter.

Übrigens, wenn es der Hausarzt bei der Mitteilung belässt, dass er keine krankhaften körperlichen Befunde erkennen kann und nicht über die zugrunde liegende Angsterkrankung aufklärt, führt dies eher zur Verschlimmerung als zur Besserung. Denn gerade das Unbekannte und die Ungewissheit machen Angst! Wenn der Arzt keine Erklärung findet, muss es eine seltene oder gar eine neue Krankheit sein, für die es womöglich noch keine Heilverfahren gibt. Und natürlich muss man sich nun noch intensiver selbst beobachten, um doch noch einen entscheidenden Hinweis zu finden, der den Arzt auf die richtige Fährte bringt.

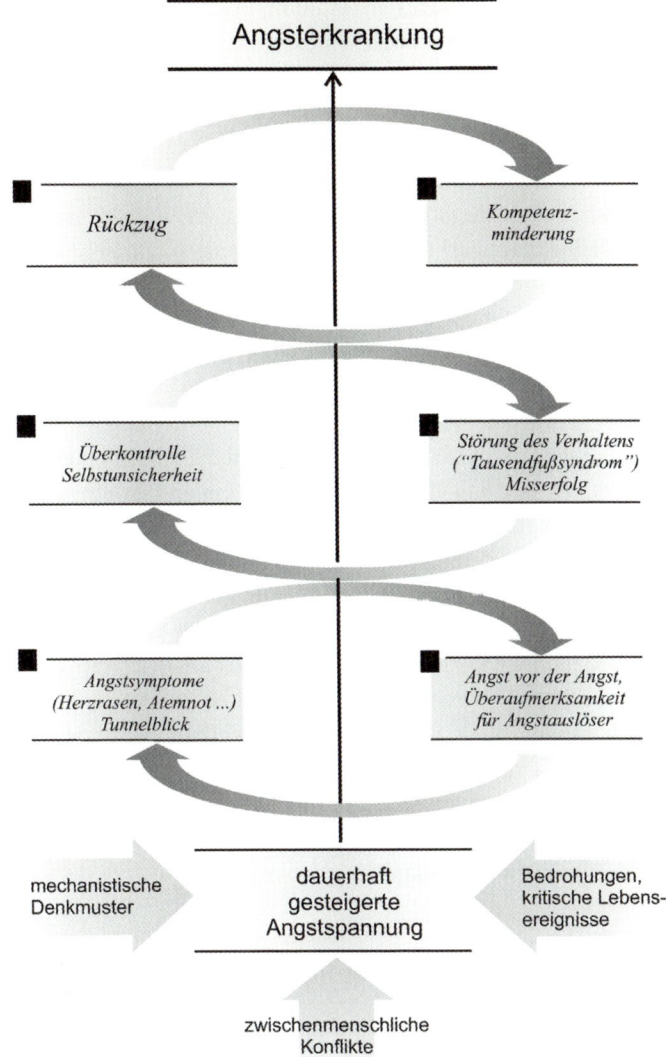

Abb. 7.1. Die Entstehung von Angsterkrankungen.
Auf eine gesteigerte Angstspannung als Disposition pfropfen sich Teufelskreise auf

Diese Neigung zur Hyperreflexion, d. h. zur übermäßigen »Selbst-bespiegelung« ist verbunden mit einem überzogenen Kontrollstreben durch das *Ich* – umso mehr, je stärker jemand ohnehin zu einem me-chanistischen Herangehen neigt. Im Versuch zu verstehen und zu er-klären, wird auf die leisesten inneren Regungen geachtet; im Bestreben, das wachsende Unvermögen auszugleichen, versucht das *Ich*, das Ver-halten bis ins Kleinste bewusst vorauszuplanen und möglichst maschi-nenmäßig kontrolliert ablaufen zu lassen. Wie einführend besprochen, ist unser Bewusstseinsfenster aber zu schmal, um komplexe Verhaltens-weisen, die schnell und flexibel ablaufen, im Detail kontrollieren zu können. Deshalb müssen wir diese zunächst schrittweise einüben, um

Übermäßige Selbst-bespiegelung und »Tausendfußsyndrom«

sie schließlich *selbst*organisiert («automatisiert») ablaufen lassen zu können, wobei das *Ich* nur noch besonders kritische Punkte zu kontrollieren vermag. Das *Ich* kann somit das *Selbst* nicht ersetzen: Unter übermäßiger *Ich*-Kontrolle wird das Verhalten langsam, stockend und unflexibel bis hin zu totaler Blockierung und vollständigem Misslingen. Es kommt zum einführend beschriebenen »Tausendfußsyndrom«. *Selbst*unsicherheit, negative Selbstbewertungen und Kontrollstreben werden dadurch verstärkt, und ein zweiter Teufelskreis ist geschlossen.

Rückzug und schrumpfende Kompetenzen

Der dritte wichtige Teufelskreis wird durch das mit der Angst verbundene Vermeidungs- und Rückzugsverhalten in Gang gesetzt. Da man diese »schlimmen Zustände« um jeden Preis vermeiden will, ist es nur natürlich, all jenem auszuweichen, von dem man glaubt, dass es diese Zustände mitverursacht. Am einfachsten und effektivsten scheint es dabei zu sein, all jene Orte, Situationen oder Tätigkeiten zu vermeiden, bei denen es schon einmal zu Panikzuständen gekommen ist. Dies führt nun aber zu Entwöhnung und Kompetenzverlust: Je länger man etwas nicht mehr getan hat, desto aufregender ist es wieder beim nächsten »ersten Mal«, je länger man etwas nicht getan hat, desto mehr geht die traumwandlerische Sicherheit des Routiniers verloren und muss zumindest in einer kurzen Übungsphase erst wieder reaktiviert werden. Wenn man also etwas vermeidet und es dann aus dringenden Zwängen heraus doch wieder einmal versuchen muss, wächst das Risiko des Scheiterns und der Panikanfall wird umso sicherer, eher und heftiger eintreten. Außerdem führt die vorauseilende Angst dazu, dass in immer mehr Lebensbereichen wegen selbst erzeugter Panikattacken zum Rückzug geblasen werden muss.

Formen von Angsterkrankungen

Das explodierende *Ich* erdrückt das *Selbst*

Will man das Wesen der Angststörung vereinfacht in ein Bild fassen, könnte man sagen: Durch das Aufschaukeln einer Vielzahl von Teufelskreisen kommt es zu einer explosionsartigen Aufblähung des *Ich* mit der Folge, dass das *Selbst* regelrecht erdrückt wird und immer stärkere Funktionsstörungen zeigt (▶ s. Abb. 2.4b).

Generalisierte Angststörung

In Abhängigkeit von den individuellen Veranlagungen, vom Ursachenmuster und von Verlaufsbesonderheiten können Angsterkrankungen unterschiedliche Formen annehmen. Verbleibt der Prozess im Stadium einer dauerhaft und übernormal erhöhten Angstspannung, sodass eine ständige und wechselnde Angst vor einer Vielzahl von Lebenssituationen besteht, spricht man von einer »**generalisierten Angststörung**«. Manchmal fixiert sich die Angst aber auch auf ganz bestimmte Situationen oder Gegenstände: auf Tiere, insbesondere Insekten, auf große Höhen, auf den Anblick von Blut, auf die Begegnung mit vielen Menschen oder auf das Vorliegen bestimmter Erkrankungen wie z. B. Krebs. Menschen mit derartigen »**Phobien**« fühlen sich i. Allg. wohl und

Phobien

□ **Tabelle 7.1. Symptome von Angsterkrankungen**

Körper	Gefühle/Gedanken	Verhalten
Herzklopfen	Angst/Furcht	Motorische Unruhe (z. B. Hin- und Herlaufen)
Hitzewallungen	Beklemmungs- und Engegefühle/	Unproduktiv-hektisches
Zittern/Beben	Erstickungsgefühle	Verhalten
Schwitzen	Gedanken daran zu sterben, die Kontrolle zu	Beschleunigte Atmung
Benommenheit/ Schwindel	verlieren, etwas Schlimmes zu tun, verrückt oder ohnmächtig zu werden,	Vermehrte Schreckhaftig- keit und aggressive Reiz- barkeit
Schwäche	einen Herzinfarkt oder einen Schlaganfall zu erleiden, in einer Falle	Allgemeines Rückzugs-
Brustschmerz	zu sitzen, vermehrte	und Vermeidungsverhalten
Atemnot	Sorge und Grübelei über zukünftiges Unglück	Unfähigkeit, bestimmte Dinge zu tun (z. B. Fahr- stuhl oder Bus fahren, einkaufen)
Übelkeit/Erbrechen/ Durchfall		
Sensibilitäts- störungen (z. B. Taubheit oder Kribbeln auf der Haut)		Allgemeine Zögerlichkeit und Unsicherheit im Verhalten
Innere Anspannung und Unruhe		
Vermehrte Schmerz- wahrnehmung und funktionelle Beschwerden in allen möglichen Bereichen		

reagieren nur dann mit heftiger Angst, wenn sie eine Begegnung mit den oben genannten Auslösern nicht vermeiden können. Phobien beziehen sich in aller Regel auf Dinge, für die wir eine angeborene Furchtneigung in uns tragen, weil sie für unsere Vorfahren eine potenzielle Bedrohung darstellten.

Den oben geschilderten Fall von Frau Waswenn würde man als »**Paniksyndrom**« bezeichnen. Es kommt hier zu besonders heftigen, anfallsartigen Angstzuständen. In ausgeprägten Fällen kann das Vermeidungs- und Rückzugsverhalten sich derart ausbreiten, dass Menschen kaum mehr dazu in der Lage sind, ihre Wohnung zu verlassen – man spricht nun von »**Agoraphobie**«. Und schließlich kann sich der Drang nach Absicherung und Überkontrolle in einer Weise verselbststän-

Panikstörung

Agoraphobie

Zwangserkrankung

digen, dass eine »**Zwangsstörung**« resultiert. Sicherungshandlungen müssen hier vielmals wiederholt und immer wieder kontrolliert werden: vom Abdrehen des Gashahnes bis zum Abschließen der Wohnungstür. ◘ Tabelle 7.1 fasst noch einmal häufige Beschwerden im Zusammenhang mit Angsterkrankungen zusammen.

Die Behandlung von Angsterkrankungen

Die zwei Phasen der Angstbehandlung

Wie geht man nun am besten mit Angsterkrankungen um? Grundsätzlich gliedert sich die (Selbst)behandlung in zwei Phasen (die sich mehr oder weniger weit überlappen können). Phase 1 umfasst die Elemente Akzeptanz, Haltungsmanagement und Konfrontation. Ziel ist es, den Beschwerdedruck möglichst schnell und deutlich zu reduzieren, um den Kopf frei zu bekommen für die differenziertere Arbeit von Phase 2.

In Phase 1 sind die Behandlungsprinzipien für alle Angstpatienten ähnlich, unabhängig von der Ursache der Angsterkrankung. Die Dauer von Phase 1 liegt in der Größenordnung von Wochen (bis Monaten).

Phase 2 umfasst dann die Elemente Ursachensuche, Ursachenbeseitigung und persönliches Wachstum. Geht es in Phase 1 darum, die drei Teufelskreise der Angst lahmzulegen, hat Phase 2 die Beseitigung der dauerhaft erhöhten Angst- bzw. Stressspannung zum Ziel. Je nach Ursachen und individueller Situation kann das Vorgehen hier sehr unterschiedlich ausfallen. Die Dauer von Phase 2 liegt in der Größenordnung von Monaten (bis Jahren).

Phase 1: Akzeptanz, Haltungsmanagement und Konfrontation

Akzeptanz reduziert den inneren Druck

Beginnen wir mit Phase 1. Wie schon im Einleitungskapitel erläutert, ist es wichtig, zunächst erst einmal zu akzeptieren, dass man ein Problem hat, dass man trotz dieses Problems lebens- und handlungsfähig bleibt und dass es Zeit braucht, das Problem wieder loszuwerden. Ein ungeduldiges Dagegenankämpfen verschlimmert die Lage. Druck erzeugt nur Gegendruck. Deshalb: Beruhigen Sie sich. Sie tragen alles in sich, was Sie zur Heilung brauchen – denken Sie an die Geschichte von den Zwergen und den Riesen.

Nun gilt es, das Problem tiefgründig zu verstehen. Machen Sie sich das bereits Gesagte immer wieder klar und nutzen Sie evtl. noch weiterführende Informationsquellen zum Thema Angst (▶ s. Literaturauswahl: z. B. Marks 1993). Durchdenken Sie intensiv das nötige Hintergrundwissen, erarbeiten Sie sich weitgreifende Einsichten. Als Nächstes müssen schrittweise die besprochenen drei Teufelskreise aufgebrochen werden.

Haltungsmanagement: die drei Anti-Angst-Haltungen

Akzeptanz und paradoxe Intention

Sofern Sie es nicht längst getan haben: Gehen Sie zum Hausarzt, berichten Sie Ihre Beschwerden und lassen Sie ernsthafte körperliche Erkrankungen ausschließen. Wenn es dann auch nach einem eventuellen Besuch bei dem einen oder anderen Fachspezialisten heißt: keine ernsthafte körperliche Erkrankung, dann sollten Sie das glauben und möglichst von weiteren Untersuchungen absehen. Die Diagnose »Angsterkrankung« lässt sich zumeist mit größter Sicherheit stellen, denn die Hauptsymptome sind sehr typisch. Sie können sich nachhaltig davon überzeugen, indem Sie spezielle Ratgeberbücher zum Thema Angst lesen, in denen Betroffene zu Wort kommen oder die von ehemaligen Angstpatienten geschrieben wurden (▶ s. Literaturauswahl: Bassett 2000). Wenn ernsthafte körperliche Erkrankungen ausgeschlossen sind und bestimmte Missempfindungen in Begleitung von typischen Angstsymptomen auftreten, dann sind diese Missempfindungen ebenfalls durch die Angst erklärt, wie merkwürdig sie auch sein mögen. Im Panikzustand wird der Körper von Stresshormonen überflutet, auf die jeder Mensch leicht verschiedene Reaktionen zeigt, die dann wieder ganz individuell wahrgenommen und interpretiert werden. Wenn Ihnen also z. B. übel wird oder Sie Durchfall bekommen, wenn es vor den Augen flimmert, Taubheitsgefühle an den Gliedmaßen auftreten oder was auch immer, wenn sich solche merkwürdigen Empfindungen im Laufe der Zeit wandeln oder neue hinzutreten – all das ändert nichts an der grundsätzlichen Einschätzung: Wenn diese Missempfindungen im Rahmen eines Angstanfalls auftreten, sind sie erklärt und harmlos. Es müssen nicht immer wieder neue Spezialisten aufgesucht und neue Untersuchungen gemacht werden.

> ❗ **Das Entscheidende ist: Alle aus Angstzuständen erwachsenden Beschwerden, Körperreaktionen und Missempfindungen sind ungefährlich!**

Sie erwachsen nicht aus substanziellen Defekten des Organismus, sondern werden von den körpereigenen Regulationsmechanismen selbst erzeugt, die zwar im Grenzbereich arbeiten, aber vollständig intakt sind. Intakte Regulationsmechanismen zerstören nichts; sie begrenzen sich selbst, wenn es gefährlich wird, und gehen irgendwann ganz von allein in den Normbereich zurück. Das ist, als wenn man bei einem stehenden Auto im Leerlauf das Gaspedal voll durchtritt – es scheppert fürchterlich und klingt gefährlich, aber es geht nichts kaputt, weil das Auto dafür gebaut ist, so etwas auszuhalten. Und wer immer auf dem Gaspedal steht – irgendwann hat er keine Lust mehr und nimmt seinen Bleifuß herunter.

Ausschluss körperlicher Erkrankungen

Charakteristische Hauptbeschwerden

Vielfältige Nebenbeschwerden

Intakte Regulationsmechanismen begrenzen sich selbst: Auch wenn es »scheppert«, geht nichts kaputt

Soweit ich sehe, ist kein Fall bekannt, bei dem die Befürchtungen eines Angstkranken einmal Realität geworden wären: Im Rahmen einer Angstattacke wird man nicht verrückt, man fällt nicht bewusstlos oder gar tot um und bekommt auch keinen Herzinfarkt (sofern eine organische Herzkrankheit ausgeschlossen wurde).

Bisher war Ihnen vielleicht nicht vollständig klar, welcher Natur Ihre Beschwerden sind. Dann war es bis jetzt sehr vernünftig, sich zu sorgen, sich selbst zu beobachten und sich zu schonen. Sobald aber ernste Erkrankungen ausgeschlossen sind, ändert sich die Situation grundlegend: Sie wissen jetzt, dass Ihre Beschwerden Angstsymptome sind, von denen keine wirkliche Gefahr ausgeht. Und Sie wissen – die Angst vor der Angst trägt in einem Teufelskreis entscheidend zur Entstehung und Verstärkung der Beschwerden bei. Das bedeutet, Sie müssen Ihren Umgang mit den Beschwerden grundlegend verändern. Sie müssen von Angst auf Akzeptanz oder besser sogar auf positive Annahme umschalten. Nur so können Sie den Teufelskreis Nummer 1 durchbrechen:

> **❶ Akzeptieren Sie alle mit der Angst verbundenen Empfindungen und Körperreaktionen und versuchen Sie, diese positiv anzunehmen.**

Paradoxe Intention: Nehmen Sie's mit Humor und lernen Sie Ihre Angstsymptome lieben

Das klingt nicht nur paradox, es ist paradox und darum heißt diese Technik auch so: paradoxe Intention. Ist das nicht Unfug und Selbstbetrug – das, worunter Sie vielleicht schon seit Monaten so sehr leiden, sollen Sie nun akzeptieren oder sogar lieben lernen? Nun, Unfug ist es mit Sicherheit nicht, es ist wirklich ein recht intelligenter Kunstgriff. Und Selbstbetrug? Na, sagen wir einmal, es ist eine Art, sich selbst im positiven Sinne ein wenig auszutricksen. Deshalb hilft es, die Sache mit Humor anzugehen.

Wie wirksam diese Technik ist, hatte Herr Holterdipolter seinerzeit ein wenig unfreiwillig erleben müssen. Erinnern Sie sich noch? Sein Herzstolpern hatte ihn in Angst versetzt. Zu seiner Beruhigung war mehrfach ein Langzeit-EKG aufgezeichnet worden. Immer, wenn das Gerät am Körper war, wünschte sich Herr Holterdipolter das Herzstolpern sehnlichst herbei. Sollten die Ärzte doch sehen, dass er nicht grundlos in Panik geraten war. Außerdem könnte man dann die Diagnose sicherer erkennen und die besten Therapieentscheidungen treffen. Aber es war wie verhext – ausgerechnet an den EKG-Tagen wollte das Herz nicht richtig stolpern! Sie erkennen sofort warum – an diesen Tagen hatte Herr Holterdipolter keine Angst vor den Rhythmusstörungen, das reduzierte den Stress und die Stresshormone im Blut, sodass das Herz ruhiger schlug.

Um den Angst-vor-der-Angst-Kreis zu durchbrechen geht es nun darum, eine solche paradoxe Situation künstlich in seinem Inneren herbeizuführen. Und das ist gar nicht so schwierig, wie es auf den ersten Blick vielleicht aussieht. Wenn Sie sich noch einmal an ❒ Abb. 4.3 erinnern: Alles hat seine zwei Seiten, jede Belastungssituation kann man in eine Wachstumsaufgabe umdeuten.

Hier einige Beispiele:

Sie könnten an den Vergleich mit einem auftourenden Motor anknüpfen und sich vorstellen, dass Ihr »Angstmotor« Probeläufe macht. Der Angstantrieb hat ja eine wichtige Funktion und es ist gut zu wissen, dass er funktioniert. Immer wenn die Angst kommt, sagen Sie zu sich: »Ah, mein Angstmotor macht wieder einen Testlauf. Beruhigend zu wissen, dass er noch so gut funktioniert. So viel Kraft und Energie habe ich also, falls ich wirklich mal in Gefahr komme. Ich würde mich sehr freuen, wenn er bald wieder probeläuft und dann noch mehr auf Touren kommt. Lassen nicht stolze Autobesitzer auch immer wieder den Motor aufheulen und erfreuen sich an seinem satten Klang?«

Sie könnten das Ganze auch als eine Art Herz-Kreislauf-Training auffassen. Andere müssen extra Joggen gehen oder auf dem Trimmrad wertvolle Zeit verplempern um das zu bekommen, was Ihnen gratis und nebenbei geliefert wird: einen Puls von 120 Schlägen pro Minute. Vielleicht schaffen Sie morgen ja sogar 140? Sie sollten sich jetzt langsam mal ein wenig anstrengen. Wollen Sie nicht gleich heute abend noch einmal trainieren?

Oder Sie sehen eine interessante Selbsterfahrung darin: Andere nehmen Drogen, fahren Achterbahn oder machen Bungee-Jumping, um den Horizont ihrer Erlebensmöglichkeiten zu erweitern – was Sie wieder gratis und nebenbei bekommen. Sie haben jetzt einiges Hintergrundwissen über Ihr Problem. Betrachten Sie sich doch als ein interessantes Studienobjekt und freuen Sie sich auf neue Experimente und Entdeckungen: Welche seltsam-faszinierenden Orchideenblüten mag Ihr Angsterleben in Zukunft noch treiben? Wie könnte man das aus unserem Wissen über Körper und Gehirn heraus erklären? Und jede dieser Erfahrungen kann Wert und Nutzen gewinnen: Aus manchem altgedienten Angst-Patienten ist ein guter Therapeut oder Leiter einer Selbsthilfegruppe geworden.

Sie könnten das Ganze als eine Art Probe, als eine Chance zum Wachstum sehen, nach dem Nietzsche-Motto: Was mich nicht umbringt, macht mich stark. Mit Sicherheit werden Sie in der Auseinandersetzung mit ihrem Problem wichtige allgemeine Fähigkeiten im Selbstmanagement erwerben, die Ihnen später in ganz anderen Lebenssituationen von größtem Nutzen sein könnten. Vielleicht hätten Sie sich ohne die Angst nie Wissen über Psychologie angeeignet oder sich mit Meditation beschäftigt. Vielleicht führt das Ganze dazu, dass Sie Ihr Leben bewusster angehen und Sie sich ganz neue Lebensbereiche und Lebensmöglichkeiten erschließen. Es passiert nichts Schlimmes im Leben außer man vergisst, etwas Positives daraus zu machen.

Eine humoristische Distanzierung vom Problem kann z. B. durch Übertreibung gelingen: Nehmen Sie sich vor, morgen wenigstens 3-mal

Beispiele für paradoxe Intentionen gegen die Angst:

Probelauf des »Angst-Motors«

Kreislauftraining

Selbsterfahrung

Wachstumschance

Humor

am Herzschlag zu versterben, mindestens 10 Liter zu Schwitzen – oder worauf immer sich Ihre Hauptfurcht bezieht.

Sie sehen, der Kreativität sind keine Grenzen gesetzt. Und, bei aller Übertreibung – ein Funken Wahrheit liegt ja tatsächlich in all diesen paradoxen Deutungen. Das ist wichtig für ihre heilende Wirkung, nur dann kann man sich wenigstens zeitweise und in ausreichendem Maße selbst davon überzeugen.

Sein Leid berühren und umarmen

Ein jeder sollte versuchen, hier seine eigenen Lösungen zu finden, die zu ihm, seiner Lebensgeschichte und seinem Problem passen, ggf. mit Hilfe eines Therapeuten.

Einem meiner Angstpatienten hatte ich die Geschichte vom alten Mann und dem Pferd erzählt, um ihm den Zugang zu einer akzeptierenden Haltung zu erleichtern. In der nächsten Stunde berichtete er dann, dass er vor seiner Angsterkrankung ein starker Raucher gewesen sei. Zeitweise habe er bis zu 40 Zigaretten am Tag geraucht. Als die Angstproblematik begann, habe er gedacht, dass das Herzklopfen vielleicht vom Nikotin komme. Unter dem Druck der Angst sei es ihm dann gelungen, das Rauchen dauerhaft aufzugeben, woran er vorher wiederholt gescheitert sei. Vielleicht habe ihm seine Angsterkrankung damit sogar das Leben gerettet. Wenn er so weitergeraucht hätte, wäre er vielleicht an Lungenkrebs erkrankt. Hinfort betrachtete er »seine Angst« als einen Freund, der immer einmal vorbeischaut, um ihn an eine gesunde Lebensweise zu erinnern. Diese positive Annahme unterbrach den Angst-vor-der-Angst-Kreis und trug entscheidend zur baldigen Heilung bei. Man muss sein Leid berühren und umarmen – so sagen es die Buddhisten.

Vertrauen

Von Kontrolle auf Vertrauen umschalten

Nun zum zweiten Teufelskreis, der durch eine Überkontrolle in das Tausendfußsyndrom führt. Es ist wichtig, sich diesen fatalen Mechanismus immer wieder bewusst zu machen und sich klar vor Augen zu führen, dass es nur einen Ausweg gibt: **die Umschaltung von Kontrolle auf Vertrauen.**

Im *Selbst* sind viele Fähigkeiten unauslöschlich gespeichert

Dieses Vertrauen sollte sich zunächst auf das *Selbst* richten. Sie haben im vorliegenden Buch wichtiges über die Funktionsweise des *Selbst* und sein Zusammenspiel mit dem *Ich* erfahren. Dies wird es Ihnen leichter machen, das nötige *Selbst*vertrauen aufzubauen. Versuchen Sie, sich vor diesem Hintergrund an Erfahrungen zu erinnern, die Sie vielleicht schon einmal gemacht haben. Was das *Selbst* einmal gelernt hat, vergisst es nicht, jedenfalls nicht vollständig. Zumindest zu wichtigen Teilen ist dieses Wissen und Können im *Selbst* gespeichert, auch wenn sich das *Ich* nicht mehr bewusst daran erinnern kann. Wer einmal Schwimmen, Autofahren, eine Fremdsprache oder bestimmte Arbeitsabläufe im Betrieb gelernt hat, findet schnell wieder in diese Dinge hinein, auch wenn er über viele Jahre nichts damit zu tun hatte.

Machen Sie sich klar, welche Ziele Sie haben. Reaktivieren Sie Ihr bewusstes Wissen so weit es geht und spielen Sie das Ganze vielleicht in Gedanken einmal durch. Machen Sie dies 2- oder 3-mal, aber nicht 10-mal. Versuchen Sie nicht, jeden Handschlag im Einzelnen vorauszuplanen – es kommt doch immer anders als man denkt. Überwinden Sie sich, und gehen Sie möglichst spontan und unbefangen auf die Dinge zu, ohne jetzt noch allzuviel darüber nachzudenken. Sagen Sie sich: Irgendwie wird es schon gehen, selbst am Anfang wird nicht alles schieflaufen und dann werde ich es immer besser hinbekommen. Einkaufen gehen, Behördengänge machen, einen Vortrag halten, wichtige Gespräche führen, meine Arbeitsaufgaben erledigen – all das habe ich früher über Jahre gut bewältigt. Und ich weiß mit der Sicherheit eines Naturgesetzes, dass dieses Vermögen auch heute noch in mir steckt.

Was Sie früher konnten, können Sie auch heute

Ein einfaches aber instruktives Beispiel: Vor einiger Zeit benötigte ich auf einer Kongressreise dringend Bargeld. Auf dem Weg zum Bankomaten versuchte ich mich schon einmal meiner Geheimzahl zu erinnern. Aber sie wollte mir nicht einfallen, unter dem Druck war ich irgendwie blockiert. Anstatt mich weiter unter Stress zu setzen, lenkte ich mich ab, dachte entspannt an etwas anderes, trat unbefangen an den Automaten heran – und siehe, meine Finger wussten die Geheimzahl. Das bewusste *Ich*-Wissen war als ein unbewusstes motorisches Muster ins *Selbst* abgesunken.

Da der Rückweg in die Überkontrolle zur totalen Lähmung führt, gilt es, ein unbedingtes Vertrauen aufzubauen – d. h. ein Vertrauen unter Inkaufnahme und Akzeptanz aller Konsequenzen. Ja, manchmal wird es schief gehen. Doch Fehler sind etwas Gutes, und der Schaden, der aus ihnen erwächst, wird geringer sein, als der Totalschaden, zu dem die Überkontrolle letztlich führt. Immer öfter wird Ihr Tun aber gelingen, wenn Sie auf dem Weg des Vertrauens bleiben, dem einzigen Ausweg, den es gibt. Hierbei hilft es, das Vertrauen nach Möglichkeit auszudehnen, auf andere Menschen, auf die Natur, auf das Universum als Ganzes, auf eine für uns unerkennbare positive Kraft, die hinter allem steht, oder auf einen Gott, an den Sie vielleicht glauben: Alles, was geschieht, ist im Letzten gut und richtig. Der Urgrund des Seins ist positiv. Er wird uns auffangen, was immer auch geschieht und wie schrecklich das auch immer erscheint aus unserer beschränkten Perspektive. (Diese Haltung schließt aber ein: Dort, wo man die Möglichkeit zur Veränderung hat, ist es gut und richtig, diese Möglichkeit zu nutzen. Es resultiert hieraus also keinesfalls eine passive Schicksalsergebenheit.)

Unbedingtes Vertrauen und positiver Glaube

Offensive

Dieses unbedingte Vertrauen hilft auch, wenn es darum geht, den dritten Teufelskreis lahmzulegen, bei dem sich Rückzug und Kompetenzeinbuße wechselseitig verstärken. **Hier gilt es, von Rückzug auf Offensive umzuschalten.** Es handelt sich dabei um zwei gut unterscheidbare innere Haltungen Zu jedem Zeitpunkt kann und muss man sich ent-

Dauerhafter Rückzug führt unabwendbar in die Katastrophe

scheiden: Resigniere ich und weiche den Belastungen aus oder nehme ich die sich stellenden Aufgaben offensiv an und versuche, sie zu bewältigen. An solchen Entscheidungspunkten sollte man sich immer wieder klar vor Augen halten: Dauerhafter Rückzug führt unabwendbar in die totale Katastrophe. Die Angst wächst und breitet sich aus, immer mehr Kompetenzen blockieren, und am Ende ist man nicht mehr fähig, sich aus eigener Kraft auch nur am Leben zu erhalten. Wer sich nach einem Beinbruch zu lange ins Bett legt, kann nicht mehr gehen, weil die Muskeln geschrumpft sind. (Zur Ermutigung sei hinzugefügt: Durch Training kann man diese Fähigkeit freilich schnell wieder aufbauen).

Durch Offensive kann man nur gewinnen

Gewissermaßen sind Sie in der Situation eines Frontsoldaten, der vom Offizier erschossen wird, sobald er zurückweicht. Die einzige Chance liegt für ihn in der Offensive. Im Rückzug verliert er mit Sicherheit alles. In der Offensive aber kann er gewinnen. Das klingt ein wenig brutal und das soll es auch. Erst wenn Sie sich die fatalen Konsequenzen der Vermeidung klar vor Augen halten, werden Sie die Kraft für die Offensive finden, die Kraft für eine Offensive ohne Wenn und Aber, für eine **unbedingte Offensive unter Akzeptanz aller Konsequenzen**. Wichtig dabei ist: Der Kampf richtet sich **nicht gegen** etwas, vor allem nicht gegen die Angst (dann kämen ja wieder die Teufelskreise in Gang – Druck erzeugt Gegendruck). Es ist ein Kampf **für** und **um** etwas: der Kampf darum, trotz der Angst, ungeachtet der Angst oder sogar mit der Angst die anstehenden Lebensaufgaben zu bewältigen; der Kampf darum, in realistischen Schritten wieder zu lernen, das Leben so zu leben, als gäbe es kein Angstproblem. Wird dieser Kampf gewonnen, dann geht die Angst früher oder später ganz von allein. Die Angst lebt von der Energie, die ihr durch die Aufmerksamkeit und die Angst vor der Angst zufließt. Wird diese Energiezufuhr unterbrochen und nach außen auf die Lebensbewältigung gerichtet, schwindet die Angst dahin. Die Luft entweicht aus dem überblähten *Ich* und das *Selbst* wächst und kräftigt sich im nach außen gewandten Tun.

Von Rückzug auf Offensive umschalten

Es erleichtert ein solches Umschalten auf unbedingte Offensive, wenn man die Furcht vor möglichen Konsequenzen bearbeitet. Fragen Sie sich, was Sie befürchten, wie wahrscheinlich das ist und wie schlimm das eigentlich wirklich wäre. Statistische Realitäten und subjektive Befürchtungen klaffen oft weit auseinander. Bei einer Flugreise z. B. ist die Autofahrt zum Flughafen weit gefährlicher als der Flug selbst. Oft resultieren Befürchtungen aus irrationalen Annahmen mit der Folge, dass jeder Gedanke daran vermieden wird. Auch diese gedankliche Vermeidung unterhält und verstärkt die Furcht. Stellen Sie sich Ihren Befürchtungen in Gedanken, setzen Sie sich damit auseinander, rufen Sie sich die schrecklichen Situationen bildhaft vor Augen. Die

Rationale Auseinandersetzung mit Befürchtungen

rationale Auseinandersetzung schafft innerliche Distanz und die bildhaften Vorstellungen führen zur Gewöhnung – beides reduziert die Angst. Entdecken und bearbeiten Sie angstfördernde Formen mechanistischen Denkens, wie wir dies im Kapitel über Stressbewältigung besprochen hatten (z. B. Perfektionismus, Anspruch auf 100%ige Sicherheit im Rahmen eines Alles-oder-nichts-Denkens etc.).

Am Ende der Kette von Befürchtungen steht oft die Angst vor dem Tod. Die Verdrängung der Themen Sterben und Tod ist ein wichtiger Nährboden für Angsterkrankungen. Deshalb: Setzen Sie sich mit diesen Dingen auseinander! Schon in der Lebenskunst der Stoa wurde dieses Ziel systematisch verfolgt: »Übe dich täglich darin, mit Gleichmut das Leben verlassen zu können«, heißt es in Senecas Briefen an Lucilius. (zitiert nach Schmid 2000, S. 65). Das Problem ist nicht der Tod, sondern die Angst vor ihm und damit die Art, über ihn zu denken und mit ihm umzugehen.

Unfall, Verletzung und Tod – Naturvölker oder Ärzte haben ständig mit diesen Dingen zu tun, und schlafen trotzdem ruhig. Auch dies sind natürliche Prozesse, Strudel im ewigen Strom des materiellen Seins. Jeder von uns ist eine Welle in diesem Strom. Und jede Welle bricht einmal und kehrt in die Tiefen des Stromes zurück, um vielleicht anderswo neu zu erstehen. Warum sollte eine Welle Angst davor haben, in die stillen und sicheren Tiefen zurückzukehren. Sie bleibt ein Teil des Ganzen und sie nimmt an dem großen Spiel teil bis ans Ende der Zeit. Unfall, Krankheit, Sterben, Tod – all das sind schreckliche Ereignisse nur aus der engen Perspektive des *Ich*. Aber wir Menschen haben die Fähigkeit, unser *Ich* zu transzendieren, uns mit dem Ganzen zu identifizieren und schon vorwegnehmend gedanklich und gefühlsmäßig in ihm aufzugehen. Außerdem vermag unser *Ich* die Grenzen seiner Erkenntnisfähigkeit zu erkennen – wir hatten das im Zusammenhang mit der Geschichte vom alten Mann und dem Pferd angesprochen. Wir wissen nicht, wie es sein wird nach der Rückkehr in den großen Materiestrom. Der Gedanke, dass dann alles zu Ende ist und dass das sehr schrecklich wäre, ist ein unvernünftiger Glaube, für den es weder Beweise noch Gegenbeweise gibt. Es kann auch ganz anders sein, und in einer solchen Situation ist es sinnvoll, an das Positive zu glauben. So gesehen ist der Tod eigentlich ein Abenteuer, auf das man mit Recht ein wenig gespannt sein darf. Als das letzte Wort des englischen Arztes William Hunter ist überliefert: »Wenn ich noch genug Kraft hätte, die Feder zu halten, würde ich niederschreiben, wie leicht und angenehm das Sterben ist« (zitiert nach Marks 1993, S. 40).

All das wird uns nicht jeden Schmerz und jede Angst in Bezug auf kritische Lebensereignisse nehmen können – jeder Abschied ist schmerzlich, insbesondere der Abschied von geliebten Menschen (wobei wir im Letzten wieder nicht wirklich wissen, ob es ein Abschied für immer ist). Aber es hilft, den Schmerz erträglicher zu machen. Vor allem aber kann es der vorauseilenden Angst und deren Aufsteigerung zur Krankheit den Boden entziehen.

Damit sind jene Änderungen innerer Haltungen besprochen, die die drei wichtigsten Angstkreise durchbrechen. Der entscheidende

Beschäftigung mit Sterben und Tod

Schritt in der Bewältigung von Angsterkrankungen ist es, diese Haltungen und ihre Hintergründe tiefgründig zu verstehen, sie wiederholt und aus unterschiedlichem Zusammenhang heraus zu durchdenken, sie dadurch zu verinnerlichen, zu stabilisieren und emotional wirksam zu machen.

Anfangs kann es helfen, sich die wichtigsten Gewohnheitsgedanken, die im Zusammenhang mit der Angst auftreten, einmal aufzuschreiben. Dann sollte man Gegengedanken entwickeln, die von den neuen Haltungen der Akzeptanz, des Vertrauens und der Offensive geprägt sind. Verdichten Sie diese Gedanken zu einprägsamen Formeln und Bildern, die zu Ihrer individuellen Erlebenswelt passen. Pinnen Sie dies dann an die Wand und schreiben Sie es auf Karteikarten, die Sie stets bei sich tragen. Sobald Sie merken, dass Angst aufkommt oder Sie in die alten Grübelmuster und Denkhaltungen zurückfallen, dann lesen Sie sich Ihre Therapieformeln durch.

Angstgedanken aufschreiben und Gegengedanken entwickeln

Gegenformeln an die Wand oder in die Tasche

Handeln im Alltag und Konfrontation

Konfrontierendes Handeln in Wachstumshaltung

Der nächste Schritt ist das Handeln – das Handeln im Alltag bzw. in der Konfrontationstherapie. Nun beginnt die Offensive, die Rückeroberung Ihres Lebens. Wenn Sie nur leichtergradige Angstprobleme haben, dann planen Sie Ihren Alltag, wie Sie es immer getan haben, aktivieren Sie die drei Anti-Angst-Haltungen (Akzeptanz, Vertrauen und Offensive) und handeln Sie. Versuchen Sie, während Ihres Handelns möglichst konsequent die Wachstumshaltung einzunehmen. Konzentrieren Sie sich voll auf die Tätigkeit, spüren Sie den Harmonien Ihres Tuns nach und trachten Sie, im Flow aufzugehen. Sollten Angstsymptome auftreten, versuchen Sie, diese so lange wie möglich zu ignorieren. Interessieren Sie sich nicht so sehr dafür, wie es Ihnen geht, und lenken Sie den Fokus Ihrer Aufmerksamkeit immer wieder zurück auf die Tätigkeit. Sollten die Angstsymptome dennoch stärker werden, deuten Sie sie positiv um entsprechend den oben gemachten Vorschlägen oder entsprechend Ihren eigenen Ideen und Anti-Angst-Formeln.

Ignorieren

Positiv Umdeuten

Anti-Angst-Formeln

Das Ausschlaggebende ist nun: man kann Handeln trotz der Angst, mit der Angst und durch die Angst hindurch! Denken Sie z. B. an Biathlon-Sportler! Nach vielen Kilometern anstrengendstem Ski-Langlauf gilt es, mit dem Kleinkalibergewehr auf kleine Metallscheiben zu schießen; jeder Fehlschuss bedeutet Strafrunden. Den Ärmsten geht es genau wie Ihnen: Sie schwitzen, zittern, haben Herzklopfen und Luftnot. Vielleicht haben sie sogar richtige Angst vor Fehlschüssen. Der einzige Unterschied ist die Deutung der »Beschwerden«! Was für die Sportler zwangsläufige Folge ihres Tuns ist, war für Sie immer Zeichen einer bedrohlichen Krankheit. Damit haben wir eine weitere Möglichkeit für eine annehmende Deutung – stellen Sie sich vor, Sie befänden sich mitten in einem Biathlon-Wettkampf. Im jetzigen Zusammenhang ist dabei entscheidend: Man kann präzise handeln trotz aller Erschei-

Präzises und erfolgreiches Handeln auch in Angst möglich

nungen von Angst und Panik. Und wenn das nicht auf Anhieb gelingt, so ist es offenbar möglich, sich diese Befähigung durch Übung anzueignen. Sie können Ihre Situation als ein Training auffassen, bei dem es gilt, eine wertvolle Fähigkeit zu erwerben, die Ihnen später noch einmal von größtem Nutzen sein kann (wenn es etwa um Dinge geht wie: in Ihrem Urlaubsflieger eine Bombe entschärfen, mit dem Dietrich eine Fluchttür öffnen, bevor der Verfolger mit dem Messer heran ist usw. – ☺). Sie sind also fähig, alle Ihre Aufgaben zu erledigen – ob Sie Angst haben oder nicht, ist ohne Belang. Das interessiert niemanden, und auch Sie selbst sollten sich nicht mehr dafür interessieren.

Sollten Sie am Anfang größere Schwierigkeiten haben, könnten Sie z. B. eine Person Ihres Vertrauens einweihen und als Beistand mit in die Einkaufspassage nehmen, oder wo immer Sie Ihr Training gerade durchführen. Vielleicht setzen Sie sich auch irgendwo hin, wenn es arg wird und holen Ihre Karteikarten hervor, um die Anti-Angst-Haltungen zu aktivieren. Es kann helfen, die Muskulatur im Wechsel isometrisch anzuspannen und wieder zu entspannen (d. h. gegensätzliche Muskeln gleichzeitig so anzuspannen, dass es nicht zu einer Bewegung kommt), ganz bewusst ruhig und langsam zu atmen oder aber Ihr Entspannungsverfahren so anzuwenden, wie Sie es gelernt haben. Auf keinen Fall sollten Sie flüchten – denken Sie an den Offizier hinter Ihnen. Sie können nur gewinnen, wenn Sie die Stellung halten: Selbst wenn Sie wirklich umfielen, hätte das Vorteile. Sie kämen ins Krankenhaus und die seltene Erkrankung, die Sie immer befürchtet hatten, hätte noch mal eine Chance, entdeckt zu werden. Endlich Gewissheit!

Mit an Sicherheit grenzender Wahrscheinlichkeit aber passiert nichts Schlimmes, und Sie machen die wichtigste Lernerfahrung in der Angstbehandlung:

Entspannungs-verfahren

Die Angst weicht von allein

> ❗ **Die Angst steigert sich nicht bis ins Unendliche. Sie erreicht ein Maximum und klingt dann nach 30–60 Minuten ganz von allein wieder ab!**

Ihre intakte Körperregulation nimmt von sich aus den Fuß vom Gaspedal. Und auch Erfahrung und Gewöhnung spielen eine Rolle. Wenn Sie merken, dass wirklich nichts Schlimmes passiert, dass man es aushalten kann und dass man sogar handlungsfähig bleibt, stellt sich von ganz allein eine Art »Was-soll's-Haltung« ein (und das ist nur eine andere Formulierung für die oben besprochenen Anti-Angst-Haltungen).

Allerdings vollzieht sich psychische Veränderung nie in einer aufsteigenden geraden Linie, sondern immer nach dem Prinzip: zwei Schritt vor und einen zurück. Haben Sie also Geduld, rechnen Sie mit Rückschritten und lassen Sie sich ggf. nicht von ihnen umwerfen. Versuchen Sie allmählich und in realistischem Schrittmaß Ihren Spielraum auszuweiten.

Mit Rückschritten rechnen

Sollten Sie mit einer solchen einfachen Konfrontation im Alltag keinen Erfolg haben oder von vornherein an einer schwerergradigen Angststörung leiden (z. B. an einer ausgeprägten Agoraphobie), dann wäre eine systematische und angeleitete Konfrontationstherapie angezeigt. Hierfür gibt es spezielle Selbsthilfebücher, die ausführliche Anleitungen enthalten, z. B. das bereits erwähnte Buch »Ängste« von Isaak Marks. Wenn Sie sich eine eigenständige Arbeit hiermit nicht zutrauen oder diese Arbeit fehlschlägt, sollten Sie einen Therapeuten aufsuchen und mit ihm beraten, ob eine ambulante oder stationäre Psychotherapie der nächste Schritt zu sein hat. Wie noch angesprochen wird, ist die Behandlung von ausgeprägten Angsterkrankungen ein Schwerpunkt der Verhaltenstherapie.

Phase 2: Ursachenbeseitigung und persönliches Wachstum

7

Ursachen der erhöhten Angstbereitschaft suchen

Nun zu Phase 2 der Angstbehandlung. Idealerweise müssten Sie jetzt dazu in der Lage sein, das Aufschaukeln der Angstkreise zu verhindern. Ihre Beschwerden sollten erträglich sein und Sie in Ihrem Alltagsleben nicht mehr wirklich beeinträchtigen. Was von der Angsterkrankung dann noch bleibt, ist der Nährboden der Teufelskreise: die chronisch erhöhte Angst- bzw. Stressspannung. Eine schnelle, in ihrer Nachhaltigkeit aber allein nicht ausreichende Besserung verspricht der Einsatz von Entspannungsverfahren wie autogenes Training, progressive Muskelrelaxation oder Formen von Meditation. Sie sollten sich unbedingt konsequent um das Erlernen eines solchen Verfahrens bemühen. Darüber hinaus aber gilt es, nach den tieferen Ursachen für Ihre erhöhte Angstbereitschaft zu suchen und langfristige Strategien für deren Beseitigung zu erarbeiten. Gehen wir einmal verschiedene Möglichkeiten durch:

Kritische Lebensereignisse

Posttraumatische Belastungsstörung

Nach Unfällen, schweren Erkrankungen oder dem Tod von Angehörigen kommt es oft zu einer erhöhten Angst- und Stressspannung. Gibt es keine zusätzlichen Belastungsfaktoren, klingt diese zumeist von allein wieder ab (»Die Zeit heilt alle Wunden«). Sollten Sie auf diesem Boden eine Angsterkrankung entwickelt haben, ist die Chance gut, dass sich das Problem mit der Phase-Eins-Therapie erledigt hat. Auch die schon besprochenen Techniken des allgemeinen Stressmanagements können helfen, kritische Lebensereignisse zu verarbeiten. In besonderen Fällen kann es zur Entwicklung eines speziellen Krankheitsbildes, der sog. posttraumatischen Belastungsstörung (PTSD) kommen. Die erhöhte Stressspannung klingt hier nicht ab und zur vermehrten Reizbarkeit und Ängstlichkeit gesellen sich Symptome wie zwanghaftes Wiedererinnern traumatischer Szenarien oder Alpträume. Dies gehört in die Sprechstunde eines spezialisierten Traumatherapeuten.

Ein besonderes Problem bilden Traumata, die viele Jahre zurückliegen, z. B. ein sexueller Missbrauch in der Kindheit oder ein prügelnder alkoholkranker Vater. Nach allem, was man heute weiß, sind psychische Probleme von Erwachsenen, z. B. eine Angsterkrankung, nicht die direkte und unvermeidliche Folge solcher Kindheitstraumata. Sie resultieren aus den Folgen der Folgen, und diese Entwicklung ist nicht zwangsläufig. Es gibt traumatisierte Kinder, aus denen glückliche und lebenstüchtige Erwachsene werden, und manch ein glückliches Kind scheitert später am Leben. Wie wir auf das reagieren, was uns im Leben zustößt, und was wir daraus machen, hängt auch von uns selbst ab.

Folgen seelischer Verletzungen

Im ersten Moment klingt das erschreckend und ungerecht: Ist jetzt das Opfer auch noch selbst verantwortlich für sein Leid? Viel wichtiger ist wieder die positive Interpretation: Nur wer die volle Verantwortung für sein Leben und damit auch für sein Leid hat bzw. übernimmt, kann sein Leben ins Positive wenden und sich vom Leid befreien. Führten Traumata zwangsläufig zu psychischen Problemen, wäre man zwar vollständig entschuldigt, aber man wäre auch unentrinnbar der Gefangene einer Vergangenheit, die sich nicht mehr ändern lässt. So übel Ihnen auch mitgespielt worden sein mag – hören Sie auf mit den unproduktiven und rückwärtsgewandten Schuldzuweisungen. Richten Sie den Blick nach vorn und übernehmen Sie die volle Verantwortung für Ihr Leben und Ihre Zukunft.

Trotz allem die Verantwortung für sein Leben übernehmen

Es ist heilsam, Traumata, die man erinnert und unter denen man leidet, »aufzuarbeiten«. Man sollte sie auf eine möglichst stimmige, entlastende und annehmende Weise in die eigene Biographie einweben – auch hierbei helfen wieder die besprochenen Prinzipien des Stressmanagements. Dies ermöglicht positivere Deutungen, schafft innere Distanz und führt zu Gewöhnungseffekten, wodurch negative Gefühle abgedämpft werden. In vielen Fällen ist es aber auch ratsam, die Vergangenheit erst einmal ruhen zu lassen, zumindest bis man sich stark und stabil genug für die Auseinandersetzung mit ihr fühlt. Wer die in diesem Buch erläuterten Prinzipien des persönlichen Wachstums verstanden hat, weiß: Persönliches Wachstum ist immer möglich, und immer führt es zur Besserung des Befindens, zum Erstarken der Persönlichkeit, oder sogar zur Heilung. Die Zukunft ist immer wichtiger, als die Vergangenheit.

Die Zukunft ist wichtiger als die Vergangenheit

Chronische Überlastung

Chronische Überlastung führt zu Dauerstress und Stress aktiviert den Angstantrieb. Verhaltensstrategien für den Umgang mit solchen Situationen wurden in Kap. 4 vermittelt.

Insbesondere zwischenmenschliche Konflikte aller Art sind eine Hauptquelle von chronischem Stress – sie bedürfen individueller Klä-

Zwischenmenschliche Konflikte

rung und Lösung. Lassen sich gestörte Beziehungen nicht mehr kitten, weil die gegenseitigen Verletzungen zu stark geworden sind oder die Beziehung ihre Grundlage verloren hat, kann es auch heilsam sein, Kontakte abzubrechen. Freilich gilt es dann, neue Beziehungen im privaten, beruflichen und/oder freizeitlichen Bereich aufzubauen. Warmherzige und wechselseitig unterstützende Beziehungen zu anderen Menschen sind ein wichtiges Mittel gegen Stress und Angst.

Entfremdung und Sinnverlust

Wenn einem die Dinge, die bisher wichtig waren im Leben, irgendwie fremd werden und ihre Bedeutung verlieren, kann dies sehr beängstigend sein und eine chronische Angstspannung erzeugen. Zumeist steht hier aber die Entwicklung einer Depression im Vordergrund. Deshalb besprechen wir diesen Punkt im nächsten Kaptitel.

*Selbst*unsicherheit und fehlende Kompetenzen

Konfliktprovo-zierende Verhaltensmuster

Eine wichtige Quelle von Angst ist ein Mangel an sozialer Kompetenz. Die Ursachen hierfür liegen oft in charakterlichen Veranlagungen, in seelischen Verletzungen oder falschen Lernprozessen in Kindheit oder Jugend. Es kann an Fähigkeiten mangeln, mit negativen Verhaltensweisen anderer angemessen umzugehen. Beispielsweise könnte man Schwierigkeiten damit haben, Beleidigungen, Bevormundungen oder ausbeuterische Aufträge von Seiten anderer Personen zurückzuweisen. Vielleicht trägt man selbst aber auch früh erworbene Verhaltensmuster mit sich herum, die bei anderen auf Ablehnung stoßen oder fortlaufend Konflikte provozieren. Zu starke *Ich*bezogenheit und verminderte Einfühlung werden evtl. als Egoismus und Gefühlskälte wahrgenommen. Es könnte an der Fähigkeit mangeln, angemessen und rechtzeitig Kritik zu äußern – vielleicht staut sich der Ärger dann auf, und es kommt zu überstarken Wutausbrüchen. Möglicherweise reagiert man aufgrund früherer Verletzungen in bestimmten Situationen im Übermaß mit Kränkung und Rückzug. Derartige Verhaltensmuster gilt es aufzuspüren, sich bewusst zu machen und in einem schrittweisen Lernprozess zu korrigieren, selbständig oder im Rahmen einer Therapie.

Training sozialer Kompetenz

Die folgende Übersicht zeigt einige wichtige Momente eines selbstsicheren und sozial kompetenten Verhaltens. Sie könnten sich selbst hinsichtlich dieser und anderer Aspekte beobachten und Ihr Verhalten mit dem der anderen vergleichen. Sie könnten Freunde oder Angehörige ins Vertrauen ziehen und sie bitten, Ihnen bei den geplanten Verhaltensänderungen zu helfen – vielleicht sogar in Form des einen oder anderen Rollenspiels. Von Psychologen und Verhaltenstherapeuten wurden für wichtige Kompetenzbereiche spezielle Gruppentrainingsprogramme entwickelt, an denen man während einer Therapie, aber

**Bereiche selbstsicheren Verhaltens
(nach Kaluza 1996, S. 108)**

I.   Berechtigte Wünsche äußern und berechtigte Forderungen
     stellen

     Zum Beispiel:

     - Auskünfte erfragen
     - sich beschweren
     - auf etwas bestehen
     - jemanden um einen Gefallen bitten
     - etwas für sich oder andere verlangen
     - gegen Unrecht protestieren
     - Recht verlangen

II. Unberechtigte Forderungen oder Bitten abschlagen

     Zum Beispiel:

     - »nein« sagen
     - etwas ablehnen
     - etwas zurückgeben
     - aufdringliche Leute wegschicken
     - eine Bitte abschlagen
     - einen Vorschlag zurückweisen

III. Umgang mit Kritik – bewerten und bewertet werden

     Zum Beispiel:

     - Kritik offen äußern
     - berechtigte Kritik ertragen
     - Komplimente machen
     - Schwächen eingestehen
     - Lob annehmen
     - sich entschuldigen

IV. Kontaktverhalten

     Zum Beispiel:

     - ein Gespräch beginnen und aufrechterhalten
     - ein Gespräch beenden
     - auf Kontaktangebote reagieren

auch im Rahmen der öffentlichen Gesundheitsförderung teilnehmen
kann (soziale Kompetenz, Selbstsicherheit, Kommunikation etc.).

Auch in anderen Bereichen führen mangelnde Befähigungen zu
negativen Erfahrungen. Wer bestimmte berufliche Kompetenzen nicht
besitzt, wird an Arbeitsaufgaben scheitern oder Mobbing auf sich ziehen. All dies lässt schnell ein Gefühl des Überfordertseins aufkommen
und führt zu chronisch erhöhter Angstspannung.

Wer zudem lediglich über ein schwaches *Selbst* mit einem schwa-
chen Kernantrieb verfügt, kann die negativen primären Emotionen der

**Berufliche
Weiterbildung**

Versagenserfahrungen (z. B. Scham) nicht durch positive sekundäre Emotionen (»Wohlklänge aus dem inneren Klavier« bei faszinierender Beschäftigung) aufwiegen. Allgemeine *Selbst*schwäche und *Selbst*unsicherheit fördern außerdem das Versagen in den speziellen Kompetenzbereichen. Der Ausweg ist: Lernen, Komptenzerwerb – insbesondere berufliche Qualifizierungsmaßnahmen – und persönliches Wachstum nach den besprochenen Prinzipien (Stichworte: Wachstumskreis, Wachstumshaltung, Aufbau sekundärer Antriebe, Entwicklung eines starken Kernantriebs).

Im Flow hat die Angst keine Chance

Neben der Unterstützung durch Mitmenschen sind starke Selbstzweck-Motivationen auf der Grundlage sekundärer Antriebe die wichtigsten Anti-Angst-Mittel. Wer im beruflichen oder im freizeitlichen Bereich viele Inhalte hat, die ihn faszinieren, die ihn »in den Bann schlagen« und seine volle Konzentration auf sich ziehen, der wird oft im Flow aufgehen. Im Flow hat die Angst keine Chance: Positive Stimmigkeitsgefühle heben die Angst auf und in *Ich*vergessenheit können sich keine Teufelskreise aufschaukeln.

> ❗ Die *Ich*vergessenheit des Flow bewirkt immer auch eine *Problem*vergessenheit. Wer über Flow-Aktivitäten verfügt, kann diese bewusst und aktiv dazu einsetzen, einem sich anbahnenden Angstanfall vorzubeugen oder aus einem anhaltenden Angstzustand wieder herauszukommen.

Häufige Flow-Erfahrungen tragen zur Vorbeugung bzw. Beseitigung chronischer Angst- und Stressspannungen bei.

Entwaffnende Offenheit

Auch wenn es schwerfällt: Man sollte versuchen, sich selbst gegenüber ehrlich zu sein. Wenn es Defizite gibt – gestehen Sie sich diese ein, akzeptieren Sie sie und stehen Sie dazu. Einen Teil dieser Schwächen in persönlichem Wachstum auszugleichen, wird Zeit brauchen. Wie kann man aber kurzfristig und schnell an Stärke gewinnen? Jedenfalls nicht durch das Aufrichten von Mauern oder geschönten Fassaden. Dies führt nur wieder in Teufelskreise, über die wir hier aber nicht im Einzelnen sprechen wollen. Was kurzfristig wirklich Stärke verleiht, ist wieder eine Haltungsänderung: **von furchtsamer Verschlossenheit zu entwaffnender Offenheit**. Sicher gibt es Situationen, wo so etwas gefährlich ist, natürlich gibt es Gegner, die auf diese Weise nicht zu entwaffnen sind. Von den meisten Menschen aber wird es als Stärke empfunden und mit Hochachtung quittiert, wenn man authentisch auftritt und zu seinen Schwächen steht.

Die Ego-Brille ablegen

Setzen Sie Ihren primären Antrieb, der auf hohen sozialen Rang zielt, bewusst außer Kraft. Legen Sie die »Ego-Brille« ab. Sie sind sofort entspannter und viel weniger verletzlich, sobald Sie den Ehrgeiz aufgeben, immer und um jeden Preis eine gute Figur machen zu wollen. Mögen die Kleingeister doch lachen. An den Fürstenhöfen waren die

Hofnarren oft die klügsten und wertvollsten Menschen. Was man wirklich gewinnen will, muss man zuerst einmal loslassen. Auch dies ist wieder eine sehr wirkungsvolle paradoxe Strategie.

Sofern bei der Untersuchung durch den Hausarzt oder Facharzt Erkrankungen des Körpers oder des Gehirns als Ursache oder Mitursache der Angsterkrankung festgestellt wurden, hat eine fachgerechte Therapie dieser Erkrankungen zu erfolgen. Bei schweren Angststörungen kann ein **vorübergehender** Einsatz von psychisch wirksamen Medikamenten sinnvoll sein, der aber unbedingt durch eine Psychotherapie ergänzt werden sollte und unter ärztlicher Aufsicht erfolgen muss (▶ s. Abschn. »Zum Umgang mit Psychopharmaka« in Kap. 13).

Depressionen: die »Implosion« des *Selbst*

Wie Depressionen entstehen

Das Krankheitsbild der Depression

Herr von Alteisen
hat keine
Energie mehr

Was hat das alles eigentlich noch für einen Sinn? Verbunden mit Empfindungen wie Trostlosigkeit, trauriger Resigniertheit und innerer Leere stellt sich Herr von Alteisen diese Frage immer häufiger – viel zu häufig seit er vor 2 Jahren in den Vorruhestand entlassen wurde. Er hat das Gefühl, irgendwie den Kontakt zum Leben verloren zu haben. Es ist, als wenn ihn dieses merkwürdige Treiben nichts mehr anginge, als wenn das alles seine Bedeutung verloren hätte. Natürlich hat er immer mal wieder überlegt, was er mit seiner vielen Zeit anfangen könnte. Auch von Freunden kamen eine Menge Ratschläge: Fitnesscenter, Wanderverein, Reisen, ein kommunalpolitisches Engagement, Nutzung seiner reichen Berufserfahrung zum Artikelschreiben für ein Fachblatt usw. Aber wann immer er sich über einen dieser Vorschläge ernsthaft Gedanken machte – sofort sah und empfand er nur Negatives. Es hatte sich eine negative Weltsicht verfestigt. Überall entdeckte er nur Verfall, Degeneration und Verschlechterung. Und er sah keine Chance, diesen Niedergang aufzuhalten. Gab es nicht täglich neue Horrormeldungen in den Medien? Irgendwann hörte er auf Zeitungen zu lesen. Was er auch anfing, es machte ihm keine Freude mehr. Er zog sich zurück, wurde immer passiver. Seine Freunde empfanden ihn zunehmend als einen gereizten Nörgler und meldeten sich immer seltener. Herr von Alteisen litt unter dieser Entwicklung und machte sich Sorgen. Oft grübelte er über die Ursachen nach. Entweder gab er der Schlechtigkeit der Welt die Schuld, dann wieder hielt er sich selbst für einen totalen Versager. Seit dem Scheitern seiner Ehe vor 5 Jahren und dem Rauswurf aus der Firma war sein Selbstwertgefühl ohnehin stark angekratzt. Noch nicht 60, und schon beim alten Eisen. Aber auch die anderen Entwicklungen hatten eigentlich damals schon begonnen. Seine Frau hatte das soziale Leben organisiert und seit der Trennung war es immer einsamer um ihn geworden. Und auch in der Firma hatte er sich zunehmend unwohl gefühlt. Es ging immer weniger um die Qualität der Produkte und die Zufriedenheit der Kunden. Statt dessen nahm die Einführung neuer Computerprogramme wachsenden Raum ein und das Ausdenken von Tricks, die auf schnelle Gewinnsteigerungen abzielten. Hektik und Arbeitsdruck stiegen, Solidarität und Kollegialität dagegen wurden immer kleiner geschrieben. Im Grunde hatte Herr von Alteisen lange vor seinem »Rauswurf« innerlich gekündigt. Über die Jahre nahm der psychische Druck zu. Es gab Zeiten, in denen er sich in Angst- und Verzweiflungszustände hineinsteigerte und ebenso fieberhaft wie erfolglos nach einer Lösung suchte. In den letzten Monaten allerdings überwogen Stimmungen von Niedergeschlagenheit, Hoffnungslosigkeit und Apathie. Oft wälzte sich Herr von Alteisen schlaf- und ruhelos im Bett. Er fühlte sich müde und antriebslos, seine Konzentrations- und

Merkfähigkeit nahmen ab. Immer häufiger litt er unter Kopfschmerzen, ohne dass die Ärzte bisher etwas hätten finden können. Wenn das so weiterginge, fürchtete er, könnte der manchmal aufkeimende Wunsch, einfach Schluss zu machen, gefährlich an Kraft gewinnen.

Die Geschichte des Herrn von Alteisen ist ein typischer Fall der Entstehung einer Depression (genauer gesagt einer »neurotischen Depression«). Das Wesen dieser Störung besteht in einem **Mangel an positiver emotionaler Energie**. Hierfür gibt es prinzipiell zwei Ursachen, die zumeist aber in Kombination vorliegen: eine zu geringe Energieproduktion durch die primären und sekundären Antriebe bzw. ein zu großer Verbrauch an positiver Energie durch Belastungen und negative Emotionen. Eine Depression kann relativ plötzlich durch Überlastung ausgelöst werden, etwa im Zusammenhang mit kritischen Lebensereignissen. Oft beginnt sie aber schleichend. Gleich zu besprechende Prozesse der Entfremdung führen zu einem allmählichen Schrumpfen der Antriebe, und bald werden die normalen Alltagsanforderungen als Überlastung erlebt. Auch bei der Depression gibt es Momente der Selbstverstärkung – auf die entsprechenden Teufelskreise werden wir gleich eingehen.

Mangel an positiver Lebensenergie

Während bei der Angst das *Selbst* von einem »explodierenden« *Ich* erdrückt wird, fällt bei der Depression das *Selbst* in sich zusammen (»Implosion«), weil die Antriebe schrumpfen. Die tätige Wechselwirkung mit der Umwelt ist gestört und das persönliche Wachstum kommt deshalb zum Erliegen. Dabei ist der Übergang zwischen beiden Störungsformen fließend und oft existieren beide gleichzeitig und verstärken sich wechselseitig. Ein chronischer Angstdruck kann das *Selbst* zum Einsturz bringen und in einer Depression verebben. Und im Verlauf einer Depression kann das *Ich* sich zwischenzeitlich in Verzweiflung aufbäumen und einen hohen Angstdruck entwickeln.

Das Schrumpfen der Antriebe bewirkt einen Zusammenfall des *Selbst*

Wichtige Symptome der Depression wurden in der Leidensgeschichte des Herrn von Alteisen genannt – ◘ Tabelle 8.1 systematisiert weitere mögliche Beschwerden (die sich z. T. aber nur bei schwerergradigen Depressionen voll ausprägen). Auch die Symptome einer Depression können durch Erkrankungen des Körpers oder des Gehirns verursacht werden. Dies zu erkennen bzw. auszuschließen ist Sache des Hausarztes in Zusammenarbeit mit den entsprechenden Fachärzten. Besonders schwere Formen von Depression (die sog. »endogenen Depressionen«) werden wahrscheinlich durch Veränderungen des Gehirnstoffwechsels entscheidend mitverursacht, möglicherweise auf der Grundlage einer genetischen Veranlagung. Sie neigen dazu, wiederholt in Phasen aufzutreten. In diesen Fällen ist in der Regel neben einer Psychotherapie der Einsatz von Medikamenten (Antidepressiva) unter Kontrolle des Facharztes erforderlich (▶ s. Abschn. »Zum Umgang mit Psychopharmaka« in Kap. 13).

»Endogene Depressionen«

◨ Tabelle 8.1. Symptome depressiver Erkrankungen		
Körper	**Gefühle/Gedanken**	**Verhalten**
Schlafstörungen (v. a. Durchschlafstörungen)	Niedergeschlagenheit/ Traurigkeit/ Hoffnungslosigkeit/ Verzweiflung	Allgemeine Verlangsamung, Hemmung und Neigung zu Inaktivität (seltener hektisches Getriebensein)
Konzentrations- und Gedächtnisstörungen	Antriebslosigkeit	Gebückte Körperhaltung, düster-starre Gesichtszüge
Müdigkeit/ Erschöpfung	Gefühl der Gefühllosigkeit/»innere Versteinerung«/Leere	Häufiges Weinen
Appetitlosigkeit und Gewichtsverlust (seltener Gewichtszunahme durch »Frustessen«)	Unfähigkeit, sich zu freuen	Vermeidung von Blickkontakt
	Interesse- und Sinnverlust	Leise Stimme
Verlust des sexuellen Interesses	Innere Unruhe und Ängste	Entscheidungsunfähigkeit, Zögerlichkeit und Unsicherheit im Verhalten
Ausbleiben der Regelblutung	Schuldgefühle/ Selbstvorwürfe	Sozialer Rückzug
Verstärktes Schmerzerleben und funktionelle körperliche Beschwerden in allen möglichen Bereichen (z. B. Verstopfung)	Gefühl der Wertlosigkeit Pessimismus/Grübeln Negative Sicht der eigenen Person, der Umwelt und der Zukunft Selbstmordgedanken	

8

Mangel an primärer Gefühlsenergie

Das Schrumpfen der primären Antriebe

Gehen wir nun den psychosozialen Ursachen von Depressionen im Einzelnen nach. Beginnen wir beim Schrumpfen der primären Antriebe. Unser primäres System ist angepasst an die Lebensbedingungen unserer Vorfahren. Es ist darauf ausgelegt, Jäger- und Sammlergruppen in der Steinzeit lebenslang genügend Verhaltensenergie zu liefern. Unter den damaligen Bedingungen wurden die meisten der menschlichen Primärantriebe sehr häufig gespannt und wieder entspannt: Hunger/Sättigung, Bedrohung/Gerettetwerden, Helfen/Geholfenwerden, offen erkennbarer Misserfolg/Erfolg, soziale Missachtung/Anerkennung, sozialer Fall/Aufstieg, Trennung/Wiedersehen von geliebten

Menschen – all dies vollzog sich mit hoher Dynamik, und genau
diese Dynamik ist es, die die Energie aus den primären Antrieben frei-
setzt. In unseren modernen Groß- und Wohlstandsgesellschaften allerdings ist diese natürliche Dynamik weitgehend aufgehoben. Ein Teil
unserer primären Antriebe wird nicht mehr gespannt, weil die dazugehörigen Bedürfnisse ständig auf hohem Niveau befriedigt werden.
Bei vielen Menschen betrifft dies die Konsum- und Sicherheitsbe-
dürfnisse.

Wie besprochen, setzt dann aber Gewöhnung ein. Der Gewinn an
Lustenergie nimmt ab, es stellen sich Langeweile und Überdruss ein.
Für viele Menschen im »Mittel- und Unterbau« der Gesellschaft hat
sich die soziale Dynamik verlangsamt und ihren individuellen Charakter verloren: Der Einzelne geht in der Masse auf und sein Beitrag
zum Erhalt der Gesellschaft ist nur als Normprodukt gefragt: Weder
kann der Nutzen vieler Arbeiten unmittelbar wahrgenommen werden,
noch findet ihre individuelle Qualität soziale Anerkennung. Viele Menschen verbleiben über Jahre oder gar Jahrzehnte in der gleichen sozialen Position. Auch hier also Routine, tötendes Gleichmaß und Überdruss.

**Gewöhnung
und Überdruss**

In anderen wichtigen Bereichen dagegen werden die Primärbe-
dürfnisse vieler Menschen schlecht oder gar nicht befriedigt. Die dazugehörigen primären Antriebe werden nicht mehr entspannt und
schrumpfen schließlich, weil entweder die Auslöser fehlen oder eine
»reflexive Blockierung« erfolgt. Dies betrifft vielfach das Bedürfnis
nach intensiven und tiefgehenden menschlichen Beziehungen. In
unseren anonymen Großgesellschaften greifen soziale Isolierung und
Vereinsamung um sich. Der Single-Haushalt ist in vielen deutschen
Großstädten inzwischen zur häufigsten Haushaltsform avanciert.
Großfamilien und Familien zerfallen, Alterseinsamkeit breitet sich
aus. Der wachsende Konkurrenzdruck verführt zum ständigen Blick
durch die Ego-Brille: Mache ich eine gute Figur? Bin ich besser als
der andere? Natürliche soziale Verhaltensimpulse werden dadurch
blockiert (»reflexive Blockierung«). Der Schein wird wichtiger als das
Sein. Man verschließt sich, um sich keine Blöße zu geben. Dort, wo man
auf andere Menschen trifft – im Betrieb, im Fitnesscenter oder im
Angelverein – geraten die Beziehungen oft oberflächlich und unver-
bindlich. Dies liegt auch an einem Mangel an verbindenden, existenziell
bedeutsamen Zielen. Man wird heute nicht selten belächelt, wenn
man sich für Dinge engagiert, die sich von traditionellen Werten und
Idealen herleiten. Zustimmung erntet der, der schnellen Lustgewinn
sucht oder verspricht.

Soziale Vereinzelung

Mangel an Sinn

Kurzum, unser soziales Leben hat sich in vielen wichtigen Aspekten unserer Natur entfremdet. Aus dieser primären Entfremdung erwächst die Gefahr, dass unsere primären Antriebs- und Energiequellen versiegen und damit der Entwicklung einer Depression Vorschub
leisten.

Primäre Entfremdung

Mangel an sekundärer Gefühlsenergie

Sekundäre Entfremdung: das sinnentleerte Eigenleben sozialer Systeme

Aber auch im sekundären Bereich ist ein Prozess der Entfremdung zu verzeichnen. Je umfangreicher die Apparate gesellschaftlicher Einrichtungen werden, desto häufiger entwickeln sie ein Eigenleben, das sich oft recht weit von ihren ursprünglichen Zielen und Zwecken entfernt. So ist das Medizinalsystem ursprünglich entstanden, um kranke Menschen zu heilen. Heute ist der Arzt einen großen Teil seiner Zeit mit komplizierten technischen Apparaten beschäftigt oder aber mit Verwaltungs- und Abrechnungsarbeiten. Für das Gespräch mit dem Kranken bleibt immer weniger Zeit. Die Börse wurde geschaffen, um das Geld und die Unternehmer zusammen zu bringen mit dem Ziel, die Möglichkeiten der materiellen Wertschöpfung zu verbessern. Heute sind die Börsianer einen großen Teil ihrer Zeit mit internen Spekulationsgeschäften befasst, die im Endeffekt nicht selten große Werte vernichten. Die Politik ist entstanden aus der Notwendigkeit, die Lebensbedingungen der menschlichen Gemeinschaft vorausschauend positiv zu gestalten. Heute sind Politiker in hohem Maße mit politikinternen Querelen beschäftigt und oft werden aus partei- oder wahltaktischen Erwägungen heraus suboptimale Entscheidungen getroffen.

Systemzwänge

Dieses Eigenleben großer sozialer Apparate verbindet sich mit einer wachsenden Eigenmacht: Es entstehen »Systemzwänge«, denen sich der Einzelne nur um den Preis seiner Existenz entziehen könnte. »Publish or perish« – so ein geflügeltes Wort aus dem Wissenschaftsbetrieb: Publiziere oder stirb. Auch der Wissenschaftler hat immer weniger Zeit, sich um nützliche neue Entdeckungen zu bemühen. Vielmehr geht es darum, möglichst viele Zeitschriftenartikel zu verfassen, denn überwiegend daran wird sein »Erfolg« bemessen. In hohem Maße ist es diese Eigenmacht, die die Entwicklung sozialer Prozesse steuert, und nicht die Weisheit von Führungskräften: Geschichte ist zwar das Resultat menschlicher Handlungen, nicht aber das Ergebnis menschlicher Absichten. Und natürlich tragen diese sozialen Mechanismen auch zur Entstehung von Ungleichheit in der Verteilung von Macht, Wohlstand und Popularität bei. Ungerechtigkeiten gehen also nur zum Teil auf die böse Absicht von Einzelpersonen zurück. Erscheinungen dieser Art finden sich mehr oder weniger in jedem wachsenden Unternehmen, in jeder wachsenden Behörde, in jedem Gesellschaftssystem.

Wachsende Ohnmacht des Einzelnen

Wenn junge Menschen auf das Leben losgehen, sind sie voller Ideale: Menschen helfen, die Zukunft gestalten, große, nützliche Leistungen vollbringen. Das Erwachsenwerden gerät dann oft zu einem Prozess einer fortgesetzten, schleichenden Desillusionierung: Man ahnt, spürt und erkennt immer stärker Eigenleben und Eigenmacht der sozialen Systeme. Oft resultiert hieraus ein zunehmendes Empfinden von Nutzlosigkeit, Ohnmacht, Ungerechtigkeit und Sinnverlust.

Das psychische Wachstum stagniert

Dies aber unterbricht die Kreise des Wachstums. Um die emotionale Durststrecke zu überwinden, müssen wir uns wie besprochen fremdzweckmotivieren. Und dabei spielen fast immer auch die Ideale von Wirksamkeit und Nützlichkeit eine Rolle. Kaum jemand quält sich doch ausschließlich wegen primitiv-materieller Motive durch eine Ausbildung oder ein Studium. Wer glaubt, nutzlos und ohnmächtig zu sein, kann nicht mehr persönlich wachsen und sekundäre Antriebe aufbauen. Und auch der »Betrieb« schon bestehender sekundärer Antriebe ist unter diesen Umständen oft beeinträchtigt. Damit sekundäre Antriebe Energie liefern, müssen wir erst einmal Aktivierungsenergie hineinstecken. So viel Freude uns eine anspruchsvolle und schwierige Arbeit auch macht, wenn sie einmal läuft und gelingt – wir müssen uns doch immer wieder ein wenig dazu überwinden, von der Couch aufzustehen, um sie in Gang zu setzen. Sollten wir erkennen müssen, dass diese Arbeit völlig nutzlos ist, würde es uns ziemlich schwer fallen, diese Anschubenergie aufzubringen.

Zunächst werden wir also durch die wachsenden sozialen Systeme von unserer Natur entfremdet und dann entfremden sich diese sozialen Systeme von uns. Diese primären und sekundären Entfremdungsprozesse schreiten weltweit in der Tendenz fort. Sie schaffen Bedingungen, unter denen die primären und sekundären Energiequellen vieler Menschen immer spärlicher sprudeln. Wahrscheinlich ist das die Hauptursache für die weltweite Zunahme depressiver Erkrankungen unter Einbezug immer jüngerer Altersgruppen. In Deutschland sterben jährlich etwa 12.000 Menschen von eigener Hand – eineinhalbmal so viele wie bei Verkehrsunfällen. Und die Zahl der Selbstmord**versuche** liegt um den Faktor 10 darüber. Bei den unter 25-Jährigen ist der Freitod inzwischen die zweithäufigste Todesursache.

Fortschreitende Entfremdung führt weltweit zur Zunahme depressiver Erkrankungen

Die hier nur grob skizzierten Entfremdungsprozesse sind in erster Linie gesellschaftliche Probleme, die in den Verantwortungsbereich der Politik fallen. Es ist nicht die Aufgabe eines medizinischen Ratgebers, hierauf näher einzugehen oder gar Lösungsvorschläge zu unterbreiten. Vielmehr werden wir der Frage nachzugehen haben, wie wir unser individuelles Selbstmanagement gestalten müssen, um **trotz** der geschilderten gesellschaftlichen Bedingungen gesund zu bleiben oder unsere Gesundheit wiederzuerlangen.

Gesund bleiben trotz ungünstiger Bedingungen

Die Teufelskreise der Depression

Die durch das Versiegen der Antriebe entstehende negative Energiebilanz ist der Nährboden, aus dem nun die Teufelskreise der Depression erwachsen – ◘ Abb. 8.1 zeigt wieder die drei wichtigsten.

Je weniger positive Energie wir haben, desto eher erleben wir überhöhte, normale und später dann auch geringe Alltagsbelastungen als Überforderungen, die Stress erzeugen: Hektik und Leistungsdruck im Job, Mobbing, Streit und Konflikte in der Familie, Ärger mit den Behörden, das Quengeln der Kinder, die ewig wiederkehrenden und immer

Teufelskreise: Schonung und Schrumpfen der Antriebe verstärken sich

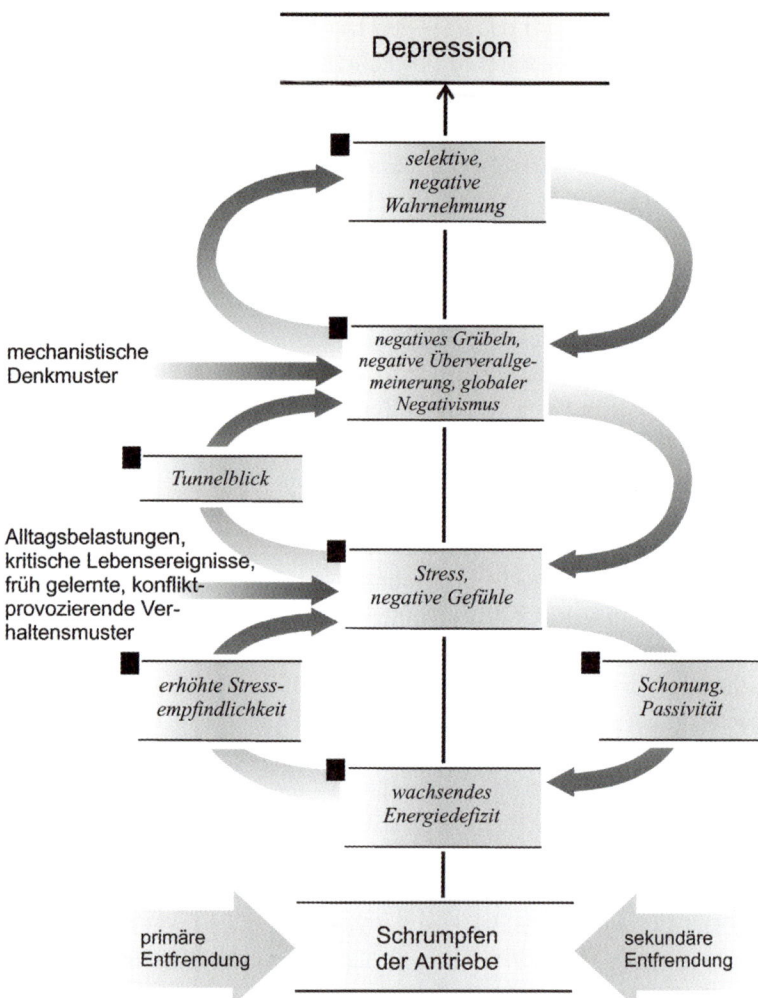

◻ Abb. 8.1. Die Entstehung von Depressionen.
Auf ein wachsendes Energiedefizit infolge einer Schrumpfung der Antriebe als Disposition pfropfen sich Teufelskreise auf. Zum Schrumpfen der Antriebe führen Prozesse einer primären Entfremdung (unsere moderne Lebenswelt passt immer weniger zum Anforderungsprofil unserer primären Bedürfnisse) und einer sekundären Entfremdung (wachsende Ohnmacht gegenüber der sinnentleerenden Eigengesetzlichkeit komplexer sozialer Systeme)

gleichen Besorgungen und Hausarbeiten. Daraus entsteht zum ersten die Tendenz, sich zu entlasten, was bei wirklicher Überlastung auch richtig ist. Wenn man sich aber von normalen oder schon eingeschränkten Alltagsanforderungen entlastet, führt dies in die Passivität. Und in diesem Zustand schrumpfen die Antriebe noch weiter und liefern noch weniger Energie.

Stress und negatives Grübeln verstärken sich

Zum Zweiten erzeugt der Stress den besprochenen »Tunnelblick«: Eine Verengung und Vereinfachung der höheren geistigen Leistungen. Wenn man merkt, dass man normalen Alltagsanforderungen nicht mehr gerecht wird, kommt es zu Selbstzweifeln – es beginnt ein Grübeln, bei dem man sich selbst und seine Zukunft sehr negativ bewertet. Durch die Gedankeneinengung fährt man sich in diesen Themen fest, steigert sich in Angst, Ärger und Traurigkeit hinein, was den Stress nur weiter verstärkt.

Der dritte Teufelskreis schließlich entsteht durch das Streben unserer Psyche nach Passung. Wenn man negative Gedanken und Gefühle im Kopf hat, lässt man nur noch negative Wahrnehmungen und Interpretationen zu. Wo immer sich das Risiko eines Scheiterns abzeichnet, wird die Möglichkeit zur unausweichlichen Gewissheit. Was immer in der Welt geschieht, wird jetzt in seiner negativsten Interpretation gesehen. Selbst aufrichtige Anerkennung wird noch als Heuchelei empfunden, mit der der Lobende nichts als intrigante Ziele verfolgt. So wird nun auch die Umwelt negativ wahrgenommen und bewertet, was das negative Grübeln bestätigt und verstärkt. Aus der stressbedingten Vereinfachung des Denkens heraus pfropft sich dem nun noch eine negative Überverallgemeinerung auf: Nicht nur das laufende Projekt wird scheitern, sondern **alles** wird scheitern. Nicht nur der eine Lobende ist ein Heuchler, sondern **alle** Menschen sind schlecht usw. Es resultiert ein globaler Negativismus: Alles ist nichts. Natürlich wird dies durch vorbestehende Muster eines mechanistischen Denkens begünstigt und verstärkt.

Derartige Systeme vernetzter Teufelskreise führen in eine Abwärtsspirale, an deren Ende im Extremfall völlige Apathie und Bettlägerigkeit stehen.

Grübeln und negative Weltsicht verstärken sich

Die Behandlung von Depressionen

Akzeptanz

Ein erster und wichtiger Schritt ist wieder die Akzeptanz, dass man ein Problem hat. Nehmen Sie Ihr Problem an – es ist eine Chance zu wachsen und Ihrem Leben mehr Tiefe und Qualität zu geben. Es ist eine Chance, Fähigkeiten zu entwickeln, die Ihnen in späteren Problemlagen von existenziellem Nutzen sein könnten. Machen Sie sich immer wieder klar, dass Ihr Problem nicht von heute auf morgen lösbar ist, dass Sie Geduld brauchen. Ungeduldiges Dagegenankämpfen und ständiges Herumgrübeln führt nur zu einer Verschlimmerung der Probleme. Entscheidend ist: Auch in einer depressiven Stimmungslage ist und bleibt man handlungs- und lebensfähig, wenn auch eingeschränkt. Denken Sie an die Geschichte von den Zwergen und Riesen: Auch mit kleinen Schritten lässt sich jedes Ziel erreichen, wenn man weiß, wo es lang geht.

Auch in depressiver Verstimmung bleibt man handlungsfähig

Schnelle Verbesserung der Energiebilanz

**Den Handlungs-
spielraum erweitern:
Entlastung**

Im zweiten Schritt sollte man nach schnell wirksamen Maßnahmen zur Verbesserung der Energiebilanz suchen, um seinen Handlungsspielraum kurzfristig zu erweitern. Dazu gehört einerseits, sich von energiezehrenden Aktivitäten zu entlasten, die man als unangenehm erlebt: nervende Nebenverpflichtungen absagen; zu Menschen, mit denen man im Streit liegt, eine Zeitlang den Kontakt unterbrechen; übertriebenen Hausputz reduzieren; den Keller nicht in diesem, sondern erst im nächsten Jahr aufräumen; mit Angehörigen oder Freunden reden, um bestimmte Aufgaben zumindest zeitweilig zu delegieren; die besprochenen Stressmanagement-Methoden einsetzen, um notwendige Verpflichtungen als weniger belastend zu empfinden, etc.

Genießen

Andererseits gilt es, schnell verfügbare Genussquellen anzuzapfen: einen Kurzurlaub machen, sich einen lang gehegten Konsumwunsch erfüllen, mal wieder richtig ausschlafen, wieder regelmäßig das Saunaparadies besuchen, gut Essen gehen, einer guten Freundin das Herz ausschütten, sich jeden Abend eine Mußestunde einräumen, in der man tun kann, was man will: ein spannendes Buch lesen, Musik hören, Zeitschriften lesen, Schokolade essen etc. Sollten Sie damit Schwierigkeiten haben – vielleicht helfen Ihnen die »Acht Gebote des Genießens« (▶ s. folgende Übersicht).

8

Die »Acht Gebote des Genießens« (nach Kaluza 1996, S. 159)

1. Gönne dir Genuss
Viele Menschen haben Hemmungen, ein schlechtes Gewissen oder schämen sich, wenn sie sich selbst etwas Gutes tun. Vielleicht weil sie in ihrer Kindheit entsprechende Verbote von ihren Eltern bekommen haben, können sie sich selbst heute keinen Genuß erlauben. Hier kommt es darauf an, sich über unnötig gewordene Genussverbote klar zu werden und diese fallen zu lassen.

2. Nimm dir Zeit zum Genießen
Das klingt banal, ist aber eine ganz wichtige Voraussetzung für das Genießen. Genuss geht nicht unter Zeitdruck – aber manchmal genügt schon ein Augenblick.

3. Genieße bewusst
Wer viele Dinge gleichzeitig tut, wird dabei kaum genießen können. Wollen Sie Genuss erleben, dann müssen Sie die anderen Tätigkeiten ausschalten und sich ganz auf diesen besinnen. Genuss geht nicht nebenbei.

4. Schule deine Sinne für Genuss

Genießen setzt eine fein differenzierte Sinneswahrnehmung voraus, die sich durch Erfahrung gebildet hat. Beim Genießen kommt es auf das Wahrnehmen von Nuancen an. Es gilt hier, die eigenen Sinne zu schärfen.

5. Genieße auf deine eigene Art

Das weiß auch der Volksmund: »Was dem einen sin Uhl ist, ist dem anderen sin Nachtigall«. Genuss bedeutet für jeden etwas anderes. Hier kommt es darauf an, herauszufinden, was einem gut tut und – genauso wichtig – was einem nicht gut tut und was einem wann gut tut.

6. Genieße lieber wenig, aber richtig

Ein populäres Missverständnis über Genießen ist, dass derjenige mehr genießt, der mehr konsumiert. Für den Genuss ist jedoch nicht die Menge, sondern die Qualität entscheidend. Ein Zuviel wirkt auf die Dauer sättigend und langweilend. Wir plädieren deshalb dafür, sich zu beschränken, nicht aus Geiz oder aus falscher Bescheidenheit, sondern um sich das jeweils Beste zu gönnen.

7. Überlasse deinen Genuss nicht dem Zufall

Eine Redensart besagt, dass man die Feste feiern soll, wie sie fallen. Das Zufällige, Spontane, Unerwartete bringt häufig einen ganz besonderen Genuss. Es erscheint jedoch nicht günstig, den Genuss alleine dem Zufall zu überlassen. Im Alltag wird es oft nötig sein, Genuss zu planen, d.h., die Zeit dafür einzuteilen, die entsprechenden Vorbereitungen zu treffen, Verabredungen zu vereinbaren usw.

8. Genieße die kleinen Dinge des Alltags

Genuss ist nicht immer zwangsläufig etwas ganz Außerordentliches. Vielmehr gilt es, Genuss im normalen Alltag zu finden – in kleinen Begebenheiten und alltäglichen Verrichtungen. Wer sich selbst im Alltag innerlich dafür offen hält, kann eine Vielzahl von Quellen für angenehme Erlebnisse gerade auch im alltäglichen Leben entdecken.

Problemanalyse und Erarbeitung langfristiger Lösungen

Primäre Gefühlsenergie mobilisieren

Ihr individuelles Antriebs- und Talentprofil herausfinden

Der dritte Schritt besteht dann darin, den gewonnenen Handlungsfreiraum für eine sorgfältige Ursachenanalyse zu nutzen, um langfristige Lösungsstrategien zu erarbeiten.

Beginnen wir auf der primären Ebene. Hier wären folgende Fragen zu stellen: Kenne ich meine primären Bedürfnisse und Wünsche? Zum einen sollten Sie darüber Bescheid wissen, welche primären Antriebe aus dem Tierreich auf uns Menschen überkommen sind und wie sie im Grundsatz funktionieren. Einführendes hierzu wurde in diesem Buch besprochen. Es wartet eine Menge gut geschriebener, weiterführender Literatur auf Sie, die Ihnen helfen kann »Ihre Natur« weitergehend zu ergründen (▶ s. Literaturauswahl: z. B. Wright 1996; Wuketits 1997; Paul 1998; Hansch 2002). Da das Stärkenprofil der primären Antriebe bei jedem Menschen unterschiedlich geformt ist, geht es im nächsten Schritt um die Frage: Welche primären Bedürfnisse und Wünsche sind bei mir besonders ausgeprägt und welche nicht? Die gleichen Fragen sind dann auch noch einmal in Bezug auf Ihre Fähigkeiten und besonderen Talente zu stellen. Unter Umständen können hierbei spezielle psychologische Testverfahren hilfreich sein (▶ s. Literaturauswahl: Buckingham u. Clifton 2002; Huhn u. Backerra 2003).

Die Lebenssituation Ihrem Primärprofil anpassen

Im Weiteren ist zu klären, ob Ihre private und berufliche Lebenssituation sowie die Art Ihrer Lebensführung dem Profil Ihrer Bedürfnisse und Talente entspricht. Welche Veränderungen könnten sinnvoll sein?

Sie sind ein geselliger Typ, leben aber zurückgezogen? Vielleicht sollten Sie in eine WG ziehen oder eine Familie gründen? Leben Sie auf dem Lande, obwohl Sie ein »Stadtmensch« sind, oder fehlt Ihnen als Großstädter die Natur? Ein Umzug könnte sich lohnen. Arbeiten Sie in untergeordneter Position, obwohl Sie sich eigentlich als »Alpha-Tier« fühlen, d. h. als Mensch mit einem hohen sozialen Ranganspruch? Daran wäre an sich nichts Schlechtes und Sie sollten zu Ihrer Natur stehen. Sie könnten dann bewusster und souveräner mit ihrem »Führungstrieb« umgehen und langfristig die Voraussetzungen schaffen, ihm auch gerecht zu werden. Vielleicht sollten Sie Ihre Kräfte für einige Jahre auf Ihr berufliches Fortkommen konzentrieren. Sind Sie sich Ihrer Wünsche im Bereich Partnerschaft und Sexualität bewusst? Wie wäre es mit einem offenen Gespräch und einigen »Beziehungsexperimenten«? Als risikobereiter oder kontaktfreudiger Mensch sollten Sie nicht in einem Archiv versauern; als eher in sich gekehrter Typ wären Sie im Verkaufsaußendienst am falschen Platz und als sehr sicherheitsbedürftiger Mensch

Reflexive Blockierungen lösen

müssen Sie nicht als Minenräumer oder Testpilot gegen Ihre Natur ankämpfen. Vielleicht ist es Zeit, über eine Umschulung nachzudenken.

Gibt es primäre Antriebe, die nicht rechtzeitig eingeübt wurden, mit denen Sie traumatische Erfahrungen gemacht haben oder die reflexiv blockiert sind? Sind Sie vielleicht bei einer ersten vorsichtigen Annäherung an das andere Geschlecht sehr verletzt worden? Haben Sie danach eine große Schüchternheit und Angst in diesen Dingen entwickelt und dann irgendwann begonnen, sich Ihre Single-Existenz schönzureden? Dann könnte es sinnvoll sein, diese Position in Frage zu stellen, innere Haltungen zu ändern und vorsichtig aber beherzt aktiv zu werden. Haben Sie als Frau die Kinder der Karriere geopfert oder umgekehrt? Lange ist es Ihnen gelungen wider Ihre wahren Bedürfnisse anzureden, beginnen aber nun zu ahnen, dass dies ein Fehler war? Vielleicht ist es noch nicht zu spät für eine Korrektur.

Gibt es primäre Bedürfnisse, die keine Lust mehr spenden, weil sie »übersättigt« sind? Dann ist bewusste Enthaltsamkeit angesagt. Üben Sie die Kunst des einfachen Lebens und der Genuss wird wiederkehren. Kaum ein Ort wäre für den Einstieg geeigneter als ein Kloster – es gibt genügend kommerzielle Angebote für entsprechende Kurzaufenthalte.

Askese bei primärer Übersättigung

Oder haben Sie auch primäre Bedürfnisse, die Sie mangels Gelegenheit nicht »ausleben« können, obwohl Sie das eigentlich wollten? Geht es vielleicht auch Ihnen mit dem Bedürfnis nach menschlichen Beziehungen so? Dann sollten Sie versuchen, sich zu überwinden, und die vielfältigen Möglichkeiten nutzen die es gibt. Das beginnt schon beim freundlichen Gruß und netten Geplauder im Hausflur oder in der Betriebskantine. Achten Sie einmal darauf, wie wohltuend und energiespendend es sein kann, wenn Sie von einem Menschen freundlich gegrüßt und offen angelächelt werden. Wenn Sie auf andere Menschen in dieser Weise zugehen, haben Sie gute Chancen, ein entsprechendes Echo zu erhalten. Natürlich ist das nicht einfach, wenn man gerade mit einer Depression kämpft. Aber manchmal geht es einem ja auch besser und der erste Schritt darf durchaus auch einmal das Resultat einer bewussten Willensanstrengung sein. Nach zwei oder drei unverbindlichen Kurzgesprächen ergibt sich vielleicht die Möglichkeit, irgendeine gemeinsame Unternehmung zu verabreden. Legen Sie dabei bewusst die Ego-Brille ab und machen Sie sich klar, dass es ganz normal ist, bei solchen Gelegenheiten immer wieder einmal abschlägig beschieden zu werden. Verstehen Sie das nicht als Abwertung Ihrer Person – denken Sie einfach daran, wie oft Sie selbst in ähnlichen Situationen schon ablehnend reagiert haben, aus ganz persönlichen Gründen, ohne dass das etwas mit Ihrem Gegenüber zu tun hatte.

Strategien gegen die Einsamkeit

Verbinden Sie Ihren Wunsch nach mehr sozialem Kontakt mit der Entwicklung von Hobbys, Interessen und Engagements: Fitnesscenter, Tennisverein, Joga-Gruppe, eine Selbsthilfegruppe, ein lokalgeschichtlicher Arbeitskreis, eine kommunalpolitische Bewegung, die Ortsgruppe einer Partei, ein ehrenamtlicher Einsatz für ein bestimmtes Projekt usw. Im Zweifel kann der Blick in den Anzeigenteil eines Stadtmagazin helfen, und auch Sie selbst können hier natürlich eine Annonce aufgeben.

Sollten Sie auf der Suche nach einem Lebenspartner sein – legen Sie alte Vorurteile ad acta und gehen Sie auch hier neue Wege. Je mehr wir uns selbstverwirklichen und dabei individualisieren, desto unwahrscheinlicher wird es, dass wir einem wirklich passenden Partner per Zufall begegnen. Nichts spricht dagegen, es mit einer seriösen Partnervermittlung, einer Anzeige oder einem entsprechenden Forum im Internet zu versuchen.

Beziehungen differenziert und flexibel gestalten

Oder spenden Ihre Beziehungen deshalb keine Positivenergie (bzw. erzeugen sogar Negativenergie), weil Sie im Streit liegen? Springen Sie über Ihren Schatten, tun Sie den ersten Schritt und versuchen Sie, die Konflikte zu lösen. Machen Sie sich klar, dass wir Menschen widersprüchliche Wesen sind, weder engelsgut noch durchweg schlecht. In Form der primären Antriebe trägt jeder seinen »inneren Schweinehund« mit sich herum. Mancher handelt schlecht, weil er nicht die Kraft hat, sich gegen die besprochenen »Systemzwänge« zu wehren. Akzeptieren Sie, was geschehen ist, und seien Sie zu Vergebung und Versöhnung bereit. Denken Sie auch immer wieder an ◘ Abb. 4.3 – jeder hat seine eigene Betrachtungsperspektive und sieht die Dinge anders. Erläutern Sie Ihre Sichtweise und versuchen Sie aufrichtig, sich in die Situation des anderen einzudenken. Vieles was uns im ersten Moment ungeheuerlich erscheint, wird dann zumindest ein Stück weit nachvollziehbar – und schon öffnet sich die Tür zum Verzeihen einen Spaltbreit. Seien Sie aber auch konstruktiv selbstkritisch, ohne in einen Mechanismus ständiger Selbstbeschuldigung zu verfallen. Haben Sie einen Fehler gemacht? Schleppen Sie Verhaltensgewohnheiten mit sich herum, die immer wieder zu Konflikten führen? Entwickeln Sie die Fähigkeit, Fehler zuzugeben und sich zu entschuldigen.

Kulturelle Ersatzbefriedigungen

Damit sind wichtige Wege skizziert, die primäre Entfremdung aufzuheben und unseren primären Antrieben wieder mehr positive Lebensenergie zu entlocken. Darüber hinaus dienen viele Kulturtechniken im Kern diesem Ziel: Abenteuerurlaub und Extremsportarten, Abenteuerromane, Krimis oder Liebesfilme. Hier geht es nicht um die Befriedigung intellektueller oder künstlerischer Bedürfnisse. Nach immer wiederkehrenden Mustern werden unsere primären Antriebe gespannt und entspannt, so wie es sich im Leben unserer Vorfahren ergab: in Gefahr geraten und gerettet werden; einem Verrat anheim fallen, in letzter Minute treuen Beistand finden und den Bösewicht zur Strecke bringen; Trennungsschmerz und Wiedersehensfreude. Sollten Sie ein Opus dieser Art allein genießen – versuchen Sie nicht, Schluchzen und Tränen zu unterdrücken. Es geht einem danach wirklich besser. Lassen Sie aber über die Nutzung solcher Möglichkeiten die Auseinandersetzung mit der Realität nicht zu kurz kommen, flüchten Sie nicht dauerhaft in Scheinwelten.

Weiterführende Klärung anstreben

Eine weitgehende Klärung der zu Beginn dieses Abschnitts angesprochenen Fragen kann schwierig sein und Zeit benötigen. Manch einer muss sich hierzu erst einmal in der Kunst einer reflektierten Selbstbeobachtung üben. Manch ein Lösungsversuch wird keinen direkten Erfolg bringen, kann aber als ein lehrreiches Experiment bei der Annäherung an das eigene *Selbst* gesehen werden. Psychologisches Grundwissen, insbesondere aus der Evolutionspsychologie kann man sich aus Büchern aneignen. Fragen Sie auch immer einmal wieder Angehörige oder Freunde, welche Eigenschaften, Stärken und Schwächen sie an Ihnen wahrnehmen. Von Psychologen wurden Persönlichkeitstest entwickelt, die über Charakterveranlagungen oder berufliche Eignungen Auskunft geben. Und nicht zuletzt ist ein solches Bewusstmachen verborgener Bedürfnisse, Wünsche und Beziehungsmuster ein Schwerpunkt der Psychoanalyse.

Sekundäre Gefühlsenergien mobilisieren

Nun zur sekundären Ebene. Hier geht es darum, bestehende sekundäre Antriebe zu reaktivieren und nach Möglichkeit neue zu entwickeln.

Zum Auftakt könnten Sie eine Liste anfertigen, auf der Sie all jene geistig-kulturellen Tätigkeiten und Inhalte verzeichnen, die Sie früher einmal mit Freude ausgeführt haben oder die zumindest Ihr Interesse weckten. Haben Sie einmal ein Musikinstrument gelernt und gespielt? Reparierten Sie als Schüler alte Uhren oder sammelten Sie etwas? Haben bestimmte Schulfächer Sie besonders interessiert – Sprachen vielleicht, Geschichte oder Physik? Gab es eine Zeit, in der Sie sich für bestimmte ökologische oder soziale Projekte engagierten? Haben Sie gern gemalt oder sind ins Theater gegangen? Waren Sie eine »Leseratte«? Gab es in Ihrem Berufsleben Zeiten, wo Ihnen die Arbeit viel Freude und Befriedigung vermittelte? Haben Sie sich auch ohne Zwang oder Bezahlung in Ihrer Freizeit intensiv mit bestimmten beruflichen oder geistig-kulturellen Inhalten beschäftigt? Wenn es solche Inhalte gibt – befassen Sie sich mit diesen Dingen auch heute noch? Sollte dies nicht der Fall sein – wo liegen die Gründe dafür? Haben Sie Ihre Jugendhobbys aufgegeben, weil das Erwachsenwerden immer neue Aufgaben und Belastungen mit sich brachte? Sobald familiäre oder berufliche Verpflichtungen über einen hereinbrechen, sagt uns oft unser ausgeprägtes Pflichtgefühl, dass Hobbys vergleichsweise weniger wichtig wären und als erstes aufzugeben seien. Die Depression belehrt uns dann eines Besseren: Jeder Mensch braucht Quellen positiver Energie, und wer seine Energiequellen austrocknen lässt, wird bald überhaupt keine Pflichten mehr erfüllen. Im Moment könnten also solche positiven Aktivitäten wichtiger für Sie sein, als jede andere Verpflichtung. Reden Sie mit Ihrem Chef, Ihren Kollegen oder Ihren Angehörigen – Sie **müssen** sich diesen Freiraum schaffen. Reaktivieren Sie alte Interessen und Hobbys oder erarbeiten Sie sich neue nach den besprochenen Prinzipien des persönlichen Wachstums.

Und was ist aus Ihrem Interesse und Engagement für berufliche oder kulturelle Themen, für gesellschaftliche Werte und Ideale ge-

Wo hatten Sie früher Flow-Erfahrungen?

Suchen Sie nach den »Sinninseln«

worden? Haben Sie Erfahrungen des Nichts-bewirken-Könnens, Rück-schläge oder das Medienbombardement mit Negativnachrichten resig-nieren lassen? Dann sind Sie wahrscheinlich dem fatalen Mechanismus der Überverallgemeinerung auf den Leim gegangen.

> ❗ **Wenn man genau hinschaut, bleiben trotz aller Negativer-scheinungen immer »Sinninseln«, nicht zuletzt in Form der Menschen: Wo immer es noch einen hilfsbedürftigen Menschen gibt, existiert Sinn.**

Wie gefrustet Sie vom »System« auch immer sein mögen – sicher haben Sie Kontakt zu Kollegen, Kunden oder Klienten. Immer ist es sinnvoll, für einen Menschen das Beste herauszuholen, immer gibt es Kraft, hier-für eine positive Rückmeldung zu erhalten. Und das Eigenleben kom-plexer sozialer Apparate produziert nicht **nur** Negatives. Auch kann, was uns heute negativ erscheint, morgen die Rettung bringen – denken Sie an die Geschichte vom alten Mann mit dem Pferd. Heute und hier bewirkt die Börse Entlassungen und Umweltschädigung, morgen und dort pusht sie ein junges Unternehmen, das eine bahnbrechende Öko-technologie entwickelt, Arbeitsplätze schafft und Umwelt rettet.

Deshalb ist es wichtig, informiert zu bleiben. Legen Sie die Boule-vardpresse beiseite und greifen Sie nach anspruchsvollen Zeitschriften. Auch wenn es oft nicht so in den Vordergrund gestellt wird – es gibt auch jede Menge positive Nachrichten, die Hoffnung machen.

Vielleicht sitzen Sie auch noch anderen mechanistischen Denkmus-tern auf, z. B. dem Denken in linearen Stetigkeiten. Haben Sie den Ein-druck, dass alles Negative sich in der Zeit immer weiter aufaddiert, bis alles zusammenbrechen muss? Wir hatten besprochen, dass dies nicht richtig ist – komplexe Realitäten entwickeln sich in qualitativen Sprün-gen. Verstärkte Krisenerscheinungen können die Vorboten eines Wan-dels zum Positiven sein. Die meisten Katastrophen, die wir in linearem Vorausdenken an die Wand malen, treten deshalb nicht ein. Mit dieser Sprunghaftigkeit komplexer Entwicklungen und darin enthaltenen selbstverstärkenden Prozessen hängt zusammen, dass sich kleinste Ur-sachen in der Zeit zu gewaltigen Wirkungen aufschaukeln können. Ein Windstoß bringt einen Kieselstein ins Rollen, dieser lässt einen etwas größeren Stein kippen und schließlich rast eine riesige Geröllllawine zu Tal. Wenn Sie den Eindruck haben sollten, alles was Sie tun, verpuffe im Nichts – seien Sie vorsichtig.

> ❗ **Alles hängt mit allem zusammen. Jede Ihrer Handlungen kann einen Prozess verstärken, der irgendwann ein gewalti-ges Fass zum Überlaufen bringt.**

Deshalb: Klären und entwickeln Sie Ihre Werte, Überzeugungen und Ziele. Handeln Sie verantwortlich – immer und auch im Kleinen. Jede

8

Am Weltgeschehen interessiert bleiben: Es gibt auch viele positive Nachrichten

Prinzip Selbstverstärkung: Jede Ihrer Handlungen kann ungeahnte Folgen haben

Ihrer Handlungen könnte die Welt retten oder vernichten. Machen Sie sich das immer wieder klar, sobald Ohnmachtsempfindungen aufkommen.

Vielleicht sehen Sie sich als »einfache Hausfrau«, die mit Politik gar nichts am Hut hat? Das Kaufverhalten der Hausfrauen hat aber einen erheblichen Einfluss auf die Wirtschaft. Ob Sie also z. B. Öko-, Bio- oder Dritte-Welt-Produkte kaufen oder etwas anderes, kann mitentscheiden, ob bestimmte Entwicklungen in Gang kommen oder nicht. Vielleicht sind gerade **Ihre** Entscheidungen das Zünglein an der Waage? Auch Sie sind alle Jahre in der Verantwortung als Wählerin. Zudem potenzieren sich Ihre Kräfte durch das Leben Ihrer Kinder. In welchem Maße Sie Ihren Kindern geistige Entwicklungsmöglichkeiten schaffen und welche Werte und Ideale Sie ihnen nahe bringen, ist keineswegs gleichgültig. Alle großen und einflussreichen Menschen hatten Mütter und (zumeist) Ehepartnerinnen bzw. Ehepartner, ohne deren Zutun die großen Werke oft nicht hätten entstehen können, auch wenn dies nur selten in die Geschichtsbücher eingeht.

> **Erkennen Sie Ihre Verantwortung und engagieren Sie sich**

> ❗ **Sie sehen: Sie sind ein wirksamer Teil des Ganzen, und Sie haben Verantwortung für dieses Ganze. Auch Sie werden gebraucht. Nichts kann den objektiv in Ihrem Leben liegenden Sinn entfernen, außer Ihre depressive Sicht auf die Dinge.**

Achten Sie immer wieder bewusst auf Überverallgemeinerungen und andere mechanistische Denkmuster und gehen Sie dagegen an. Suchen Sie die »Sinninseln« in Ihrem Leben und engagieren Sie sich dafür, um sie auszubauen. Denken Sie an die Geschichte von den beiden Fröschen im Milchtopf und machen Sie es sich zum Lebensprinzip, niemals aufzugeben. Dann kommen die Kreise des Wachstums wieder in Gang, Sie entwickeln sekundäre Antriebe und einen starken Kernantrieb. Die Depression geht zurück und Ihr Charisma kehrt wieder. In dieser Weise können Sie die Wirkungen der sekundären Entfremdung mehr oder weniger weitgehend aufheben.

Haltungsmanagement zum Unterbrechen der Teufelskreise

Entlastung von negativen und Aufbau von positiven Aktivitäten, Stressmanagement sowie das Ankämpfen gegen die mechanistischen Denkmuster tragen dann auch entscheidend dazu bei, die besprochenen Teufelskreise lahm zu legen.

Wenn Sie merken, dass Sie sich in eine Grübelgrube hineinzugraben beginnen – kämpfen Sie nicht direkt dagegen an. Gedanken, die man vermeiden will, erzeugt man durch die damit verbundene Aufmerksamkeit. Wenn man erst beginnt, sich über den eigenen Ärger zu ärgern, steigert sich dieser erst richtig. Lassen Sie die negativen Gedanken kommen und ins Leere laufen, immer und immer wieder. Bleiben

> **Sich auf ein positives Tun konzentrieren und negative Gedanken ins Leere laufen lassen**

Sie möglichst unberührt und versuchen Sie beharrlich, den Fokus Ihrer Aufmerksamkeit auf einen anderen Inhalt zu richten. Am besten, Sie versuchen in Wachstumshaltung etwas zu tun, was Sie besonders interessiert und anzieht (oder was dies zumindest früher einmal getan hat).

Sich bewusst für positive Deutungen entscheiden

Achten Sie bewusst auf mögliche positive Sichtweisen. Dies gilt vor allem für den Blick auf Ihre eigene Person. Psychologische Untersuchungen haben ergeben, dass depressive Menschen sehr stark dazu neigen, für Misserfolge immer sich selbst verantwortlich und schuldig zu fühlen (während sie Erfolge für Zufall oder die Leistung anderer halten). Zudem überverallgemeinern sie die Bedeutung von Misserfolgen dahingehend, dass sie sich für absolute Versager halten, auf allen Gebieten und für alle Zeiten. Wie besprochen, ist dies einerseits Folge ihres depressiven Zustandes, andererseits verstärken diese verzerrten Gedanken die depressive Verstimmung. Die Folge ist oft ein sehr stark vermindertes Selbstwertgefühl – man fühlt sich wie »der letzte Dreck« oder wie ein »weggeworfener Putzlappen« – und was da noch an Formulierungen im Umlauf ist. Auch hier macht es wieder Sinn, durch eine bewusste Korrektur des verzerrten Denkens die Teufelskreise zu durchbrechen, um das Befinden zu bessern. Seien Sie in Schuldzuschreibungen realistisch: Oft sind es ungünstige Umstände, dumme Zufälle und sehr wohl auch andere Menschen. Entscheiden Sie sich im Zweifel für die ungünstigen Umstände. Wenn Ihnen ein Malheur passiert, sagen Sie sich, Sie hätten einen schlechten Tag. Keineswegs folgt aus einem punktuellen Missgeschick, dass Sie auch zu anderen Zeiten oder auf anderen Gebieten Fehler machen werden. Ermutigen Sie sich selbst und instruieren Sie sich bewusst positiv: Beim nächsten Mal kriege ich es besser hin – es ist noch kein Meister vom Himmel gefallen.

Der Wert eines Menschen hängt nicht von seiner Leistung ab

🛈 **Trennen Sie vor allem Ihre Handlungen und Leistungen von Ihrem Wert als Person.**

Sagen Sie nicht »Ich bin schlecht« – sagen Sie »Hier habe ich schlecht gehandelt«, denn das ist etwas anderes. Der wirkliche Wert eines jeden Menschen ist unermesslich, er wird nicht berührt von seinen Leistungen, von seiner sozialen Stellung, nicht davon, wie gut er in die Normvorstellungen einer Gesellschaft passt, und auch nicht von dem »Wert«, den er von anderen zugemessen bekommt. Legen Sie die Ego-Brille ab und versuchen Sie, sich innerlich frei zu machen vom Urteil anderer und vom Terror der Norm-, Soll-, und Muss-Vorstellungen. Man muss nicht jedes Jahr eine neue Sprosse auf der Karriereleiter erklimmen, und selbstverständlich kann eine Frau allein ins Kino gehen. Was Spießer und Kleingeister dazu sagen, ist nicht von Belang.

Auch Nebenrollen kann man meisterlich spielen

Wieder gibt es Sichtweisen, die bei alledem hilfreich sein können. So könnten Sie sich z. B. vorstellen, dass das Treiben auf diesem Planeten nichts als ein riesiges Theaterspiel sei. Ob jemandem eine große oder kleine Rolle zugewiesen wird, hängt nicht nur von der Leistung und schon gar nicht vom »Wert« des Betreffenden ab. So wie es manchen »Versager« in den Hauptrollen gibt, wird manche Nebenrolle von einem Meister mit innerer Größe gespielt. Es ist gleich, welche Rolle man spielt – wichtig ist, dass man das große Glück hat, mitspielen zu dürfen, und dass man seine Rolle ausfüllt, so gut man eben kann. Oft hat man gute Chancen, sich im Laufe des Lebens noch in neue, attraktivere Rollen einarbeiten zu können. Manchmal sind die Lebensumstände aber auch so vertrackt, dass es besser ist, eine untergeordnete Position akzeptieren zu lernen.

Mag die Rolle auch bitter sein, die einem ein unglückliches Schicksal zugedacht hat – sie entsprechend eigenen Maßstäben gut und mit Haltung zu spielen, kann die Bitternis ein wenig versüßen: So gibt es durchaus eine »bitteren Süße« des Verzichts, des Verlierens oder des Zurückgewiesenwerdens. Versuchen Sie, Ihr äußeres Leben und den äußeren Lohn nicht mehr so wichtig zu nehmen. Gehen Sie auf ironische Distanz zu den schlechten Drehbüchern, die das Leben manchmal schreibt, ohne gänzlich zu verbittern.

Der innere Lohn ist wichtiger als der äußere

❗ **Denken Sie daran: Wichtiger ist das innere Leben und der innere Lohn.**

Menschen können in der Kargheit eines Klosteralltags oder im Verließ eines gelähmten Körpers – wir hatten Stephen Hawking erwähnt – umso reichere innere Welten aufbauen und darin glücklich werden.

Handeln im Alltag

Sie haben sich nun Vermutungen über die Gründe Ihrer depressiven Verstimmung erarbeitet. Wahrscheinlich gibt es nicht eine Einzelursache, sondern es spielen mehrere Faktoren zusammen. Aus dem Verständnis dieser Ursachen heraus ergaben sich dann entsprechende prinzipielle Lösungsideen. Nun kommt es darauf an, diese Lösungselemente sinnvoll zu kombinieren, konkret zu planen und im Alltag umzusetzen.

❗ **Von besonderer Bedeutung ist es dabei, ein Wechselspiel von Entlastung und Aktivität zu erlernen, bei dem sich kontinuierlich der Handlungsspielraum erweitert. Das Grundprinzip sieht so aus: Durch Entlastung von negativen Aktivitäten wird Energie frei, die als Aktivierungsenergie zu nutzen ist für Energie spendende positive Aktivitäten, sodass am Ende ein Energiegewinn resultiert.**

Den Handlungsspielraum ausweiten

Zunächst sollten bestehende primäre und sekundäre Antriebe aktiviert bzw. reaktiviert werden. Sobald der Energiegewinn groß genug für die

Neue Antriebe aufbauen

»emotionale Durststrecke« ist, kann es an den Aufbau neuer sekundärer Antriebe gehen. Ein einfaches Beispiel: Eine junge Mutter zweier Kinder wurde von ihrem Ehemann verlassen. Sie gibt ihre Hobbys auf und muss eine von ihr ungeliebte, sehr belastende Arbeit annehmen. Zunehmend gerät sie in eine Überforderungssituation, die sich in Richtung Depression entwickelt. Rechtzeitig erkennt sie, dass es so nicht weitergehen kann. Sie redet mit ihrem Ex-Mann, mit den Eltern und mit ihren Freundinnen. Letztlich findet sich eine Lösung, die Kinderbetreuung für 2 halbe Tage in der Woche sicherzustellen. Während dieser Zeit geht sie wieder in ihr altes Fitnessstudio und danach mit einer Freundin entweder in die Sauna oder gut Essen. Nach 2 Monaten geht es ihr deutlich besser und sie findet die Kraft, ein altes Vorhaben zu realisieren. An einem der freien Tage besucht sie nun einen speziellen Computerkurs. Bald hat sie sich so eingearbeitet, dass die Sache Freude macht. Sie beginnt, sich nun aus eigenem Antrieb auch am Wochenende und unter der Woche jeweils eine Stunde am Abend mit der Materie zu befassen. Schließlich bekommt sie bei einer Internetfirma einen Telearbeitsplatz als Webdesignerin und reduziert in ihrem ungeliebten Job auf eine halbe Stelle. Das Leben macht jetzt wieder richtig Spaß.

Das »Wasserrutschenprinzip«

Reale Problemsituationen sind meist deutlich komplizierter. Hier kann es helfen, sich einen Kalender zu kaufen, der für die Ausarbeitung von Tages- und Wochenplänen geeignet ist, um systematischer an die Sache herangehen zu können.

Gefühlsmäßig wird man in depressiver Verstimmung meist ausschließlich in Richtung Entlastung, Ruhe und Passivität gedrängt. Hier gilt es, immer wieder alle Trotzmacht des Geistes aufzubieten. Führen Sie sich immer wieder den erstgenannten unserer Teufelskreise vor Augen: Passivität führt zum weiteren Schrumpfen der Antriebe. Lebensenergie wird nur bei Aktivitäten freigesetzt. Zur Veranschaulichung könnten Sie sich hier immer eine Wasserrutsche vorstellen: Zuerst muss man sich überwinden und raufklettern, dann aber kann man jauchzend hinabsausen. Man gewinnt Energie und ist für den zweiten Durchgang oben, ehe man es sich versieht.

Durchhalten und nicht ständig etwas Neues probieren

Die Trotzmacht des Geistes ist auch gefragt, wenn es gilt, die Ungeduld im Zaum zu halten. Hat man einen Plan gefasst und beginnt zu handeln, wird es nicht von heute auf morgen grundlegend besser. Es wäre falsch, nun wieder ins Grübeln zu verfallen und morgen schon etwas neues auszuprobieren. Halten Sie eine ausreichende Zeitspanne durch. Gehen Sie in Wachstumshaltung, spüren Sie den heilenden Harmonien Ihres nach außen gewandten Tuns nach und versuchen Sie, sich und Ihr Befinden eine Zeitlang zu vergessen. Es gibt eine Zeit des Nachdenkens und Reflektierens, an deren Ende eine Entscheidung getroffen werden muss. Und dann kommt die Zeit des Handelns: Erkennen, Entscheiden, Handeln. Heilung erwächst aus psychischer Veränderung, und Veränderung ist Handeln.

So ist auch die Veränderung eingeschliffener mechanistischer Denkgewohnheiten effektiver, wenn sie sich mit Handeln verbindet: Sie könnten eine Zeitlang Tagebuch führen über Ihre negativistischen Gedanken. Kristallisieren Sie dann die Hauptthemen heraus und bringen Sie jedes Thema auf einen oder wenige Kernsätze. Argumentieren Sie dann wie besprochen gegen diese Aussagen an und formulieren Sie in möglichst prägnanter Form positive Gegenaussagen nach den Mustern des dialektischen Denkens. Pinnen Sie sich diese Positivformeln an die Wand. Schauen Sie immer wieder darauf und rufen Sie sich diese Inhalte ins Gedächtnis. Aber eine mechanische Wiederholung allein genügt nicht. Achten Sie auf Ihren inneren Dialog. Wenn Sie bemerken, dass Sie in die alten negativen und mechanistischen Denkmuster zurückfallen, halten Sie inne und argumentieren Sie dagegen an (Hilfestellung ▶ s. Literaturauswahl: Seligman 1991, Ellis 1988, Lazarus u. Fay 1997).

Systematisch Positivgedanken entwickeln und immer wieder neu herleiten

❗ Versuchen Sie, Ihre Positivformeln auf immer wieder neuen Argumentationswegen immer wieder neu zu gewinnen. Dadurch werden Ihre Wissens- und Wertestrukturen neu vernetzt und Ihr inneres Klavier stimmt sich langsam um.

Im zwischenmenschlichen Bereich gilt es, blockierte Verhaltensweisen einzuüben und konfliktträchtige Verhaltensmuster zu verändern. Auch hier ist es wichtig, in kleinen realistischen Schritten zu planen und sich konkrete Vorgaben zu machen. Wer z. B. Schwierigkeiten im Kontaktaufbau hat, könnte beschließen, regelmäßig in ein bestimmtes Café zu gehen und einen Stufenplan wie diesen verfolgen: 1. Besuch des Cafés, wenn es ziemlich leer ist und Platz nehmen an einem freien Tisch. 2. Besuch bei »vollem Haus« und an einem belegten Tisch nach einem freien Platz fragen. 3. Üben, mit einer Person gleichen Geschlechts ein Gespräch zu beginnen. 4. Ansprechen von Personen des anderen Geschlechts.

Neues Verhalten in kleinen Schritten planen

Bezüglich wiederkehrender unangemessener Verhaltensweisen sollte man versuchen, mit den betroffenen Personen ein offenes Gespräch zu führen um die Hintergründe verständlich zu machen. Man könnte ein »Abkommen« schließen und sich wechselseitig daran erinnern, bevor es zur nächsten Eskalation kommt. Gute Freunde oder Angehörige kann man auch bitten, dabei behilflich zu sein, bestimmte Verhaltensweisen in Rollenspielen zu üben. Geht dies nicht, ist es möglich, in Gedanken bestimmte Szenen durchzuspielen und dabei nach angemessenen Reaktionen und Formulierungen zu suchen.

Sich von anderen helfen lassen

Als letzter Punkt sei die Wichtigkeit von körperlicher Bewegung angesprochen. Aus der Alltagserfahrung und aus wissenschaftlichen Untersuchungen weiß man, dass regelmäßige und ausreichend intensive körperliche Bewegung einen sehr günstigen Einfluss nicht nur auf die körperliche Gesundheit, sondern auch auf das psychische Wohlbe-

Sport wirkt gegen Depression

finden ausübt. Zum Einen hat Bewegung und die mit ihr verbundenen intensiven Reize (frische Luft, Duschen im Anschluss) allgemein eine belebende und positiv energetisierende Wirkung. Zum Zweiten werden die negative Stressenergie und die mit ihr verbundenen emotionalen und körperlichen Spannungen abgebaut. Zum Dritten entstehen durch die »motorische Funktionslust« positive sekundäre Emotionen. Und zum Vierten schließlich werden bei intensiveren Belastungen körpereigene Drogen (Endorphine) im Gehirn ausgeschüttet, die Wohlbefinden erzeugen und Schmerzen dämpfen – man spricht vom sog. »runners high« (»Läufereuphorie«). Eine deutliche Heilwirkung bei Depressionen (und Ängsten) ist belegt. Sie sollten also schrittweise Ihre körperliche Belastbarkeit aufbauen mit dem Ziel 2- bis 4-mal pro Woche ein 20- bis 60-minütiges Ausdauertraining zu absolvieren. Hierauf wird im nächsten Abschnitt noch eingegangen.

8

Funktionelle Störungen und körperliche Erkrankungen

Entstehung und Behandlung funktioneller Störungen

Fast tritt ihr noch heute der Angstschweiß auf die Stirn, wenn sich Frau Wasnur daran zurückerinnert, wie vor 2 Jahren alles begann. Aus heiterem Himmel überkam sie ein Anfall stärksten Schmerzes, der in der Mitte ihres Brustkorbes zu sitzen schien – es fühlte sich an, als wenn dort eine Eisenfaust ihre Eingeweide zusammenwringen würde. Natürlich war ihr erster Gedanke: Herzinfarkt! Sie bekam eine panische Angst und rief den Notarzt. Glücklicherweise erbrachten die Untersuchungen im Krankenhaus keinen pathologischen Befund, sodass sie am nächsten Tag entlassen werden konnte. Frau Wasnur war zunächst erleichtert – allerdings ereignete sich das ganze 3 Tage später noch einmal und im nächsten Monat noch drei weitere Male. Immer hieß es: Ein Herzinfarkt ist es nicht und auch sonst können wir nichts Krankhaftes finden. Natürlich war das Ganze unserer armen Frau Wasnur furchtbar peinlich. Besonders schlimm wurde es, nachdem sie mitbekommen hatte, wie zwei Rettungssanitäter die Köpfe zusammensteckten und Wortfetzen herüberdrangen wie: »... Spinnerin ... Einsatz selbst bezahlen ...«.

Frau Wasnur und der unerklärliche Schmerz

Von da an traute sie sich nicht mehr, den Notarzt zu rufen. Bis zu wirklicher Todesangst steigerte sich das Ganze jetzt auch nicht mehr – war es 4-mal kein Infarkt, wird es wohl beim nächsten Mal auch keiner werden. Zudem wandelte der Schmerz seinen Charakter: Er war nicht mehr ganz so stark, kam dafür aber öfter und hielt länger an. Insgesamt wurde es dadurch aber nicht leichter. Natürlich hatte Frau Wasnur immer noch Angst – zuallererst weiterhin vor einer Herzerkrankung. Es gibt doch in der Brust kaum andere Organe, von denen man wüsste, dass sie schmerzen. Freilich – auch der Hausarzt schaute immer irritierter und ungeduldiger drein. »Bei einer jungen Frau wie Ihnen ohne jeden Risikofaktor ist eine Herzerkrankung sehr unwahrscheinlich ...«, sagte er von Anfang an. Alle seine Untersuchungen zeigten Normalbefunde: Belastungs-EKG, Herzultraschall, Lungenröntgen, Magenspiegelung, Bauchultraschall. Es war wie verhext. Aber sie bildete sich das doch nicht ein!? Irgendwas musste doch da sein?! Was war das nur? Immer öfter und immer länger grübelte Frau Wasnur über diese Fragen nach. Ganz bewusst beobachtete sie sich selbst – vielleicht konnte sie noch irgendwelche Veränderungen an sich bemerken, die auf die richtige Fährte führten. Natürlich hörte sie mit dem Sport auf und schonte sich, wo immer es ging. Sie wollte auf Nummer sicher gehen für den Fall, dass sich doch noch irgendeine ernsthafte Krankheit entpuppte. Sie hatte den Eindruck, dass die Schmerzen sich immer weiter ausbreiteten und eigentlich gar nicht mehr richtig weggingen. Auch andere Beschwerden stellten sich zunehmend ein: Herzklopfen beim Steigen ihrer gewohnten Treppen, Kopf- und Rückenschmerzen, Schlafstörungen, Verdauungsprobleme. Zunehmend hatte sie das Gefühl, in eine ausweglose Situation hineinzugeraten. Oft und lange musste sie sich nun krank schreiben lassen. Was war nur mit ihr los? Sie wurde noch verrückt an sich selbst. Phasen ängstlicher Beklemmung wechselten mit Phasen trauriger Verstimmung.

Immer öfter sprach sie ihr Hausarzt nun auf ihren psychischen Zustand an. Eine Zeitlang hatte sie sich vehement dagegen verwahrt. Sie hatte den Eindruck, sie solle als Simulantin abgestempelt werden. Sicher, als die Schmerzen begannen, stand sie beruflich gerade stark unter Druck und war kurz davor, ein wichtiges Projekt hinzuschmeißen. Aber das hatte es schließlich auch früher schon gegeben, ohne dass sie deshalb angefangen hätte, sich Schmerzen einzubilden! Wie dem auch sei, argumentierte der Hausarzt, jetzt jedenfalls sei sie dabei, eine Depression zu entwickeln. Daraus ergäbe sich eine psychotherapeutische Behandlungsnotwendigkeit ganz unabhängig von der Ausgangsursache. Er schlug ihr vor, sich in einer psychosomatischen Klinik aufnehmen zu lassen, wo man ja auch noch einmal nach einer eventuellen körperlichen Ursache für die Schmerzen fahnden könne. Dies leuchtete ihr bis zu einem gewissen Grade ein. Und außerdem musste irgendetwas geschehen, es ging so einfach nicht mehr weiter.

Nach einem Vorgespräch und einer mehrwöchigen Wartezeit wurde sie schließlich in einer Abteilung für psychosomatische Medizin aufgenommen. Wie die meisten anderen Patienten auch, hatte sie anfangs große Schwierigkeiten, sich auf die Therapie einzulassen. Mit der Zeit gelang ihr das aber immer besser. Allgemeinbefinden und Stimmung besserten sich deutlich, und auch die Schmerzproblematik empfand sie als weniger belastend. Mittels einer speziellen Untersuchung konnte schließlich sogar noch die Ursache ihrer Schmerzen gefunden werden: Besonders unter Stress brach das harmonisch-rhythmische Kontraktionsmuster ihrer Speiseröhre zusammen, und es kam zu Verkrampfungen dieses Muskelschlauches. Das war zwar u. U. sehr schmerzhaft, aber im Grunde ungefährlich. Was für eine Erleichterung. Endlich wusste sie, woran sie war, endlich der Beweis, dass sie keine Simulantin war. Die Besserung schritt nun noch schneller voran und jetzt, ein halbes Jahr nach Klinikentlassung, fühlte sich Frau Wasnur völlig wiederhergestellt. Die Ängste und Depressionen waren weg. Manchmal kamen die Schmerzen noch in leichter Form. Aber Frau Wasnur nahm sie nicht mehr als Bedrohung war und wusste mit ihnen umzugehen. Sie gestaltete ihr Leben stressärmer, regelmäßiger und gesünder. Sie ging wieder ihren alten Hobbys und Interessen nach und konnte immer häufiger ihre Beschwerden und Probleme darüber vergessen. Konsequent übte sie sich im autogenen Training und trieb auch wieder Sport. Beim Joggen stellte sie sich immer ganz bewusst vor, dass die Rhythmik der Bewegungen einen harmonisierenden Einfluss auf alle Körpervorgänge habe, auch auf die Funktion der Speiseröhre.

Beschwerden ohne Befund – eine vertrackte Situation

Bei 30% aller Arzt-konsutationen: Beschwerden ohne Befund!

Der Fall von Frau Wasnur ist ein typisches Beispiel für das, was man in der Medizin mit Bezeichnungen wie »funktionelle Störung«, »vegetative Dystonie«, »Neurasthenie« »psychovegetative Labilität« oder neuerdings »somatoforme Störung« belegt. Ein Patient klagt dabei über Beschwerden im körperlichen Bereich, der Arzt kann aber keine Veränderungen am Körper feststellen, die diese Beschwerden erklären könnten. Diese fatale Situation ist häufig – sie macht wenigstens ein Drittel aller Arztkonsultationen aus. In fast drei Viertel dieser Fälle spielt der Schmerz eine Hauptrolle. Häufig betroffen ist der Magen-Darm-Trakt: Missbefindlichkeiten und Funktionsstörungen vielerlei Art werden beklagt, unter anderem Schmerz in Ober- oder Unterbauch, Schluckstörungen, Völlegefühl, Blähungen, Durchfall oder Verstopfung. Ebenso das Herz-Lungen-Kreislauf-System: Herzschmerzen, -stolpern oder -rasen, Atmungsprobleme, Schwindel und Schwäche. Oder das Stütz- und Bewegungssystem: Muskel- und Gelenkschmerzen, Rückenschmerzen und Muskelverspannungen, Kopfschmerzen, auch Ohrgeräusche (»Tinnitus«). Mit geringerer Häufigkeit können aber auch alle anderen Organe betroffen sein. Als Mitursache oder Folge findet man zusätzlich oft Schlafstörungen, Depressionen oder Ängste.

Oft in Verbindung mit Depression und Angst

Patienten und Ärzte sind hier gleichermaßen in einer sehr unglücklichen Lage. Beim Patienten wächst die Sorge, er zweifelt an sich und an seinem Arzt, nicht selten wechselt er den Arzt. Auch der Arzt fühlt sich ungut: Er möchte helfen, weiß aber nicht wie. Im traditionellen mechanistischen Medizinverständnis hat jede ernst zu nehmende Krankheit eine fassbare körperliche Ursache und nur an diesem »Befund« kann eine sinnvolle Behandlung ansetzen – fehlt er, scheint eine Behandlung nicht möglich. Bekommt man als Arzt nun von einem Patienten immer wieder sein eigenes Unvermögen vor Augen geführt, wird man ärgerlich – auf den Patienten und auf sich selbst – und im Arbeitsstress gelingt es nicht immer, diesen Ärger auf professionelle Weise zu unterdrücken.

Ein verbreiteter Fehlschluss: »kein Befund« = »psychisch«

Meist kommt dann irgendwann der Punkt, an dem der Arzt beginnt, von »psychischen Faktoren« zu sprechen und eine Vorstellung beim Psychologen oder Psychotherapeuten empfiehlt. Für viele Patienten ist das ein schlimmer Moment – sie fühlen sich verkannt, gekränkt und abgeschoben. Dies liegt an einem Irrtum, der in der Öffentlichkeit und bei Patienten sehr weit verbreitet ist und auch bei manchen ärztlichen oder psychotherapeutischen Kollegen zumindest im Hinterkopf eine ungute Rolle spielt. Dieser Irrtum besagt: Findet sich kein körperlicher Befund, haben die Beschwerden ihre Ursache in der Psyche, mit anderen Worten: Man ist nicht körperlich, sondern psychisch krank. Und das heißt auch, dass man zum einen eine Mitschuld trägt und zum anderen irgendwie inkompetent ist – denn für die Ordnung in seiner Dachstube ist schließlich jeder selbst verantwortlich. Noch einmal in Stammtischdeutsch: »Kein Befund« bedeutet »psychisch«, und das heißt, man ist entweder »verrückt« (und damit maximal und vollständig inkompetent) oder »hysterisch« (man bildet sich alles nur ein) oder gar ein »Drückeberger«. Es ist also nur zu verständlich, dass sich viele Patienten in dieser Situation angegriffen fühlen.

Das Beispiel von Frau Wasnur zeigt, wie falsch eine solche vereinfachende Sichtweise ist. Natürlich gibt es Drückeberger und auch Patienten, bei denen körperliche Beschwerden ihre Ursache überwiegend im psychischen Bereich haben. Aber eine solche Aussage entgegen den Annahmen des Patienten als Tatsache zu behaupten, bedürfte einer sehr gründlichen Diagnostik, einer stichhaltigen Begründung und viel kommunikativen Geschicks.

Ergibt sich die Situation »Beschwerden ohne (ausreichenden) Befund«, sollte man die vermeintliche Gretchenfrage »Wie viel Prozent sind körperlich bedingt und wie viel Prozent psychisch?« am besten gar nicht diskutieren. Zum ersten ist eine genaue Antwort sowieso nicht möglich und zum zweiten hätte eine solche Antwort keinerlei Konsequenz.

> **Körperliches und Psychisches lassen sich nicht trennen**

❗ Grundsätzlich sind an jeder Erkrankung körperliche und psychische Prozesse beteiligt.

Selbst ein Knochenbruch heilt um so schneller, je besser es dem Betreffenden auf der psychischen Ebene geht. Sodann heißt »Kein Befund!« ja in Wirklichkeit: »**Mit den heute verfügbaren Untersuchungsmethoden** lässt sich kein krankhafter Befund erheben.« Damit ist aber keineswegs mit letzter Sicherheit ausgeschlossen, dass es einen solchen gibt. Zumindest mit den heutigen Methoden schwer oder gar nicht erfassbare mikrostrukturelle oder funktionelle Veränderungen könnten den Beschwerden zu Grunde liegen. Die wirkliche Bedeutung von »Kein Befund!« beschränkt sich damit auf zwei Aussagen:

1. Mit größter Wahrscheinlichkeit liegt keine Erkrankung vor, von der eine stärkere Beeinträchtigung oder gar Bedrohung des Lebens zu erwarten ist. Wirklich bedrohliche Erkrankungen führen fast immer zu Veränderungen an den groben Strukturen des Körpers, die man mit modernen Untersuchungstechniken erfassen kann. Finden sich solche Befunde auch bei Wiederholungsuntersuchungen nach einem längeren Zeitraum nicht, hat man allen Grund, sich zu entspannen. Das Restrisiko dürfte geringer sein, als die Gefahr, bei der Autofahrt zu einer weiteren Kontrolluntersuchung zu verunglücken. Wenn es beispielsweise bei Frau Wasnur nicht gelungen wäre, die Diagnose von Speiseröhrenkrämpfen zu stellen, wäre ihr daraus kein körperlicher Schaden erwachsen. Und da sie aus Überlegungen wie den hier vorgestellten eine Haltung des Vertrauens abgeleitet hatte, hätte sich auch die Heilung der psychischen Folgeschäden ohne die konkrete Diagnose erfolgreich fortsetzen können.

> **Es liegt keine bedrohliche Erkrankung vor**

Bei Fehlen körperlicher Therapiemöglichkeiten bleibt nur die »Harmonisierung des Psychischen«

2.   »Kein Befund« heißt: Eine körperliche Therapie (z. B. Operationen oder gezielte Arzneimittelgaben) ist nicht möglich. Das einzige, was in dieser Situation bleibt, und gleichzeitig auch immer sinnvoll ist, ist eine »Harmonisierung des Psychischen«. Denn dies verspricht Besserung unabhängig vom Anteil psychischer Miturachen an der Erkrankung. Es verspricht Besserung bei überwiegend körperlichen Leiden, bei psychisch mitverursachten Krankheiten und auch dann, wenn eine körperliche Erkrankung von psychischen Problemen »überlagert« wird, die als Reaktion auf die Krankheit entstanden sind (z. B. eine Depression als Reaktion auf eine Krebserkrankung). Aus dieser Sicht sollte das Psychische also grundsätzlich und bei allen medizinischen Problemen beachtet und in die Behandlung einbezogen werden. Leider hat sich eine solche ganzheitliche, psychosomatische Medizin noch nicht auf breiter Front durchsetzen können. Deshalb gibt es für die »Harmonisierung des Psychischen« nur weitere Spezialisten: ärztliche oder psychologische Psychotherapeuten, Fachärzte für psychotherapeutische Medizin oder Psychiatrie. Sollten Sie also mit »Beschwerden ohne Befund« an eine solche Adresse überwiesen werden – fühlen Sie sich nicht angegriffen und verkannt. Versuchen Sie, das als Chance zu sehen und zu nutzen, und zwar auch dann, wenn Sie aus Ihrer Sicht keine »Probleme« im psychischen Bereich haben. Moderne psychologische Gesundheitsförderung beschränkt sich nicht auf die Beseitigung von Problemen und Konflikten. »Harmonisierung des Psychischen« heißt vor allem: Aufbau bzw. Steigerung positiver Lebensmöglichkeiten. Erfolgreiche Führungskräfte und Manager geben dafür in Seminaren viel Geld aus.

> ❗ Im Falle von »Beschwerden ohne Befund« ist die Frage, zu wie viel Prozent das Problem psychisch bzw. körperlich verursacht ist, völlig bedeutungslos. Bei Fehlen körperlicher Behandlungsmöglichkeiten ist der Versuch, durch eine Harmonisierung des Psychischen eine Besserung zu erreichen, die einzig verbleibende und immer lohnende Option.

Wie funktionelle Störungen entstehen

Harmlose Beschwerden an 80 Tagen im Jahr

Gehen wir nun ein wenig detaillierter der Frage nach, wie aus funktionellen Störungen ein Problem mit Krankheitswert entstehen kann. An und für sich sind funktionelle Beschwerden ja ein Alltagsproblem: Wie Studien gezeigt haben, verspürt der durchschnittliche, gesunde Erwachsene an etwa 80 Tagen im Jahr irgendwelche Beschwerden: Durchfall, eine wunde Stelle im Mund, Schlaflosigkeit, Schnupfen, Abgeschlagenheit usw. An etwa 23 Tagen im Jahr sind dabei Schmerzen im Spiel: Rückenschmerzen, Muskel- und Gelenkschmerzen oder Kopfschmerzen. In den meisten Fällen werden solche Missbefindlichkeiten offenbar nicht als Gesundheitsproblem wahrgenommen. Wahrscheinlich hat dies zwei Hauptvoraussetzungen:

1. Die Beschwerden werden nicht als Bedrohung interpretiert, sondern als harmlos eingestuft.

2. Der Fluss der Alltagsaktivitäten wird nicht unterbrochen und füllt in der überwiegenden Zeit das schmale Fenster der Aufmerksamkeit. Die Beschwerden werden auf diese Weise aus dem Bewusstsein gedrängt und zumeist nur abgeschwächt oder gar nicht mehr wahrgenommen.

Wie werden diese Voraussetzungen nun untergraben? Auch hierbei spielen selbstverstärkende Prozesse im Sinne von Teufelskreisen eine entscheidende Rolle, die sich begünstigenden Vorbedingungen aufpfropfen.

Dispositionen für funktionelle Störungen

Beginnen wir bei diesen »Dispositionen«:

1. Eine hohe Sensibilität bezüglich innerer Vorgänge. So wie sich die Menschen hinsichtlich der Schärfe ihrer Außensinne voneinander unterscheiden, so unterschiedlich fällt auch ihre angeborene Wahrnehmungsfähigkeit in Bezug auf die körperlichen Funktionsabläufe aus. Während manche Menschen von ihrer Herzaktion überhaupt nichts mitbekommen, registrieren andere jeden Schlag außer der Reihe. Auch die Schmerzempfindlichkeit fällt individuell unterschiedlich aus.

Hohe innere Sensibilität

2. Die körperlichen Strukturen und Funktionen eines jeden Menschen haben angeborene »Schwachstellen«, die sich insbesondere unter Belastungen bemerkbar machen. Während der eine auf Stress mit Kopfschmerzen reagiert, klagt der andere über Schlafstörungen und ein dritter über Muskelverspannungen.

Angeborene »Schwachstellen«

3. Chronische körperliche Überlastung, Fehlbelastung und beginnende Abnutzungserscheinungen am Stütz- und Bewegungsapparat (die aber noch nicht das Ausmaß eines wirklichen Krankheitsbefundes erreicht haben).

Überlastung

4. Chronische psychosoziale Überlastung (Dysstress).

5. Fehlgeleitete Lernprozesse:

Ungünstige Lernerfahrungen

   a) Falsches Gesundheitswissen, z. B. dass Kopfschmerzen ein sicheres Zeichen für einen Hirntumor seien oder Herzstolpern einer sicherer Vorbote eines Herzstillstandes.

   b) Mechanistische Denkmuster, z. B. dass der Körper wie eine Maschine funktioniere und nur dann gesund sei, wenn er immer und zu 100% rund laufe (▶ s. S. 55ff.).

   c) Ungünstige soziale Lernerfahrungen. Vor allem in der Kindheit, aber auch später, hat der Ausdruck von Krankheit und Schmerz oft auch positive Folgen: Man erfährt Anteilnahme und Zuwendung, ein Streitpartner gibt nach, man muss unangenehme Verpflichtungen nicht erfüllen. Vielleicht gelingt es einem Kind nur auf eine solche Weise, das Interesse der schwer beschäftigten Eltern zu gewinnen. Man könnte sich nun vorstellen, dass es zu unbewussten, reflexartigen Verknüpfungen zwischen dem Wunsch

Zuwendung nur bei Krankheit

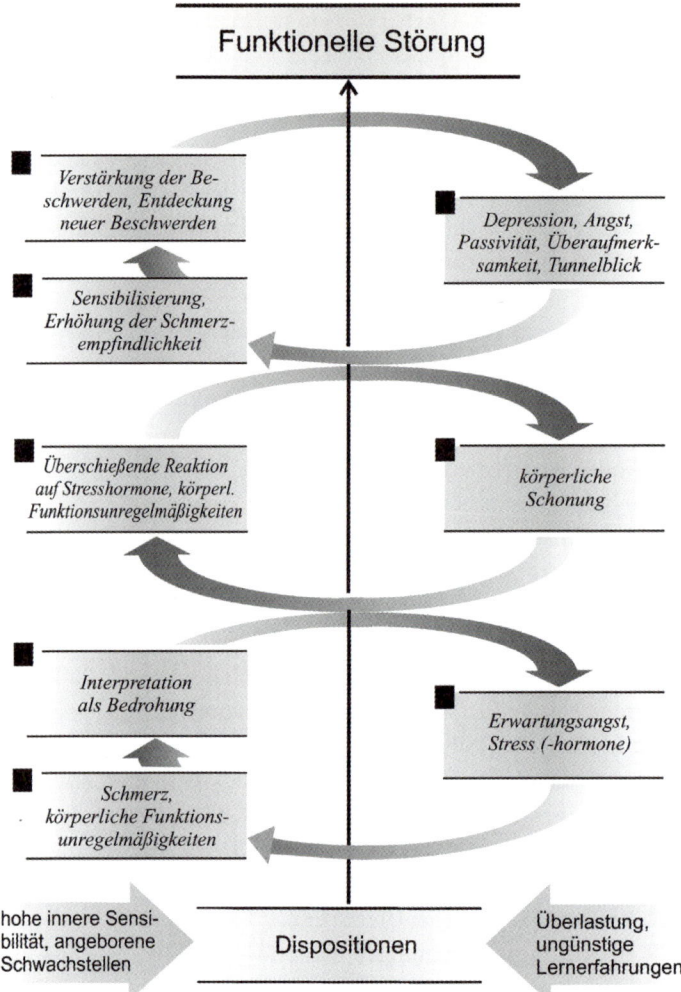

Funktionelle Störung

■ Verstärkung der Be-
schwerden, Entdeckung
neuer Beschwerden

■ Depression, Angst,
Passivität, Überaufmerk-
samkeit, Tunnelblick

■ Sensibilisierung,
Erhöhung der Schmerz-
empfindlichkeit

■ Überschießende Reaktion
auf Stresshormone, körperl.
Funktionsunregelmäßigkeiten

■ körperliche
Schonung

■ Interpretation
als Bedrohung

■ Erwartungsangst,
Stress (-hormone)

■ Schmerz,
körperliche Funktions-
unregelmäßigkeiten

hohe innere Sensi-
bilität, angeborene
Schwachstellen

Dispositionen

Überlastung,
ungünstige
Lernerfahrungen

◨ **Abb. 9.1. Die Entstehung funktioneller Störungen.**
Wie sich auf Dispositionen Teufelskreise aufpfropfen

nach Zuwendung und dem Schmerz kommt (»Konditionierungslernen«). Im Erwachsenenalter wird dann regelmäßig die
Schmerzerinnerung aktiviert, wenn sich der Betreffende ver-
nachlässigt fühlt, ohne dass ihm diese Zusammenhänge bewusst
sind.

Teufelskreise

Dies ist nun wieder ein geeigneter Nährboden für Teufelskreise, von
denen ◨ Abb. 9.1 drei Beispiele zeigt. Werden die Beschwerden als Bedrohung oder als überstarke Beeinträchtigung eingeschätzt, die es unbedingt zu vermeiden bzw. loszuwerden gilt, entstehen Erwartungsangst und Stress mit allen besprochenen Folgen (Ausschüttung von
Stresshormonen, »Tunnelblick« etc.). Viele Funktionsstörungen werden hierdurch in ihrem Entstehen gefördert bzw. in ihrer Ausprägung

verstärkt. Dieses Geschehen ist dem bereits besprochenen Angst-vor-der-Angst-Kreis nahe verwandt.

Die sorgenvolle körperliche Schonung bewirkt dann ein Absinken des Trainingszustandes verbunden mit erhöhter Ansprechbarkeit auf die Stresshormone sowie eine allgemeine Lockerung und Labilisierung körperlicher Regulationsmuster. Auch dies kann Auftreten und Intensität der Beschwerden fördern und hat dann eine noch stärkere Schonung und Passivität zu Folge.

All das bewirkt drittens schließlich eine wachsende ängstlich-depressive Verstimmung. Verstärkt noch durch die körperliche Passivität kommt es in dieser psychischen Verfassung zu einem Absinken der Schmerzschwelle und zu einer allgemeinen Sensibilisierung. Die Schmerzen werden nun als immer gravierender erlebt, es werden immer neue Beschwerden entdeckt und all das verstärkt Angst, Depression und übermäßige Aufmerksamkeit.

Vor diesem Hintergrund wird klar, wie es geschehen kann, dass sich manche Patienten über Monate oder sogar Jahre in eine völlig verzerrte Selbst- und Realitätswahrnehmung hineinsteigern. Alle gewohnten Inhalte und positiven Aktivitäten verschwinden allmählich aus dieser Welt – der gesamte Wahrnehmungshorizont wird eingenommen von Schmerzen und Missbefindlichkeiten, neuen Krankheitstheorien und ärztlichen Untersuchungen. Aus dem gesunden und überlebensnotwendigen Phänomen Schmerz wird so chronischer Schmerz im Sinne einer eigenständigen Erkrankung.

Chronischer Schmerz als eigenständige Krankheit

Wie man funktionelle Störungen behandelt

Die Bewältigung der »Schmerzkrankheit« beginnt wieder mit Einsicht und Verstehen – es gilt, sich das hier und anderswo dargestellte Hintergrundwissen anzueignen. Der nächste Schritt ist ein Haltungmanagement, das die beschriebenen Teufelskreise durchbricht. An erster Stelle stehen dabei wieder Akzeptanz, positive Annahme und Vertrauen. Nach Abklärung durch Hausarzt und Fachärzte gilt es immer wieder, sich klarzumachen, dass die Beschwerden keine wirkliche Bedrohung darstellen, dass kein wirklicher struktureller Körperschaden vorliegt oder droht. Man sollte sein Vertrauen in die Heilungskräfte des *Selbst* wachrufen und stärken. Bei einem richtigen Umgang mit dem Problem sind die Chancen groß, dass die Selbstordnungskräfte des Körpers bald wieder zu einer weitgehenden Regulierung der Funktionsstörung führen. Auch in der Bewältigung des Schmerzes kann man eine positiv annehmbare Wachstumschance sehen: Es ist möglich, auf diesem Wege Selbstmanagement-Kompetenzen zu erwerben, die von allgemeiner Bedeutung sind und zu einer großen Vertiefung und Bereicherung des Lebens führen können. Aus den anderen Teufelskreisen führen heraus: eine offensive innere Haltung des »Zupackenwollens«, ablenkende

Haltungsmanagement: Akzeptanz und Vertrauen in die Selbstordnungskräfte des Körpers

Im *Ich*-vergessenen Tun den Schmerz vergessen

Aktivitäten, körperliches Training und persönliches Wachstum. Was hier zu tun ist, ähnelt dem Vorgehen gegen die Angst, sodass wir nicht mehr zu sehr ins Einzelne gehen müssen. Es sei lediglich noch einmal die Bedeutung von persönlichem Wachstum und Aufbau sekundärer Antriebe betont. Wer sich im Flow mit ihn faszinierenden Dingen beschäftigt, dessen Bewusstseinsfenster ist voll ausgefüllt – für den Schmerz bleibt dann kein Platz. *Ich*-vergessenes Tun ist auch schmerzvergessenes Tun. Die damit verbundene oft auch körperliche Aktivität führt generell zu einer Desensibilisierung, einschließlich einer Verringerung der Schmerzempfindlichkeit. Und schließlich können die aus dem gelingenden Tun erwachsenden positiven sekundären Emotionen negative Empfindungen aufwiegen.

Harmonisierung des Psychischen

Im Weiteren gilt es, körperliche Über- und Fehlbelastungen abzubauen und psychosoziale Überlastungen durch Erwerb von Stressmanagement-Kompetenz zu reduzieren (unter anderem Erwerb dialektischer Denkmuster und Erlernen eines Enspannungsverfahrens; ▶ s. Kap. 4). All dies trägt zu dem bei, was oben als »Harmonisierung des Psychischen« bezeichnet wurde. Es gibt Hinweise darauf, dass harmonische psychische Prozesse auch auf direktem Wege zu einer Harmonisierung körperlicher Funktionen beitragen.

Und schließlich können im Rahmen einer Psychotherapie, aber auch mit Unterstützung der Familie, fehlgeleitete soziale Lernprozesse korrigiert werden. Man könnte mit den Angehörigen vereinbaren, auf Klagen und Rückzugstendenzen nicht mehr einzugehen und statt dessen positive Aktivitäten zu unterstützen.

Der Schmerz lässt sich beeinflussen

Bei alledem wird der Betroffene die Erfahrung machen, dass er seinem Schmerz- und Beschwerdeerleben keineswegs ohnmächtig ausgeliefert ist, sondern es aktiv zu beeinflussen vermag. Dies weckt Hoffnung und setzt günstigenfalls eine Positivspirale in Gang. Beim Auffinden wichtiger Zusammenhänge zwischen Denken, Verhalten und Schmerzerleben kann das Führen eines Schmerztagebuches sehr hilfreich sein (aber nicht länger als 2–3 Wochen, sonst drohen die Teufelskreise der Hyperreflexion). Darüber hinaus wissen Psychosomatiker und Schmerztherapeuten eine Menge darüber, wie man gekonnt mit Schmerzen umgeht. In Abhängigkeit vom konkreten Problemkontext gibt es eine Vielzahl hilfreicher Tricks und Kniffe – angefangen bei alten Hausmitteln wie der Wärmflasche über anspruchsvolle Techniken wie die Rückenschule bis hin zu elektronischen Geräten etwa in Form eines Biofeedback- oder Tens-Gerätes. Wie groß die Möglichkeiten einer psychischen Beeinflussung des Schmerzes sind, sieht man an Yogis und Fakiren, die über glühende Kohlen laufen oder sich Nadeln durch den Körper stechen, ohne mit der Wimper zu zucken. Auch von Soldaten wird berichtet, dass sie schwere Verwundungen während des Schlachtgetümmels gar nicht bemerkten, weil sich der Schmerz erst nach dem Kampf einstellte.

Vor diesem Hintergrund sind in den letzten Jahren Schmerzbewältigungsprogramme mit psychotherapeutischem Schwerpunkt entwickelt worden, die bei bis zu 80% der Teilnehmer deutliche Besserung bewirken. Zumindest im Behandlungszeitraum lassen sich die Schmerzen in den meisten Fällen nicht völlig beseitigen, aber es kommt immerhin zu einer durchschnittlichen Schmerzreduktionen bis zu 40%. Einen wesentlichen Beitrag zur Besserung leistet der Rückgang der ängstlich-depressiven Verstimmung, die einer hoffnungsvollen, auf aktive Lebensgestaltung gerichteten inneren Haltung weicht. Entsprechend sind die Patienten auch tatsächlich aktiver und verbessern gezielt ihre Lebensqualität. Dies führt zu einer inneren Distanzierung vom Schmerz. Die Teilnehmer berichten, der Schmerz sei nicht mehr so wichtig, es gäbe neben ihm auch noch andere Dinge, er mache ihnen nicht mehr so viel aus, sie hätten gelernt mit dem Schmerz zu leben und besser mit ihm umzugehen.

Sie sehen also: Sollten Sie unter »(Schmerz)beschwerden ohne Befund« leiden – es könnte sich lohnen, psychosomatisch-psychotherapeutischen Beistand in Anspruch zu nehmen.

Professionelle Schmerzbewältigungsprogramme sind erfolgreich

Stress, körperliche Erkrankungen und gesunde Lebensweise

Körper und Psyche stehen in Wechselwirkung. Nicht nur, dass psychische Faktoren auch bei primär körperlichen Erkrankungen eine wichtige Rolle spielen – auch der Zustand des Körpers hat natürlich einen großen Einfluss auf das psychische Befinden.

Mit unserem Körper und seinen ererbten Schwachstellen gehen wir in ein Leben mit ganz individuellen Belastungen, die sich aus unserem Verhalten und unserer Umwelt ergeben: Ernährungsgewohnheiten, Arbeitsbelastungen, Umgang mit Genussgiften, Wohnbedingungen, Klimafaktoren, Umweltgifte etc. Die individuelle Konstellation all dieser Faktoren entscheidet dann darüber, ob die Schwachstellen nachgeben und eine Krankheit entsteht, oder eben nicht. Insbesondere dann, wenn die Sache auf der Kippe steht, können auch vergleichsweise schwache Einflüsse das Zünglein an der Wage sein, das über Krankheit oder Gesundheit entscheidet. Mindestens in solchen Situationen spielen auch psychische Faktoren eine ausschlaggebende Rolle – und dies gilt grundsätzlich für alle Erkrankungen.

Körper und Psyche können sich wechselseitig positiv oder negativ beeinflussen

❗ Harmonie im psychischen Bereich verringert die Wahrscheinlichkeit des Ausbruchs von Erkrankungen und erhöht die Chancen auf einen leichteren Verlauf bzw. eine schnellere Heilung.

Psychische Dysharmonien bewirken das genaue Gegenteil. Über diesen grundsätzlichen und allgemeinen Zusammenhang hinaus gibt es aber auch Erkrankungen, die in besonderer Weise durch chronischen Dysstress gefördert werden: Herz-Kreislauf-Erkrankungen und metabolisches Syndrom – wir hatten beim Thema »Stressreaktion« darüber gesprochen.

Umgekehrt führen körperliche Erkrankungen zu psychischen Missbefindlichkeiten oder gar Ängsten und Depressionen. Ein gesunder und leistungsfähiger Körper trägt dagegen sehr zu Selbstwertgefühl und psychischem Wohlbefinden bei. Etwas zur Gesunderhaltung und Kräftigung seines Körpers zu tun, ist also ein ganz wichtiger Weg zur Besserung psychischer Probleme.

Lassen Sie uns die wichtigsten Punkte einer solchen »gesunden Lebensweise« zusammenfassen:

Körperliche Bewegung und intensive Reize

Es gibt kein wirksameres Medikament als Ausdauertraining

Kaum etwas ist in diesem Zusammenhang dringender zu empfehlen als mäßige, aber regelmäßige körperliche Bewegung: »Bisher ist kein therapeutisches Verfahren bekannt geworden«, schreibt Professor Alexander Weber von der Universität Paderborn, »das die Gesundheit in ähnlich vielfältiger Weise positiv beeinflusst wie ausdauernde Bewegungsarten« (zitiert nach Tausch 1997, S. 275).

Positive Kurz- und Langzeiteffekte

Wichtige Kurzzeiteffekte körperlichen Trainings sind: Abbau muskulärer, psychonervaler und hormoneller Spannungen und Ungleichgewichte, Stimmungsaufhellung und Antriebssteigerung infolge einer besseren Gehirndurchblutung sowie einer Ausschüttung von Endorphinen (körpereigene »Glückshormone«). Als Langzeiteffekte stellen sich ein: Verbesserung der Herz-Kreislauf-Leistung; wachsende psychovegetative Belastbarkeit (»Stressresistenz«); Regulierung des Blutdrucks; günstige Stoffwechseleffekte, die der Entstehung von Übergewicht und metabolischem Syndrom vorbeugen; Stärkung der immunologischen Abwehrkräfte; Regulierung von Organfunktionen; Abbau funktioneller Störungen und Verringerung der Schmerzempfindlichkeit; Verbesserung des allgemeinen Wohlbefindens und Abbau von Aggressivität, Ängsten und Depressionen; Verbesserung psychischer Leistungsparameter; Steigerung von Selbstwertgefühl, Selbstsicherheit und der Zuversicht, das Leben meistern zu können.

Zweimal 30 Minuten Sport pro Woche sind immer möglich

Zu empfehlen ist das Ausüben einer Ausdauersportart 3- bis 5-mal pro Woche über 30–60 Minuten (z. B. Joggen, Radfahren oder Schwimmen). Günstig wäre es, wenn ein Krafttraining 1- bis 2-mal pro Woche hinzukäme (z. B. in einem Fitnessstudio). Für das längerfristige Unterschreiten eines absoluten Wochenminimums von 2-mal 30 Minuten Ausdauertraining gibt es keine akzeptable Entschuldigung. Dieses

Zeitvolumen lässt sich in jeder Lebenssituation mobilisieren, und der Gewinn ist immer weit größer als der Aufwand.

Dem scheinbar übermächtigen Ruhebedürfnis auch nur dieses Minimum abzutrotzen, fällt aber offenbar vielen Menschen sehr schwer. Rund die Hälfte der erwachsenen Bevölkerung ist sportlich völlig inaktiv. Hier einige Hinweise, die die Sache erleichtern:

Fangen Sie klein an, machen Sie Pausen und belasten Sie sich nur bis in einen mittleren Bereich (Pulsfrequenz bis etwa 180 minus Lebensalter, Vermeidung von Schmerz und stärkerer Atemnot). Orientieren Sie sich am inneren Lohn – das Wichtigste ist, dass es Freude macht. Welche Leistung Sie bringen, und welche Figur Sie abgeben, ist völlig bedeutungslos. Sollten Sie anfangs Schwierigkeiten haben, Freude und Funktionslust auch nur für kurze Momente zu erleben – werfen Sie nicht hin mit der Begründung »Das ist nichts für mich, ich hab eben kein Talent zum Sport!« Denken Sie an den Kreis des Wachstums. Ein stärkeres Harmonieempfinden setzt einen gewissen Grad an Übung und Können voraus – bis dahin gibt es eine emotionale Durststrecke. Bauen Sie Fremdzweck-Motivationen auf, ohne in Leistungsstress zu verfallen: Stellen Sie sich vor, wie Sie aussehen, wenn Sie erst 20% Ihres Körperfettes in Muskelmasse umgewandelt haben. Sollten Sie nach den ersten positiven Erfahrungen immer noch jeden Tag aufs Neue Schwierigkeiten haben, den ersten Schritt zu tun, denken Sie an das »Wasserrutschenprinzip«: Das Raufklettern macht immer Mühe, aber der Lohn des Herabrutschens ist allemal größer. Prägen Sie sich die Momente ganz bewusst tief ein, in denen Ihnen der Sport Freude macht und Sie sich danach viel besser fühlen als vorher. Rufen Sie sich diese Erinnerungen immer wieder als Motivationshilfe in Gedächtnis, wenn es wieder darum geht, sich zu aktivieren.

Möglichkeiten der Selbstmotivation

Können Sie die äußeren Umstände hilfreicher gestalten? Würde es Ihnen helfen, sich mit Freunden zum Joggen zu verabreden oder Familienmitglieder einzubeziehen? Sollten Sie einem Sportverein beitreten? Probieren Sie aus, ob es Ihnen gleich nach dem Aufstehen, mittags oder abends leichter fällt, in der Natur oder auf dem Sportplatz. Überlegen Sie, ob Sie es mit der richtigen Sportart versuchen. Ist Ihnen einfaches Ausdauertraining zu stupide, klappt es vielleicht mit einem Mannschaftssport, einem Kampfsport oder mit »Aerobic« besser. Es hilft, feste Gewohnheiten zu etablieren und nach Möglichkeit zu immer gleichen Zeiten zu trainieren – der Körper stellt sich darauf ein und man muss nicht immer wieder mit sich hadern und entscheiden. Wenn überhaupt nichts funktioniert: Stellen Sie sich wenigstens einen Stepper oder einen Fahrrad-Hometrainer vor den Fernseher und treten Sie, während Sie Ihre »Daily Soap« gucken.

Motivierende Umstände schaffen

Sollten Sie in den letzten Jahren überhaupt keinen Sport getrieben haben und älter als 40 Jahre sein, empfiehlt sich vor Beginn des Trainings eine Konsultation beim Hausarzt. Für die meisten Sportarten gibt es übrigens gute Ratgeberbücher, in denen Sie sinnvolle Trainingsprogramme finden (▶ s. Literaturauswahl: z. B. Wöllzenmüller 1997; Smith 2002).

Wichtig und oft mit dem Sport verbunden ist der Kontakt mit intensiven Reizen, insbesondere mit frischer Luft und kaltem Wasser. Ideal wäre ein regelmäßiger Saunabesuch zumindest in der kalten Jahreszeit (die meisten Fitnessstudios verfügen über eine Sauna).

Gesunde Ernährung und weitgehender Verzicht auf Alkohol und andere Genussgifte

Stärkeres Übergewicht vermeiden

Kaum weniger wichtig als ausreichende körperliche Bewegung ist eine gesunde Ernährung und die Vermeidung eines größeren Übergewichtes. Die Prinzipien einer gesunden Ernährung sind wahrscheinlich weniger kompliziert, als das vielfach dargestellt wird. Wenn Sie die folgenden Grundsätze berücksichtigen, wäre schon viel gewonnen:

Wenig tierisches Fett

Viel Obst und Gemüse

— Möglichst sparsamer Verzehr von tierischem Fett und rotem Fleisch – bei pflanzlichen Fetten und weißem Fleisch (Fisch, Geflügel) ist mehr Großzügigkeit erlaubt.
— Konsum von gereinigtem Zucker und »Süßigkeiten« nur insoweit, als das mit einem Normalgewicht verträglich ist (als grobe Faustformel ist immer noch ausreichend: Größe in cm minus 100 gleich Normgewicht in kg). Am ehesten empfiehlt sich »Fruchtgummi« – er enthält weniger Fett als etwa Schokolade oder Gebäck. (Fett ist der kalorienreichste Nahrungsbestandteil. Er enthält mehr als doppelt so viele Kalorien wie Kohlenhydrate oder Eiweiße.)
— Möglichst reichlicher Verzehr von Obst, Gemüse und Hülsenfrüchten.

Falls Sie bereits unter stärkerem Übergewicht leiden, sollten Sie sich um eine Ernährungsumstellung zum Zwecke der Gewichtsreduktion bemühen (▶ s. Literaturauswahl: Hauner u. Hauner 1996).

Raucherentwöhnungsprogramme

Darüber hinaus sollten Sie versuchen, weitestgehend auf Genussgifte zu verzichten. Jede Zigarette ist eine zu viel: An den Folgen des Rauchens versterben in Deutschland jährlich mehr als 150.000 Menschen. Sofern das Abgewöhnen in Eigenregie (▶ s. Literaturauswahl: Carr 1992) nicht gelingt, können spezielle Raucherentwöhnungsprogramme Abhilfe schaffen, in denen verhaltenstherapeutische Maßnahmen mit einer zwischenzeitlichen Nikotinsubstitution (z. B. über Nikotinpflaster) kombiniert werden.

Umgang mit Alkohol

Menschen mit Stressproblemen, mit Ängsten oder Depressionen neigen oft auch zu einem erhöhten Alkoholkonsum. Er lässt vorübergehend die Probleme vergessen und verhilft zu einer Pseudoentspannung. Man ist lockerer im sozialen Kontakt oder kann besser einschlafen. (Und es gibt sogar Menschen, die allen Ernstes behaupten, dass die entweder bitteren, sauren oder beißenden alkoholischen Getränke gut schmecken.) Doch diese kurzfristigen positiven Effekte ziehen gravierende negative Langzeiteffekte nach sich. Es besteht die Gefahr der Entwicklung einer Suchterkrankung. Und auch wenn dem Alkohol in geringen Dosen positive Gesundheitseffekte nachgesagt werden, so hat er in höheren Dosen geradezu verheerende Langzeitwirkungen auf Gehirn und Körper. Jährlich sterben in Deutschland mehr als 40.000 Menschen an den Folgen erhöhten Alkoholkonsums.

Kommt Ihnen gelegentlich der Gedanke, dass Sie weniger trinken sollten? Führt Ihr Alkoholkonsum bisweilen zu Ärger mit Ihren Mitmenschen und hatten Sie deshalb Schuldgefühle? Haben Sie schon einmal morgens getrunken, um Ihre Nerven zu beruhigen oder einen »Kater« loszuwerden? **Wann Gefahr besteht**

Sollten Sie eine oder mehrere dieser Fragen mit »Ja« beantworten müssen, droht Gefahr. Nehmen Sie Ihr Trinkverhalten bewusst und kritisch unter die Lupe! Führen Sie ggf. eine Zeitlang ein »Trinktagebuch« (Situation/Menge/Getränk/anschließendes Befinden), um Auslöser und Trinkmengen zu dokumentieren. Für Frauen gilt dauerhaft eine tägliche Trinkmenge von 20 g reinem Alkohol als potenziell gesundheitsschädigend, für Männer 40 g (zur Orientierung: Bier ca. 40 g/l; Wein/Sekt ca. 100 g/l; Spirituosen ca. 300 g/l). **»Trinktagebuch«**

Falls Sie täglich Alkohol zu sich nehmen und/oder mit Ihrer Trinkmenge über den angegebenen Grenzen liegen, sollten Sie einen Abstinenzversuch machen. Versuchen Sie, 4 Wochen **unter Ihren normalen Alltagsbedingungen** keinen Tropfen Alkohol zu trinken. Gelingt Ihnen das nicht und/oder treten Entzugserscheinungen auf (überstarkes Verlangen nach Alkohol, Zittern der Hände, Unruhezustände, Schweißausbruch oder gar Verwirrung, Halluzinationen oder Krampfanfälle), müssen Sie sich umgehend in eine spezialisierte Behandlung begeben (▶ s. Anhang A2: »Hilfreiche Adressen«). **Vier Wochen Abstinenz**

Haben Sie keine Probleme mit der Abstinenz, liegen aber trotzdem über den angegebenen Grenzwerten, sollten Sie versuchen, Ihre Trinkgewohnheiten so zu verändern, dass Sie in den ungefährlichen Bereich kommen. Steigen Sie auf niedrigprozentige Getränke um. Analysieren Sie anhand Ihres »Trinktagebuchs« die Auslöser für Ihren Alkoholkonsum. Erarbeiten, planen und probieren Sie konkrete Verhaltensstrategien: z. B. die zu Hause verfügbare Alkoholmenge begrenzen; sich Formulierungen und Argumente für das Ablehnen von Alkohol zurechtlegen; bestimmte Lokalitäten nicht mehr mit bestimmten Leuten aufsuchen; unter lautstarkem Selbstmitleid die Pflichten des Fahrers übernehmen; auf Partys viel Wasser trinken, um den Durst nicht mit Alkohol löschen zu müssen, das Glas nur zum Schein an die Lippen setzen oder bewusst langsamer und mit mehr Genuss trinken. **Anti-Trink-Strategien**

Gewohnheiten und Regularitäten

**Rhythmen
auf allen Ebenen**

Alle biologischen Prozesse verlaufen in sich wiederholenden Rhythmen – von den biochemischen Vorgängen in der Zelle über Organfunktionen wie Atmung und Herzschlag bis hin zu psychischen und körperlichen Leistungsparametern. So weist unsere Leistungsfähigkeit am Vormittag und am Nachmittag/Abend einen Gipfel auf, während sie am frühen Nachmittag ein Tief zeigt. Wenn Sie die Möglichkeit dazu haben – richten Sie Ihr Leben darauf ein und gönnen Sie sich einen Mittagsschlaf.

**Selbstdisziplin
und Regelmäßigkeit**

Ein gelingendes und glückliches Leben ist ohne ein Mindestmaß an Selbstdisziplin und Regelmäßigkeit im Lebensablauf nicht möglich. Ohne regelmäßige Wiederholung und Übung kann man weder Fähigkeiten noch Wissen aufbauen. Bei sporadischem Lernen oder Trainieren steigt die Leistungskurve nicht an: Innerhalb der zu langen Intervalle wird das Gelernte vergessen oder der körperliche Trainingseffekt geht wieder verloren (◨ Abb. 9.2a). Allein die Systematik ermöglicht einen stufenweisen Leistungsaufbau (◨ Abb. 9.2b).

**Gewohntes
fällt leichter**

Alle Tätigkeiten, die man sich zur Gewohnheit macht, gelingen besser und fallen leichter. Auch die Effektiviät innerer psychosomatischer Regulationsprozesse ist an eine geregelte Lebensführung gebunden. Der Körper kann sich auf regelmäßige und erwartete Anforderungen voreinstellen (Prinzip Konditionierungslernen). Wo das nicht möglich ist, entstehen gehäuft funktionelle Störungen (z. B. bei Schichtarbeitern oder bei Flugpersonal).

**Änderung
setzt Struktur
voraus**

Ist man es von jeher gewohnt, die Hauptaktivitäten des Lebens bestimmten Regelmäßigkeiten folgen zu lassen, gelingt auch der Aufbau neuer Gewohnheiten ohne allzu große Mühe, z. B. der Beginn eines Sportprogramms oder eine Umstellung der Ernährungsgewohnheiten. Ist man es dagegen gewohnt, »strukturlos« nach Lust und Laune zu leben, fallen gezielte Lebensveränderungen sehr schwer, denn planvolle Veränderung setzt einfach Struktur voraus. Stärken Sie deshalb Ihre

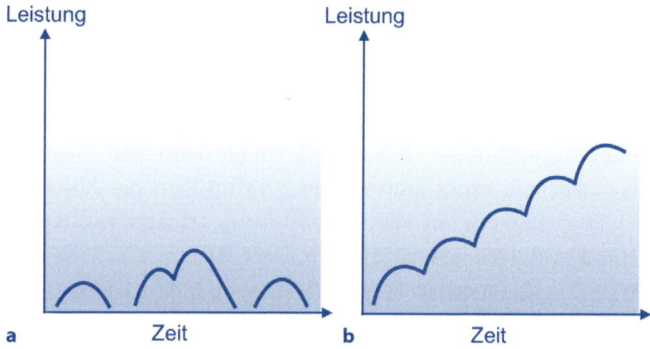

◨ **Abb. 9.2a,b. Die Entwicklung von Lern- und Leistungskurven**
in Abhängigkeit von sporadischem (**a**) bzw. regelmäßig-systematischem Lernen/Trainieren (**b**)

Selbstdisziplin und bemühen Sie sich um den Aufbau von Regularitäten und Gewohnheiten. Fangen Sie klein an, z. B. mit regelmäßigen Schlafens- und Aufstehzeiten (die natürlich ein ausreichenes Quantum an Schlaf beinhalten sollten). Essen Sie kulturvoll und ohne Hektik zu regelmäßigen Zeiten. Gönnen Sie sich Entspannungsrituale – z. B. eine halbe Stunde vor dem Schlafengehen einen Beruhigungstee trinken und dazu Musik hören oder ein gutes Buch lesen.

Umgang mit Schlafstörungen

Den größten Teil der Schlafstörungen kann man den funktionellen Störungen zuordnen. Sie sind außerordentlich verbreitet – 15–30% der Bevölkerung sind betroffen, Frauen und ältere Menschen überproportional häufig. Grob lassen sich Einschlafstörungen von Durchschlafstörungen unterscheiden.

Auch Schlafstörungen können direkte oder indirekte Folge von Erkrankungen der Psyche (z. B. bei Depressionen), des Gehirns oder des Körpers sein. Wiederum sind in diesen Fällen Nebenbeschwerden bzw. -befunde wegweisend, deren Erkennung bzw. Ausschluss Aufgabe Ihres Hausarztes ist.

In den meisten Fällen aber findet sich keine »organische« Ursache. Dann entstehen Schlafstörungen nach dem uns nun schon vertrauten Schema: Teufelskreise pfropfen sich einer Disposition auf. Letztere kann in einer angeborenen Veranlagung bestehen. So wie sich Reaktionszeiten oder Gedächtnisleistungen von Mensch zu Mensch unterscheiden, braucht auch das Einschlafen bei manchen Menschen länger, als bei anderen. Und für sich genommen wäre es ja auch nicht weiter schlimm, wenn man vor dem endgültigen Einschlafen noch eine halbe oder auch eine Stunde halbwach vor sich hin schlummerte. Die Disposition kann aber auch aus ungünstigen Umständen (z. B. zu viel Lärm), aus einem falschen Verhalten (z. B. unregelmäßige Schlafenszeiten) oder aus einer chronischen Stressbelastung entstehen. In letzterem Falle nimmt man die unerledigten Tagesprobleme mit ins Bett, kann nicht »abschalten« und die besprochenen Stressmechanismen verhindern für längere Zeit das Einschlafen, sorgen für einen flachen Schlaf oder führen zu morgendlichem Früherwachen.

Sobald man beginnt, im schlechten Schlaf ein Problem wahrzunehmen, setzen die Teufelskreise ein. Der Schlaf ist wie ein Vogel – wenn man ihn fangen will, fliegt er davon: Wer sich bewusst darum bemüht einzuschlafen, erreicht das genaue Gegenteil, weil er die automatischen Schlafmechanismen blockiert (»reflexive Blockierung« oder »Tausendfußsyndrom«). Je länger man wach liegt, desto verzweifelter der Kampf um den Schlaf, desto geringer die Chancen, tatsächlich einzuschlafen.

Je öfter solche »kleinen« Teufelskreise zu schlaflosen Nächten führen, desto wahrscheinlicher etabliert sich zusätzlich ein »großer«

Dispositionen für Schlafstörungen

Teufelskreise

Teufelskreis: Immer mehr beginnt man, die Schlafstörungen als ein gravierendes Lebensproblem wahrzunehmen, was die Disposition für schlechten Schlaf verstärkt: Man geht zu früh ins Bett oder bleibt zu lange darin liegen, man versucht am Tage zu schlafen oder vermeidet Belastungen und ist dann abends nicht müde. Durch die Hyperreflexion nimmt man seine Müdigkeit und vermeintliche Leistungsunfähigkeit übermäßig wahr und ist durch die ständige Beschäftigung damit von den Sachaufgaben abgelenkt. In der Folge macht man Fehler und bringt noch weniger Leistung, was die scheinbare Bedrohlichkeit des Problems abermals steigert und die allgemeine Stressspannung verstärkt. Am Ende wird die Schlafstörung zum alles organisierenden Lebensthema: Man gibt alle gesunden, aber vermeintlich erschöpfenden oder aufregenden Aktivitäten auf und lebt in ständiger Erwartungsangst vor der nächsten Nacht. Das Bett wird zu einem Ort des bloßen Grauens.

Wie beugt man einer solchen Situation vor oder kommt wieder aus ihr heraus?

Schaffung schlaffördernder äußerer Bedingungen

Am Bett sollten Sie nicht sparen

Das beginnt mit der Anschaffung eines Bettes, das modernen orthopädisch-physiologischen Anforderungen genügt und Ihren ganz individuellen Wünschen und Vorlieben entspricht. Sie haben recht – oft ist das nicht ganz billig. Wenn Sie sich allerdings vergegenwärtigen, dass Sie ein Drittel Ihrer Lebenszeit an diesem Ort verbringen, relativiert sich der Preis. Fahren Sie also ruhig einmal zu einem Probeliegen in einem Wasserbett. (Ich persönlich liege in keinem anderen Bett lieber wach. Das schlaflose Herumwälzen wird hier zu einem Erlebnis ganz eigener Art.) Die nächsten wichtigen Punkte sind: geeignete Temperatur (ca. 16° Celsius), ausreichende Verdunkelung und Ruhe (versuchen Sie es ggf. mit Ohropax – an das Hören des eigenen Herzschlages gewöhnt man sich schnell).

Schlafförderndes Verhalten

Trotz allem zur festgesetzten Zeit aufstehen

Wer Schlafstörungen hat, sollte es unbedingt mit regelmäßigen Schlafens- und Aufstehzeiten versuchen. Man sollte zur festgesetzten Zeit aufstehen – egal, wie wenig man vermutet, geschlafen zu haben (oft hat man länger geschlafen, als man glaubt). Bleibt man im Bett und schläft in den Tag hinein, ist die nächste Problemnacht programmiert, weil man abends nicht müde ist. Es kann sinnvoll sein, die für den Schlaf vorgesehene Zeit zu verkürzen, um allzu langes Wachliegen zu vermeiden. Stehen am nächsten Tag wichtige Termine an, bringt es meist nichts, früher zu Bett zu gehen – man schläft ja doch nicht vorzeitig ein.

Besser ist es, nach dem Aufstehen zu joggen und/oder kalt zu Duschen, um sich auf Trab zu bringen.

Folgendes ist am Abend besser zu vermeiden: aufputschende Genussgifte (Alkohol, Koffein, Nikotin, Kakao); zu große Mahlzeiten (ein kleines »Betthupferl« kann dem nächtlichen Hunger vorbeugen), zu große Trinkmengen.

Anzustreben sind: effizientes allgemeines Stressmanagement, Belastungsreduktion, positive Lebensinhalte, gesunde Lebensweise, Sport. Dies führt zu einer verminderten allgemeinen Stressspannung und erleichtert das abendliche Entspannen und »Abschalten«. Schlafstörungen sind ein weiterer Grund, aufkeimende Probleme möglichst sofort anzugehen und nicht erst lange vor sich her zu schieben. Weiter ist zu empfehlen: den Tag mit einem angenehmen, entspannenden Ritual ausklingen lassen (▶ s. voriger Abschnitt); erlernen und anwenden von Entspannungstechniken (autogenes Training, Meditation, Yoga).

Entspannungsritual am Abend

Schlafförderndes Haltungsmanagement

Hierbei geht es darum, dem schlechtem Schlaf gründlich und nachhaltig den Status eines Problems zu nehmen. Ein erster wichtiger Schritt ist es, sich von falschen Muss-Vorstellungen zu lösen. Nicht jeder muss täglich 8 Stunden schlafen, um gesund und schön zu bleiben, wie man gelegentlich hört oder liest. Das individuelle Schlafbedürfnis variiert: 6–7 Stunden können genügen, manche Menschen bleiben auch mit 4–5 Stunden Schlafdauer gesund und leistungsfähig. Vielleicht haben Sie ja das Glück, zu den Kurzschläfern zu gehören (die haben einfach mehr vom Leben – zumindest rechnerisch).

Es müssen nicht 8 Stunden sein

Machen Sie sich immer wieder bewusst: Sofern Sie die oben genannten Rahmenbedingungen zur Verfügung stellen, wird sich Ihr Körper über kurz oder lang nehmen, was er braucht.

Auch unausgeschlafen bewältigen Sie den nächsten Tag

Sollte es eine Weile dauern, bis er dieses Angebot annimmt, machen Sie sich nichts daraus: Auch wenn man müde und unausgeschlafen ist, kann man tun was nötig ist und erfolgreich handeln. Das ist zwar nicht besonders angenehm, aber auch nicht die größte aller Katastrophen.

Fixieren Sie sich nicht so sehr auf Ihr Befinden und konzentrieren Sie sich auf die Arbeit, die gerade ansteht. Wenn es Ihnen gelingt, in Flow zu geraten, wird der Tag herum sein, noch ehe Sie ein weiteres Mal Gelegenheit hatten, sich wegen Ihrer Unausgeschlafenheit zu bemitleiden.

Gewöhnen Sie sich an, in Ihrem Bett einen wunderschönen Ort zu sehen. Auch wenn man entspannt wach liegt und an etwas Schönes denkt, angenehme Erinnerungen vorbeiziehen lässt oder sich in Wachträumen in eine grandiose Zukunft versetzt, erholt man sich. Befreien Sie sich von dem Zwang, in Ihrem Bett unbedingt schlafen zu müssen (in Ihrem neuen Erlebniswasserbett wäre es ohnehin schade um jede

Paradoxe Intention: auf Kurzschläfer trainieren

Stunde, die Sie verschlafen). Sie liegen immer noch wach? Macht nichts. Auch wenn Sie heute mal gar nicht schlafen, schaffen Sie den nächsten Tag. Sie haben es doch bisher immer geschafft, oder?

Wie Sie merken, nähern wir uns der humoristisch-paradoxen Haltung: Sie wissen doch – es gibt Kurzschläfer, die mit 4 Stunden auskommen. Man sagt dies berühmten Leuten nach wie Napoleon oder Karl Marx. Ob die wohl als Langschläfer berühmt geworden wären? Die Konsequenz kann nur sein: Trainieren Sie sich auf Kurzschläfer! Fangen Sie gleich heute Nacht damit an und versuchen Sie wach zu bleiben. Schlafen Sie auf keinen Fall ein! (Sonst wird nie etwas aus Ihnen.)

Morgens Joggen

Sollten Sie trotz aller dieser Tricks öfter mal schlecht schlafen, dann haben Sie vielleicht das Pech, zu den anlagebedingt schlechten Schläfern zu gehören. Versuchen Sie, das zu akzeptieren. Andere haben andere Päckchen zu tragen. Sobald Sie aufhören, die Sache zum Problem aufzubauschen, wird es sich deutlich bessern. Zumindest so weit, dass Sie damit leben können. (Und sagen Sie jetzt nicht: »Der hat gut reden« – ich selbst gehöre auch zu dieser bedauernswerten Gruppe.) Vielleicht entschließen Sie sich, zum Äußersten zu gehen: Joggen oder schwimmen Sie jeden Morgen 30 Minuten um wach und fit für den Tag zu werden (dann hat Sie Ihr »Schlafproblem« vielleicht vor dem Infarkt gerettet).

9

Der Körper nimmt sich, was er braucht

🛈 Sich um Ihren Schlaf zu bekümmern, ist nicht Ihr Job! Das macht Ihr Körper ganz von allein. Wenn Sie ihn lassen, wird er sich nehmen, was er braucht. Wie müde Sie sich auch immer fühlen, wenn Sie tief in sich hineinhorchen – akzeptieren Sie das. Es gibt nichts, was Sie nicht auch unausgeschlafen tun könnten. Hören Sie auf, sich mit Ihrem Befinden zu beschäftigen und konzentrieren Sie sich auf Ihren eigentlichen Job: zu tun, was gerade zu tun ist.

Grundprinzipien
der psychischen Veränderung

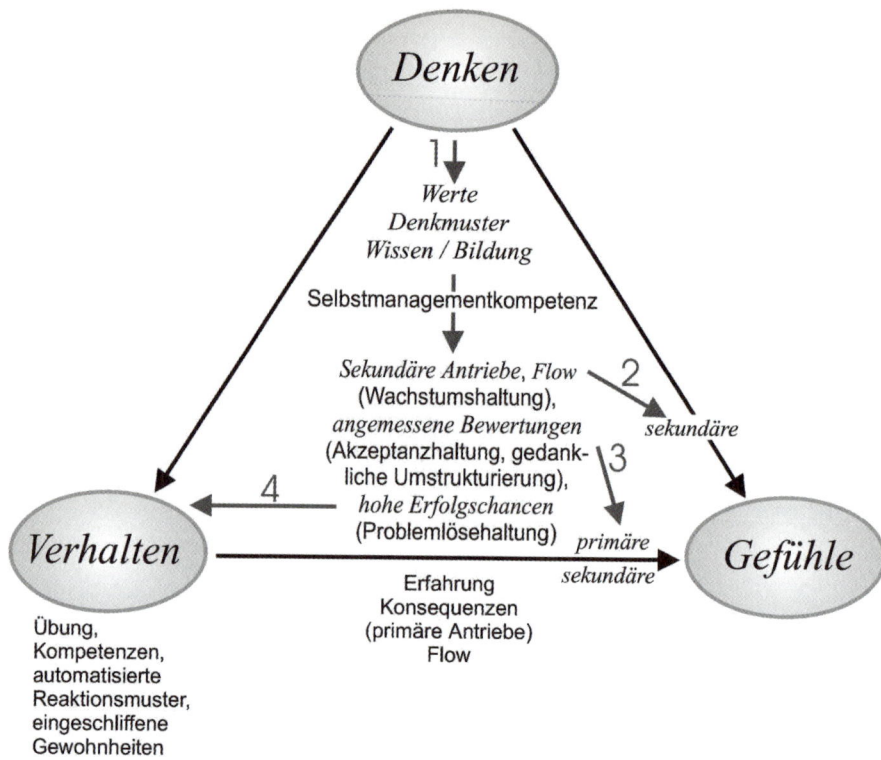

Denken

1

Werte
Denkmuster
Wissen / Bildung

Selbstmanagementkompetenz

Sekundäre Antriebe, Flow
(Wachstumshaltung),   2
angemessene Bewertungen   *sekundäre*
(Akzeptanzhaltung, gedank-   3
liche Umstrukturierung),
hohe Erfolgschancen
4   (Problemlösehaltung)   *primäre*
sekundäre

Verhalten   *Gefühle*

Erfahrung
Konsequenzen
Übung,   (primäre Antriebe)
Kompetenzen,   Flow
automatisierte
Reaktionsmuster,
eingeschliffene
Gewohnheiten

◨ Abb. 10.1. **Das Dreieck der Veränderung bildet die veränderungsrelevanten Zusammenhänge zwischen Denken, Verhalten und Fühlen ab.**
Im Kern hängen psychische Störungen zumeist mit emotionalen Problemen zusammen. Im Gegensatz zum Denken und Verhalten lassen sich Emotionen aber nicht auf direktem Wege willentlich beeinflussen. Das zentrale Problem der psychischen Veränderung besteht also in der Aufgabe, durch Veränderung von Denken und Verhalten die Gefühle indirekt in der gewünschten Weise zu beeinflussen. Unterschiedliche Psychotherapieverfahren nutzen mit unterschiedlichem Schwerpunkt die vier eingezeichneten Wege der Veränderung (► s. nächstes Kapitel)

Das Dreieck der Veränderung: die Gefühle beeinflussen durch Veränderung von Denken und Verhalten

Lassen Sie uns nun noch einmal die Hauptwege zusammenfassen und systematisieren, die zu psychischer Veränderung führen. Psychische Probleme sind im Kern fast immer emotionale Probleme: Eine zu wenig positive Emotionsbilanz oder eine zu geringe Verhaltenskontrolle infolge falsch ausgerichteter Emotionen (»Motivationen«). Da wir über die Gefühle keine direkte Willenskontrolle haben, ergibt sich die Aufgabe, durch eine Veränderung des Denkens und des Verhaltens die Gefühle so zu beeinflussen, dass das psychische Problem verschwindet. Diese entscheidenden Zusammenhänge werden in etwas vereinfachter Form vom »Dreieck der Veränderung« gezeigt (◨ Abb. 10.1).

Werte

1. In zentraler Position an seiner Spitze steht das Denken. Über das Denken haben wir die beste Kontrolle. Das Denken kann sich gleichsam neben sich stellen und seine eigene Veränderung anleiten. Es kann das Verhalten neu ausrichten und durch all dies die Gefühle positiv beeinflussen. Über das Denken eignen wir uns Bildung an, erarbeiten wir uns

Denkmuster

Werte und Überzeugungen. Im Zuge dessen ist der Erwerb flexibler dialektischer Denkmuster von zentraler Wichtigkeit. Nicht weniger bedeutsam ist die Aneignung von Selbstmanagement-Wissen, von Wissen über sich selbst und die Funktionsprinzipien von Körper und Psyche. Dazu gehört, sich über die eigenen Bedürfnisse, Wünsche, Begabungen und Schwächen klar zu werden. Dies hilft dabei, seine Vergangenheit besser zu verstehen sowie realistische Ziele und sinnstiftende Visionen für die Zukunft zu erarbeiten. Hierdurch wird Angst reduziert, psychische Harmonie erzeugt und Hoffnung geweckt. Eine wachsende Selbstmanagement-Kompetenz ermöglicht dann über ein sicheres und flexibles Haltungsmanagement das Beschreiten folgender weiterer Veränderungswege (▶ s. auch Dreieck des Bewusstseins – ◘ Abb. 4.1).

Wissen

2. Durch intensive übende Beschäftigung und tiefgründige Auseinandersetzung in Wachstumshaltung wird eine hochgradige Harmonisierung bestimmter psychischer Inhalte möglich – es entstehen sekundäre Antriebe. Hieraus erwachsen starke sekundäre Stimmigkeits- und Harmonieempfindungen, die die Gefühlsbilanz verbessern und Selbstzweck-Motivationen erzeugen. Die im Flow entstehende *Ich*vergessenheit bewirkt darüber hinaus eine zunehmende Problemvergessenheit. Beispiele: meisterlich Schach oder Klavier spielen, leidenschaftlich mit bestimmten geistigen Inhalten umgehen, etwa mit Informatik, Geschichte oder Philosophie.

Sekundäre Antriebe

innere Harmonie

Flow

3. Die Erarbeitung eines vernünftigen Wertesystems erlaubt in Verbindung mit dialektischen Denkmustern eine angemessene Bewertung der Umstände und Ereignisse des Lebens (Haltungen: Innenveränderung/gedankliche Umstrukturierung, Akzeptanz, Entspannung). Dadurch werden Stress und negative primäre Emotionen wie Angst, Ärger oder Wut gedämpft. Reflexive Blokkierungen primärer Antriebe lösen sich, was neue positive primäre Erfahrungen ermöglicht. Beispiel: Wer sein Selbstwerterleben von seiner Leistung und der Meinung anderer unabhängig macht (»Mir doch egal, was die anderen von mir denken!«), wird in gesellschaftlichen Situationen weniger Angst haben, sensibler für seine zwischenmenschlichen primären Empfindungen sein, sich natürlicher und charismatischer verhalten und ein positiveres Echo von anderen Menschen bekommen.

Angemessene Bewertungen und flexibles Haltungsmanagement

4. In Problemlösehaltung schließlich werden Strategien und Kompetenzen für ein erfolgreiches Handeln nach außen erworben. Es kann ein Umlernen unangemessener Verhaltensmuster erfolgen. Das Einschleifen von Gewohnheiten ermöglicht die Stabilisierung und »Automatisierung« neuer Verhaltensweisen. Kommt es durch das gelingende Handeln zu einer Befriedigung primärer Antriebe, werden positive primäre Emotionen erfahren, verbunden mit der Entstehung von Fremdzweck-Motivationen. Gewinnt der Verhaltensablauf hohe innere Harmonie, entstehen zusätzlich positive sekundäre Emotionen und Selbstzweck-Motivationen (vor allem Flow in Sport, Handwerk und Kunst). Beispiele: berufliche Kompetenzen, soziale Kompetenz und die positive

Kompetenzen

Erfolgreiches Handeln

soziale Rückmeldung, die aus einem kompetenten Verhalten resultiert (denn Natürlichkeit und Charisma allein reichen nicht immer – vor einem Besuch des Wiener Opernballs sollte man »den Knigge« noch einmal lesen).

Dies sind die grundlegenden Veränderungsmechanismen, über die alle Formen von Psychotherapie mit unterschiedlichen Akzenten ihre Wirkung entfalten. Die gegenwärtige Situation ist durch ein Nebeneinander von verschiedenen, historisch gewachsenen Psychotherapieschulen gekennzeichnet. Diese Ansätze sind zu einer Zeit entstanden, als die Wissenschaft noch nicht wusste, was sie heute weiß. Infolgedessen sind die Theorien, die den klassischen Schulen zu Grunde liegen mehr oder weniger unvollständig – sie fokussieren den Blick jeweils auf einen oder wenige der oben genannten Veränderungswege.

Die verschiedenen Psychotherapieverfahren ergänzen sich

Fast überall aber ist die Praxis der Psychotherapie den klassischen Theorien voraus. Wer heute als Therapeut einer bestimmten Schule tätig ist, kann es gar nicht vermeiden, auch mit anderen Ansätzen in Verbindung zu kommen. Nun sind Therapeuten ganze Menschen und spüren zumeist, dass die Sichtweisen der anderen Schulen zumindest für manche Behandlungssituationen bessere Lösungsmöglichkeiten eröffnen. Gute Therapeuten lassen sich deshalb nicht selten in mehreren Psychotherapieverfahren ausbilden und in der Praxis setzt sich zunehmend ein Eklektizismus durch: Je nach individueller Problemlage des Patienten werden die Verfahren sinnvoll kombiniert. In vielen Psychotherapien dürften deshalb alle oben genannten Veränderungsmechanismen zum Tragen kommen, wobei sich die Schwerpunktsetzung sinnvoll aus der individuellen Problemlage ableiten sollte.

Ziel: Allgemeine Psychotherapie

Das ist ein großer Fortschritt und ein praktikables Verfahren. Natürlich bleibt für die nächsten Jahre die Aufgabe, eine gemeinsame Sprache zu finden, in der auch theoretisch darstellbar wird, wie sich die historischen Therapieschulen zum Ganzen einer allgemeinen Psychotherapie integrieren lassen.

Die wichtigsten Therapieformen
und was sie zur Veränderung beitragen

Tiefenpsychologisch fundierte Therapien

**Psychoanalyse
nach Sigmund Freud:
Verdrängung
ins Unbewusste**

**Frühkindliche
Traumata
und Konflikte**

Das Zentralgestirn dieser Gruppe von Therapien ist die Psychoanalyse, die von dem Wiener Nervenarzt Sigmund Freud im vorvorigen Jahrhundert begründet wurde. Freud betonte die Bedeutung des Unbewussten in der menschlichen Psyche. Hier haben angeborene Triebe, psychische Verletzungen und verdrängte Wünsche ihren Sitz. Diese müssen verdrängt werden, weil sie zu verinnerlichten Werten und Normen in Konflikt stehen und ihr Bewusstwerden deshalb zu starke Angst erzeugen würde. Die verdrängten psychischen Energien machen sich dann Luft als neurotisches Verhalten oder in Form körperlicher Beschwerden. Entsprechend sollte es das Ziel der Therapie sein, die unbewussten oder verdrängten psychischen Inhalte bewusst zu machen und harmonisch in die bewussten psychischen Strukturen zu integrieren. Oft müssen hierfür allzu starre Werte und Normen »gelockert« werden. In der Wechselwirkung mit dem Therapeuten werden die neurotischen Verhaltensweisen aktiviert und in reife Formen der Beziehungsgestaltung überführt. Traditionell fokussieren die tiefenpsychologischen Therapien sehr stark auf die Bereiche zwischenmenschliche Beziehungen und Sexualität. Seelischen Verletzungen oder Konflikten in der Kindheit wird eine große Bedeutung beigemessen.

**Bewusstmachung
und Deutung**

Die Bewusstmachung von Bedürfnissen und Wünschen können wir dem Veränderungspfad 1 zuordnen, die Lockerung von starren Normen dem Veränderungspfad 3 und das Einüben eines reifen Beziehungsverhaltens dem Veränderungspfad 4.

Traditionell laufen tiefenpsychologische Therapien so ab, dass der Patient möglichst unbefangen und unreflektiert seinen Gedanken freien Lauf lässt und diese dabei ausspricht (»freies Assoziieren«). In der Annahme, dass sich verdrängte Wünsche oder Konflikte auch im Traum auf verschlüsselte Weise Gehör verschaffen, wird oft zum Berichten von Träumen aufgefordert. Der Therapeut ist ein aufmerksamer Zuhörer und beobachtet Mimik, Gestik und Verhalten des Patienten. Zwischenhin gibt er Rückmeldungen in Form von Unterstützung, Konfrontation oder Interpretation (»Deutung«).

Der tiefenpsychologische Therapeut ist eher weniger aktiv und hält sich mit Ratschlägen und Anweisungen zurück. Tiefenpsychologische Therapien sind auf längere Zeiträume angelegt.

**Fehlgeleitete
Lernprozesse**

Verhaltenstherapie

**Auslöser
und Konsequenzen
des Verhaltens**

Die Verhaltenstherapie entstand Mitte des vorigen Jahrhunderts aus der Lerntheorie der experimentell ausgerichteten Psychologie. Psychische Störungen werden hier als das Resultat fehlgelaufener Lernprozesse verstanden. Dabei spielen auslösende Bedingungen sowie die Konsequenzen des Verhaltens (Erfolg/Lohn bzw. Misserfolg/Strafe) eine entscheidende Rolle. Entsprechend kann man Verhalten ändern, indem man die auslösenden Bedingungen und die Konsequenzen des Verhaltens verändert (»Konditionierungslernen«). Hiernach fragt der Verhaltenstherapeut sehr genau in einer sog. Verhaltensanalyse und die systematische Veränderung dieser äußeren Verhaltensumstände macht dann einen wichtigen Teil der Therapie aus. In unserem Schema entspricht dies dem Veränderungsweg 4. Später trat dieser »klassischen Verhaltenstherapie« die »kognitive Verhaltenstherapie« zur Seite, die stärker auf das innere Verhalten, vor allem auf die kognitiven Prozesse fokussiert (Kognitionen sind die gedanklichen Erkenntnisstrukturen). Hauptansatzpunkt ist hier die »kognitive Umstrukturierung«: Im Disput mit dem Therapeuten werden unangemessene Glaubenssätze und Werte aufgespürt, logisch widerlegt und durch funktionalere Lebensmaximen ersetzt. Im Kapitel über Stressbewältigung hatten wir stark auf diesen Ansatz zurückgegriffen, entsprechend Veränderungspfad 3 in unserem Schema.

Kognitive Umstrukturierung

Die Verhaltenstherapie verzichtet auf ganzheitliche Theoriebildungen und entwickelt umgrenzte Modelle, die sich auf bestimmte psychische Störungen beziehen. Unter dem Stichwort »Psychoedukation« wird dieses störungsspezifische Wissen dann als »plausibles Störungsmodell« auch dem Patienten vermittelt (entspricht Veränderungsweg 1). Wichtige Teile der Behandlung können dann in entsprechenden störungsspezifischen Therapiemodulen erfolgen (z. B. verschiedene Konfrontationsverfahren bei Angst). Oft werden diese noch durch allgemeine Kompetenztrainings ergänzt (Entspannungsverfahren, Stressmanagement, Selbstsicherheitstraining etc.).

Vermittlung von Veränderungswissen

Der Verhaltenstherapeut geht aktiv und direktiv vor, er gibt klare Anweisungen, z. B. in Form von »Hausaufgaben« und hält sich mit Ratschlägen weniger zurück. Verhaltenstherapie fokussiert auf die bestehenden Symptome oder Probleme und versteht sich als lösungs- und zukunftsorientiert. Es ist nicht ungewöhnlich, dass Verhaltenstherapeuten den Patienten zu Hause besuchen, um sich seine konkreten Lebens- und Verhaltensumstände genau anzusehen. Oft begleitet der Therapeut den Patienten ins reale Leben, z. B. um ihm bei einer Konfrontationstherapie beizustehen. Verhaltenstherapeuten nehmen für sich in Anspruch, schon nach kurzer Zeit Besserung bewirken zu können.

Aktives und direktives Vorgehen

Humanistische Therapien

Die hierunter zusammengefassten Therapieansätze zeichnen sich durch Übereinstimmungen in ihren Grundüberzeugungen und in ihrem um Ganzheitlichkeit bemühten Menschenbild aus. Betont wird hier die Bedeutung von persönlichem Wachstum, Selbstverwirklichung und Sinn für eine gesunde und eigenständige menschliche Entwicklung. Es wird von der Existenz sinnorientierter Wachstumsbedürfnisse

Selbstbestimmtheit und persönliches Wachstum

ausgegangen, die zum Tragen kommen, sobald die primären Bedürfnisse befriedigt sind. Wird diese authentische Selbstaktualisierung im persönlichen Wachstum verzerrt oder blockiert, kommt es zu dem, was man in der Klinik als »psychische Störungen« bezeichnet. Aufgabe der Therapie ist es, den Klienten dabei zu unterstützen, diese Verzerrungen und Blockaden zu überwinden.

Die humanistischen Therapien betonen die Veränderungswege 1 und 2.

Gesprächspsychotherapie nach C. Rogers

Schutzraum für die Selbstheilung

Unter Betonung der Eigenständigkeit des Klienten geht der klassische Gesprächspsychotherapeut betont nichtdirektiv vor, d. h., er versucht, sich aller Wertungen und Ratschläge zu enthalten. Im Gespräch meldet er dem Klienten zurück, was er von dessen Erleben und Fühlen verstanden hat, ohne dies im Sinne irgendeiner Theorie zu interpretieren. Er schafft eine positive und warme Gesprächsatmosphäre als Schutz- und Unterstützungsraum für den Selbstheilungsprozess des Klienten und ist um Echtheit und Authentizität seiner eigenen Person bemüht.

Neuere zielorientiertere Versionen der Gesprächspsychotherapie steuern das Gespräch aktiver unter Nutzung bestimmter Gesprächstechniken (gezielte Exploration, Konfrontation, Stellen therapeutischer Aufgaben etc.).

Logotherapie nach V.E. Frankl

Sinnsuche

Die Wurzel psychischer Störungen sieht Frankl im »Leiden am sinnlosen Leben«. In das so entstehende »existenzielle Vakuum« könnten psychische Störungen erst hineinwuchern, wobei Teufelskreismechanismen eine große Bedeutung zuerkannt wird. In der Therapie wird versucht, die »noetischen Schichten« (Sitz von Geist, Vernunft und Einsicht) der Persönlichkeit zu aktivieren. Der Patient soll in die Lage versetzt werden, den Sinn seines Daseins zu finden, um sich von seinen neurotischen Lebensbeantwortungen zu befreien. Frankl hat das Prinzip der paradoxen Intention zum therapeutischen Instrument ausgebaut und betont die Rolle des Humors.

Gestalttherapie nach F. Perls

Sensibilität im Hier und Jetzt

Psychische Probleme entstehen nach der Theorie der Gestalttherapie durch Unterdrückung und Verleugnung der natürlichen Bedürfnisse. Mit Hilfe bestimmter erlebensintensivierender Techniken versucht der Therapeut, die Wahrnehmung der Gefühle und Empfindungen im Hier und Jetzt zu fördern und dadurch die natürlichen Regulationsprozesse wiederherzustellen. Zum Einsatz kommt eine Vielzahl von Methoden: rollenspielähnliche »Gestaltexperimente«, Körperübungen, spielerisch-kreative Arbeit mit Medien (z. B. Malen, Modellieren, Tanz), Phantasieübungen, Traumarbeit etc. Nach Perls sind hierbei folgende Fragen wichtig: Was tust du? – Was fühlst du? – Was möchtest du? – Was vermeidest du? – Was erwartest du?

Morita-Therapie nach M.S. Morita

Die Morita-Therapie wurde von dem japanischen Psychiater Masatake S. Morita Anfang des vorigen Jahrhunderts begründet. Als eine der führenden Therapiemethoden Japans wurzelt sie tief in der japanischen Kultur und ist stark vom Buddhismus geprägt. Anders als etwa in den USA ist die Morita-Therapie in Deutschland kaum bekannt. Ich möchte sie dennoch hier erwähnen, weil einige zentrale Gedanken dieses Buches (und der hinter ihm stehenden Theorie) sehr gut mit dem Ansatz Moritas übereinstimmen. Die Morita-Therapie betont die Bedeutung der Akzeptanz negativer Gefühle und die Möglichkeit, trotz dieser Gefühle kontrolliert und verantwortlich zu handeln. Da man Gefühle nicht direkt beeinflussen kann, ist allzu viel Selbstaufmerksamkeit und Bespiegelung des Befindens wenig fruchtbar oder sogar schädlich. Vielmehr erwachsen positive Gefühle aus einem positiven Handeln: Verhält man sich gegenüber einer Person oder einem Tier liebevoll und sorgend, werden Gefühle der Anteilnahme und der Liebe entstehen. Heilung erwächst also aus einem achtsamen, nach außen gerichteten Verhalten.

Akzeptanz und achtsames Handeln

Systemische Therapie und Familientherapie

Viele psychische Probleme werden mitverursacht oder aufrecht erhalten durch krank machende Paar- bzw. Familienbeziehungen. Insbesondere, wenn der Patient in diesem Sozialsystem über wenig Eigenständigkeit verfügt, wie z. B. im Falle von Kindern oder Jugendlichen, können die Probleme oft nicht gelöst werden, ohne den Partner bzw. die Familie mit in die Therapie einzubeziehen. Und natürlich gibt es auch Paar- oder Familienkonflikte im engeren Sinne, die von **allen** Beteiligten in irgendeiner Form als »ihr Problem« erlebt werden.

Im Paar- bzw. Familiengespräch wird versucht, Selbsterkenntnis, Verständnis für den anderen sowie Einsicht in die unfunktionalen Beziehungsstrukturen bei allen Beteiligten zu fördern und Hilfestellung bei der Erarbeitung von Lösungen zu leisten. Diese Therapieform kann entweder eigenständig durchgeführt werden, aber auch als Ergänzung einer ambulanten oder stationären Einzeltherapie.

Gestörte Beziehungsmuster

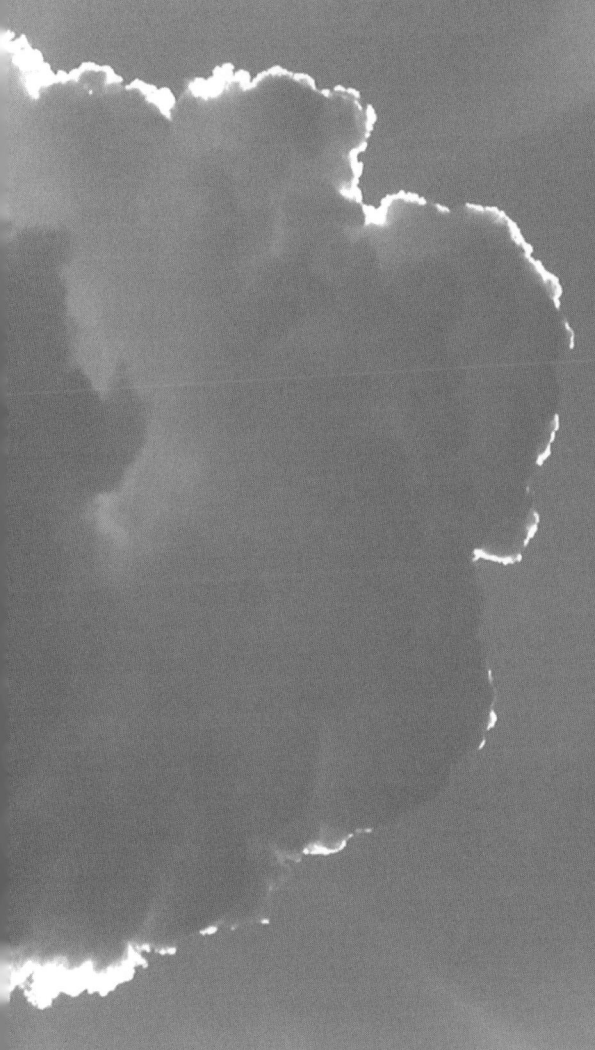

Ambulante Psychotherapie

Ambulant oder stationär?

Sollten Ihre Probleme seit langer Zeit bestehen oder Ihr Leben in sehr starkem Maße beeinträchtigen, sollten Sie Ihre Möglichkeiten der Selbsthilfe ausgeschöpft haben, ohne dass dies zu einer ausreichenden Besserung geführt hätte, dann ist es an der Zeit, über die Inanspruchnahme professioneller Hilfe nachzudenken. Prüfen Sie auch die Vielzahl von Hilfs- und Beratungsangeboten außerhalb des Krankenkassensystems (Sozial- und Schuldnerberatung, Ehe-, Lebens-, Partnerschafts- und Erziehungsberatung, Selbsthilfegruppen; ▶ s. Anhang A2: »Hilfreiche Adressen«).

Im Falle eines akuten psychischen Krisenzustandes (hoher Verzweiflungsdruck und Angst die Verhaltenskontrolle zu verlieren) sollten Sie die Notaufnahme eines Krankenhauses (nach Möglichkeit mit psychiartrischer Abteilung) aufsuchen oder im Extremfall einen Notarzt rufen. Reguläre ambulante oder stationäre Psychotherapieverfahren sind mit einer Vorbereitungsphase und oft auch mit einer Wartezeit im Bereich von Wochen (bis Monaten) verbunden – die Nachfrage ist leider deutlich größer als das Angebot an Therapieplätzen.

Sie sollten sich dann Gedanken darüber machen, ob eher eine ambulante oder eine stationäre Therapie für Sie in Frage kommt. Natürlich müssen Sie dieses Problem nicht selbständig und endgültig entscheiden. Die meisten Kliniken führen mit potenziellen Patienten ein ambulantes Vorgespräch, in dem diese Frage eine wichtige Rolle spielt. Im Zweifel können Sie aber auch zuerst einen ambulanten Therapeuten aufsuchen. Es ist sehr sinnvoll, eine stationäre Therapiephase in den vor- und nachbereitenden Rahmen einer ambulanten Therapie zu integrieren.

Ambulant:
die Veränderungen
im Alltag umsetzen

Stationär:
Entlastung und
soziales Lernen

Ohnehin lässt sich die Frage ambulant/stationär bei psychischen Problemen nicht so trennscharf entscheiden, wie dies bei vielen körperlichen Erkrankungen der Fall ist. Häufig kommen beide Varianten in Betracht, wobei jede ihre Vor- und Nachteile hat. Hier muss sehr individuell und oft zunächst versuchsweise entschieden werden. Der große Vorteil einer ambulanten Therapie ist es, dass man Veränderungen Schritt für Schritt im Alltagsleben umsetzen kann. Manchmal sind die Probleme im Alltag aber auch so drückend, dass Abstand und Entlastung auf einer Station notwendig sind, um den inneren Freiraum für Veränderungen zu bekommen. Weitere Vorteile des stationären Verfahrens sind: die Möglichkeit, intensive menschliche Beziehungen aufzubauen und das Vorliegen eines geschützten Raumes zum sozialen Lernen (wenn Einsamkeit und Schwierigkeiten im sozialen Verhalten Hauptmomente des Problems sind); die Möglichkeit, eine Vielzahl von Maßnahmen gebündelt umzusetzen, z. B. Psychotherapie, Entspannungsverfahren, Physiotherapie und Untersuchungen durch mehrere medizinische Fachabteilungen (bei komplexen und unklaren psychosomatischen Störungen). Natürlich ist auch zu fragen, welche Probleme sich aus einer mehrwöchigen Abwesenheit von Arbeits- oder Ausbildungsplatz und Familie ergeben. (Einige psychosomatische Kliniken haben die Möglichkeit, betreuungspflichtige Kinder von Patientinnen mit aufzunehmen, sofern es keine anderweitige Versorgungsmöglichkeit gibt oder die Kinder in die Therapie einbezogen werden sollten.)

Organisatorische Rahmenbedingungen einer ambulanten Psychotherapie

Von den gesetzlichen Krankenkassen werden derzeit in Deutschland lediglich die Kosten von Psychoanalysen, tiefenpsychologisch fundierten Psychotherapien sowie Verhaltenstherapien übernommen (mit großer Wahrscheinlichkeit kommt demnächst die Gesprächspsychotherapie hinzu).

Die ersten Sitzungen dienen als sog. Probesitzungen, in denen der Therapeut die Notwendigkeit einer Therapie feststellt und einen anonymisierten Bericht an einen Gutachter zur Bestätigung schickt. Parallel hierzu müssen Sie mit Hilfe eines Formblattes bei Ihrer Kasse einen Antrag auf Psychotherapie stellen. Haben Sie sich zu einem psychologischen Psychotherapeuten begeben, müssen Sie sich zusätzlich bei einem Arzt zur Ausfertigung eines »Konsiliarberichtes« vorstellen. Nach Genehmigung durch die Kasse beginnt die eigentliche Therapie. Bei privaten Krankenkassen sind die Regelungen uneinheitlich – in

Antrag bei der Krankenkasse

◻ Tabelle 12.1. Rahmenrichtlinien der Krankenkassen hinsichtlich der Psychoterapiedauer.
(Nach Kanfer u. Schmelzer 2001, S. 58)

	Gesetzliche Krankenversicherung			Privat/ Beihilfe	Selbst zahler
	Psycho-analyse (PA)	Tiefenpsycho-logisch fun-dierte Psycho-therapie (TP)	Verhaltens-therapie (VT)		
Probe-sitzungen	Bis zu 8	Bis zu 5	Bis zu 5	Bis zu 5	Frei ver-handelbar
Kurzzeit-therapie	(Nicht vorge-sehen)	25	25	Je nach Gesellschaft und Tarif unter-schiedlich	
Normal	160	50	45		
Beson-derer Fall	240	80	60		
Maximal	300	100	80		

jedem Falle sollten Sie sich vor Beginn einer Therapie genau erkundigen und eine schriftliche Zusage der Kostenübernahme einholen. Selbstverständlich können Sie auch als Selbstzahler ganz unbürokratisch Stunden vereinbaren – die Preise bewegen sich zwischen 60 und 100 EUR pro Sitzung. Die Rahmenrichtlinien der Krankenkassen bezüglich der Dauer einer Psychotherapie zeigt ◻ Tabelle 12.1. In der Regel findet pro Woche eine Sitzung mit einer Dauer von 50 Minuten statt – in der Endphase der Therapie kann das Intervall auf 2–4 Wochen gestreckt werden.

Wie finde ich den richtigen Therapeuten?

»Psychotherapeut« – eine gesetzlich geschützte Berufsbezeichnung

Seit dem 1.1.1999 ist der Begriff »Psychotherapeut« als Berufsbezeichnung gesetzlich geschützt. Nur noch Ärzte oder Diplom-Psychologen mit entsprechender Approbation sind berechtigt, diesen Titel zu führen. Nach dem Studium ihrer jeweiligen Fachrichtung haben diese eine mehrjährige Ausbildung in Psychotherapie absolviert. Die entsprechenden Qualifikationen lauten: »Psychologischer Psychotherapeut«, »Facharzt für Psychiatrie und Psychotherapie«, »Facharzt für psychotherapeutische Medizin« oder ein anderer Facharzt mit der Zusatzbezeichnung »Psychotherapie« (z. B. »Facharzt für Innere Medizin – Psychotherapie«). Zur Verschreibung von Medikamenten sind nur die Ärzte berechtigt. Während viele Ärzte tiefenpsychologisch orientiert sind, haben Psychologen oft eine Ausbildung in Verhaltenstherapie.

Die Frage, welche Therapieschule für Sie die richtige ist, ist natürlich ein schwieriges Problem. Zumindest in Bezug auf die Angsterkrankungen – insbesondere Panikattacken und Phobien – wird heute überwiegend die Auffassung vertreten, dass sie einer verhaltenstherapeutischen Behandlung oder Mitbehandlung bedürfen. Sollten Sie aufgrund Ihrer Vorbildung oder des in diesem Buch Besprochenen eine bestimmte Neigung entwickelt haben – richten Sie sich danach oder befassen Sie sich noch einmal tiefergehend mit den einzelnen Therapieschulen (▶ s. Literaturauswahl).

Das Wichtigste ist eine vertrauensvolle Beziehung

Wohl wichtiger noch als die Schulenausrichtung sind aber Ihre persönlichen Gefühle und Eindrücke in den ersten Gesprächen: Geht der Therapeut ernsthaft, genau und konzentriert auf Sie ein? Fühlen Sie sich angenommen, respektiert und verstanden? Verstehen Sie, was der Therapeut sagt und finden Sie es plausibel? Können Sie Vertrauen entwickeln? Eine solche tragfähige therapeutische Beziehung ist die notwendige Bedingung einer jeden Psychotherapie. Sollte der Therapeut darüber hinaus zu erkennen geben, dass er offen ist, sich am individuellen Problem orientiert und ggf. bereit wäre, Therapiemethoden verschiedener Schulen zu kombinieren, ist das in aller Regel als Pluspunkt zu werten (Sie können das auch direkt erfragen).

Grundregeln

Wichtige »Spielregeln«, an die sich alle professionellen Therapeuten zu halten haben sind:

- Korrekte Titel- und Berufsbezeichnungen ohne versprecherische Werbeelemente;
- absolute Vertraulichkeit, striktes Einhalten von Schweigepflicht und Datenschutz;
- Gewährleisten einer beruflich korrekten Beziehung ohne Beimischung geschäftlicher, freundschaftlicher oder sexueller Interessen;
- Gewährleisten von Transparenz im Therapieprozess, d. h. Aufklärung und Information bezüglich aller Behandlungsmomente;
- Gewährleisten eines therapeutischen Könnens entsprechend dem aktuellen Wissensstand sowie das Einhalten der Grenzen dieser Kompetenzen, u. a. schließt dies ein: lebenslange Fortbildung und Supervision (eine Art Kontrolle und Beratung seitens eines anderen Kollegen); ggf. Weitervermittlung von Patienten, keine globalen und überzogenen Heilsversprechungen.

Sollten bezüglich dieser Voraussetzungen Zweifel entstehen, sprechen Sie das offen an. Zu allen genannten Punkten einschließlich der Qualifikation sind offene Fragen erlaubt – ein Profi wird sich dadurch nicht angegriffen fühlen und in beruflich korrekter Weise reagieren.

Hier eine Auswahl der Möglichkeiten, die richtige Kontaktadresse zu finden:

Kontaktadressen

- Nachfragen bei: Hausarzt, Krankenkasse, Gesundheitsamt, Koordinationsstelle Psychotherapie der jeweiligen Kassenärztlichen Vereinigung des Bezirks
- Psychotherapie-Informationsdienst (PID) des Berufsverbands Deutscher Psychologinnen und Psychologen, Heilsbachstraße 22, 53123 Bonn; Tel.: 0228/746699; www.psychotherapiesuche.de
- Deutscher Psychotherapeutenverband (DPTV), Bundesallee 213–214, 10719 Berlin; Tel.: 030/235009-0; www.psychotherapeutenliste.de
- Vereinigung der Kassenpsychotherapeuten, Riedsaumstr. 4a, 67063 Ludwigshafen; Tel.: 0621/637015; www.vereinigung.de
- Wenn Sie speziell Verhaltenstherapeuten suchen: Deutsche Gesellschaft für Verhaltenstherapie (DGVT), Neckarhalde 55, 72070 Tübingen; Tel.: 07071/943411, Fax: 07071/943435, Internet: www.dgvt.de, e-mail: dgvt@dgvt.de

Probesitzungen und Probleme während der Therapie

Nach einem ersten orientierenden Telefonat haben Sie zunächst Anspruch auf einige unverbindliche Probesitzungen – erst im Anschluss treffen Sie und der Therapeut die Entscheidung für eine gemeinsame Therapie. Nach den organisatorischen Fragen und der Erhebung ihrer »Krankengeschichte« wird es zunächst darum gehen, die Probleme und

Probleme offen ansprechen

möglichen Ziele einzugrenzen und Ihre Erwartungen mit den Verfahrensweisen und Möglichkeiten der angebotenen Therapie in Einklang zu bringen.

Wie oben bereits angesprochen, sollten Sie dabei der Frage nachspüren, ob Sie zu dem Therapeuten eine vertrauensvolle Arbeitsbeziehung aufbauen können. Eine Voraussetzung wechselseitigen Verstehens sind grundlegende Übereinstimmungen in den Welt- und Menschenbildern, im sozialen und kulturellen Erfahrungshintergrund und in den Grundsatzvorstellungen darüber, wie psychische Veränderung erreicht werden kann. Sollten Sie hier Probleme wahrnehmen, sprechen Sie dies offen an. Lässt sich eine Übereinstimmung in diesen Grundfragen nicht befriedigend herstellen, bitten Sie um Bedenkzeit und kontaktieren Sie ggf. weitere Therapeuten. Dies ist kein Affront gegen den Therapeuten, sondern Sinn und Zweck von Probesitzungen. Sollten Sie sich für eine Zusammenarbeit entscheiden:

Offenheit ohne falsche Scham
— Bemühen Sie sich um rückhaltlose Offenheit in Bezug auf Ihre früheren und aktuellen Gedanken, Gefühle oder Handlungsimpulse, aber auch in Bezug darauf, wie Sie die Therapiebeziehung und den Therapeuten erleben. Die üblichen Standards von Schicklichkeit, Peinlichkeit und gutem Ton haben hier nur relative Bedeutung. Der Therapeut sieht alles, was Sie erleben und äußern aus einem beruflichen Blickwinkel und unterliegt der Schweigepflicht.

Aktiv mitarbeiten
— Denken Sie daran: Die Verantwortung für Sie selbst und Ihr Leben liegt immer bei Ihnen. Der Therapeut kann Ihnen nur Helfer bei der Selbsthilfe sein. Arbeiten Sie aktiv mit und entwickeln Sie Eigeninitiative. Die eigentliche Therapie findet zwischen den Therapiestunden statt – Ihre Probleme werden sich nur lösen, wenn Sie dauerhaft etwas an Ihrem Denken und Verhalten im Alltag verändern. Nutzen Sie dazu die in diesem und in anderen Büchern gegebenen Hinweise und besprechen Sie Ihre Lösungsideen und Erfahrungen in der Therapiestunde.

Veränderung ist anstrengend
— Machen Sie sich innerlich wirklich bereit zur Veränderung. Trotz eines möglichen Leidensdruckes haben wir alle eine Tendenz zum Beharren in alten Gewohnheiten. Jede Veränderung ist unbequem, schmerzhaft und macht Angst. Lassen Sie sich nicht davon irritieren, wenn es Ihnen in bestimmten Umbruchsphasen während der Therapie schlechter geht als vorher. Halten Sie durch, urteilen und entscheiden Sie erst, wenn die »Durststrecke« überwunden ist und Sie ein neues Gleichgewicht gefunden haben. Üben Sie sich in Geduld, rechnen Sie auch mit Rückschritten und freuen Sie sich auch über kleine Erfolge. Der Mann der den Berg abtrug war derselbe, der anfing kleine Steine weg zu tragen – so ein chinesisches Sprichwort.

Realistische Erwartungen
Kurzzeittherapien erstrecken sich über einen Zeitraum von 6-9 Monaten und »Normaltherapien« über 1–2 Jahre. Das sind Zeiträume, in denen psychische Veränderung – wo sie möglich ist – in Gang kommen

und zumindest Teilziele erreichen sollte. Das heißt, Sie sollten gegen Ende der Therapie zumindest

— eine deutliche Besserung verspüren;
— Ihre »wahren« Probleme erkannt und verstanden haben, Veränderungstechniken beherrschen und künftige Lösungswege sehen;
— damit begonnen haben, positive Inhalte in Ihrem Leben zu entwickeln und weitere Möglichkeiten dafür erkennen;
— das Gefühl haben, all dies überwiegend eigenständig leisten zu können und sich evtl. notwendige Fremdunterstützung in Ihrem Alltag organisiert haben (Freunde, Angehörige, Mitpatienten, soziale Dienste);
— die Hoffnung haben, Ihre Probleme in den nächsten Jahren selbstständig lösen zu können oder trotz evtl. noch bestehender »Restbeschwerden« ein sinnerfülltes Leben aufbauen zu können.

Wenn Sie in der Therapie über längere Zeit nicht das Gefühl haben, in dieser Richtung voranzukommen, sollten Sie das Ihrem Therapeuten gegenüber offen ansprechen.

Stationäre Psychotherapie

Organisatorische Rahmenbedingungen

Krankenhäuser und Universitätskliniken

Zum ersten sind stationäre Psychotherapien in vielen »normalen« Krankenhäusern, die von den Krankenkassen finanziert werden, möglich. Dies sind entweder Krankenhäuser der Primärversorgung oder Universitätskliniken, die über eine Klinik/Abteilung für Psychosomatik oder über eine Klinik/Abteilung für Psychiatrie und Psychotherapie verfügen. Vor Aufnahme ist zumeist eine ambulante Vorstellung erforderlich. Weitere Aufnahmevoraussetzungen sind eine Zusage der Kostenübernahme durch die Krankenkasse sowie eine Einweisung durch den Hausarzt.

Reha-Kliniken

Zum zweiten kann man sich in einer psychosomatischen Fachklinik/Rehabilitationsklinik aufnehmen lassen. Diese Kliniken werden von den Rentenversicherungsträgern finanziert. Entsprechend muss der Aufenthalt vom Hausarzt als stationäre Reha-Maßnahme beim jeweiligen Träger beantragt werden – ein Verfahren das bis zu mehreren Monaten dauern kann.

Für eine stationäre Psychotherapie sollte man ein Zeitvolumen von 6–12 Wochen einplanen – gelegentlich sind auch kürzere Aufenthalte sinnvoll, längere werden nur noch selten genehmigt. Generell besteht aus Kostengründen ein Druck in Richtung kürzerer Therapiedauer – für viele Reha-Maßnahmen werden heute nur noch 4 Wochen genehmigt. Umso wichtiger sind die in diesem Buch gegebenen Hinweise.

> **❶** Nehmen Sie Ihre Therapie selbst in die Hand und nutzen Sie die stationäre Therapie als eine besonders intensive Phase Ihrer Selbstbehandlung.

Wie finde ich die richtige Klinik?

Spezialkliniken

Auch diese Frage bedarf einer gründlichen Vorklärung und individuellen Entscheidung – hier zumindest einige orientierende Hinweise. Die meisten psychosomatischen Kliniken behandeln ein breites Spektrum an psychischen Problemen einschließlich all dessen, wovon in diesem Buch die Rede war. Für einige wenige Krankheitsbilder allerdings haben sich Schwerpunktkliniken etabliert. Dies betrifft etwa die Essstörungen (Magersucht und Bulimie bei überwiegend jungen Frauen), den Tinnitus (»Ohrensausen«) oder die Traumatherapie (u. a. sexueller Missbrauch). Suchterkrankungen (Alkohol, Tabletten, Drogen) werden ausschließlich in Spezialabteilungen behandelt. Die Therapie der nicht selten kritischen körperlichen Entzugserscheinungen bedarf einer speziellen Ausstattung und Erfahrung.

Die meisten Kliniken arbeiten nach einem tiefenpsychologisch fundierten Rahmenkonzept, in das dann Behandlungselemente auch anderer Therapierichtungen integriert werden (▶ s. unten). Es gibt aber auch Kliniken, die ausdrücklich einem verhaltenstherapeutischen Behandlungskonzept folgen.

Grundsätzlich existieren breite Übereinstimmungen bei Psychotherapiestationen in psychosomatischen, rehabilitativen oder psychiatrischen Einrichtungen. Folgende Schwerpunktsetzungen treffen aber in der Regel zu:

Psychosomatische Stationen in Normal- und Universitätskrankenhäusern (wie auch psychosomatische Kliniken mit entsprechender Ausstattung) legen den Schwerpunkt zumeist auf eine intensive, differenzierte und möglichst individuell zugeschnittene Psychotherapie, wobei mit Medikamenten aller Art betont sparsam umgegangen wird. Die Nähe zu einer Vielzahl von Fachabteilungen der Körpermedizin ermöglicht insbesondere eine differenzierte Diagnostik bei »unklaren psychosomatischen Beschwerden« und ggf. eine körpermedizinische Mitbehandlung.

Akutpsychosomatik

Die Aufgabe von Rehabilitations- und Kurkliniken besteht darin, Patienten mit eher chronischen Beschwerden soweit wie möglich wieder fit für das Arbeitsleben zu machen. Sie liegen deshalb bevorzugt in Gegenden mit hohem Erholungswert und verfügen über Einrichtungen wie Schwimm- und Moorbäder, Saunen, Sporthallen usw. Ein Großteil der Psychotherapie und Gesundheitsförderung wird hier in Gruppenform organisiert – gleichwohl stehen für den besonderen Fall auch Einzeltherapeuten zur Verfügung. Hier sind Patienten mit eher unkomplizierten oder zuvor abgeklärten Störungen gut aufgehoben, bei denen Erschöpfung und »burn out« ein wichtiger Teil des Problems sind.

Psychosomatische Rehabilitation

Hauptaufgabe der Psychiatrie ist die überwiegend medikamentöse Behandlung schwerer psychischer Erkrankungen, für die ein hirnorganischer Defekt als Ursache angenommen wird (Psychosen, schwere Depressionen, Selbstmordgefährdung). Gleichwohl betrachtet die Psychiatrie auch die Psychotherapie als Teil ihres Faches und unterhält Stationen mit psychotherapeutisch-psychosomatischem Schwerpunkt. In der Tendenz werden hier eher Patienten behandelt, die schwerwiegendere Probleme haben und oft einer medikamentösen Mitbehandlung bedürfen. Zumeist ist die Aufnahme in einer psychiatrischen Klinik schneller möglich – im Krisenfall auch sofort.

Psychiatrie

Es folgt eine Auswahl der Möglichkeiten, die richtige Kontaktadresse zu finden:

- Nachfragen bei: Hausarzt, Krankenkasse, Ihrem ambulanten Psychotherapeuten.
- Internet:
  - www.rehakliniken.de (über eine Suchmaske sind die meisten deutschen Rehabilitationskliniken zugänglich);
  - www.dkpm.de (>»Links«: Aufstellung aller psychosomatischen Kliniken/Abteilungen an deutschsprachigen Universitäten).
  - Zunehmend stellen Suchmaschinen auch Kliniklisten zusammen (z. B. www.yahoo.com >»Gesundheit« >»Krankenhäuser«).

— Kliniken mit Schwerpunkt Verhaltenstherapie können erfragt werden unter: c/o Deutsche ärztliche Gesellschaft für Verhaltenstherapie (DÄVT), Nymphenburger Str. 185, 80634 München; Tel.: 089/13079310; Fax: 089/132133; Internet: www.daevt.de; E-Mail: sulz@daevt.de

Viele Kliniken halten Prospekt- und Informationsmaterial vor, das über die Örtlichkeiten, Behandlungsschwerpunkte und Therapiemethoden Auskunft gibt. Bitten Sie um Zusendung, wenn Sie sich telefonisch nach den Aufnahmebedingungen erkundigen.

Therapieelemente

Hier nun eine kurze Beschreibung der Therapiebausteine, die in verschiedener Form und Kombination in den meisten stationären Psychotherapien Verwendung finden.

Einzelgespräch mit dem Bezugstherapeuten

Neben den Stationsärzten, die für die körperliche Diagnostik und Therapie zuständig sind, gibt es sog. Bezugstherapeuten, denen die Einzelpsychotherapie obliegt. Jeder Patient bekommt einen Bezugstherapeuten zugeteilt, der mit ihm Einzelgespräche führt (vom Zeitvolumen her zumeist eine Sitzung pro Woche). Probleme, Ziele und Therapieverlauf werden hier individuell bearbeitet.

Gruppentherapie

Analytische Gruppen

»Gruppentherapie« bezeichnet zunächst eine Therapieform, die inhaltlich sehr unterschiedlich ausgestaltet werden kann.

Sehr verbreitet ist die tiefenpsychologisch fundierte Gruppentherapie (oder auch kurz: »analytische Gruppe« – abgeleitet von »psychoanalytisch«). Die Teilnehmer sprechen hier über ihre Probleme, Gefühle oder bestimmte belastende Lebensthemen. Dies fördert die wichtige Fähigkeit, Gefühle, Wünsche oder Kritik anderen Menschen gegenüber angemessen auszudrücken. Natürlich treten die Patienten dabei intensiv in Beziehung zueinander: Sie unterstützen sich, fühlen mit oder auch nicht, kritisieren sich, manövrieren sich in Rollenmuster hinein oder werden dort hineingedrängt (z. B. »Anführer«, »Mitläufer« oder »Sündenbock«). All dies tun sie auf ihre ganz individuelle und im früheren Leben geprägte Art. In den Beziehungsmustern und Guppenprozessen, die sich dabei entwickeln, finden die Probleme der Patienten auf ganz spezifische Weise ihren Ausdruck. Bei der Klärung und Interpretation dessen zu helfen und »in Not« geratene Gruppenmitglieder zu unterstützen, ist dann die Aufgabe des Therapeuten. Die Selbsterkenntnis der Patienten wird dabei sehr gefördert, sie lernen voneinander und üben wo nötig reifere Formen der Beziehungsgestaltung und Konfliktlösung ein.

In verhaltenstherapeutischen Gruppen steht dagegen oft der Umgang mit bestimmten Störungsbildern im Vordergrund. Es wird Wissen hinsichtlich der Entstehung der Störungen vermittelt, es werden Techniken für den Umgang mit ihnen trainiert (z. B. Angstgruppe, Zwangsgruppe, Schmerzgruppe). In anderen verhaltenstherapeutischen Gruppen geht es um das Training allgemeiner Kompetenzen (z. B. Stressmanagement, Selbstsicherheitstraining) oder um Psychoedukation.

Verhaltenstherapeutische Gruppen

Psychoedukation

Der Begriff Psychoedukation meint die Vermittlung gesundheitsbezogenen Wissens (z. B. über alle Aspekte einer gesunden Lebensweise, Hintergrundwissen zu bestimmten Erkrankungen). Dies kann erfolgen in Therapiegruppen, in Form von Vorträgen oder über ein Selbststudium entsprechender Lehrmaterialien.

Wissensvermittlung

Körperbezogene Therapieverfahren

Eine Vielzahl ergänzender Therapieverfahren versucht auf unterschiedliche Weise über den Körper zu wirken. Dies beginnt bei Sportaktivitäten (z. B. Walking, Jogging, Trimmrad) und physiotherapeutischen Maßnahmen (z. B. Bäder und Massagen), wo der Körper als Vermittler von Heilwirkungen auf die Psyche dient und geht bis zu spezielleren und weniger verbreiteten Verfahren, die den Körper als Informationsquelle und Kommunikationsmedium zu nutzen versuchen.

Kreativtherapien

Bei der **Gestaltungs- oder Kunsttherapie** geht es darum, mit verschiedenen Materialien (Bunt- oder Filzstifte, Farbe, Ton, Speckstein, Holz u. a.) abstrakt oder figürlich zu malen oder zu modellieren. Das Ganze kann »frei« nach eigenen Wünschen, Phantasien und Impulsen erfolgen oder »gelenkt« entsprechend bestimmter Themenvorgaben. Bei der **Musiktherapie** wird entweder Musik gehört oder mit einfachen Instrumenten Musik produziert, frei oder gelenkt, einzeln oder in der Gruppe. Das Ganze wird von speziell geschulten Therapeuten angeleitet und mit einer Nachbesprechung abgeschlossen.

Kunsttherapie

Musiktherapie

Diese Verfahren können Sie auf zweierlei Weise nutzen. Ein Ziel kann darin bestehen, Unbewusstes oder schwer mit Worten Ausdrückbares bewusst zu machen, zu verdeutlichen, mitzuteilen oder auf Abstand zu bringen. So werden wichtige Prozesse der Erkenntnis und Selbsterkenntnis angestoßen, die zur Abwechslung einmal unmittelbar aus dem *Selbst* erwachsen und nicht schon von Anfang an der Kontrolle durch das *Ich* und sein Vernunft-Auge unterliegen. Eine zweite wichtige Zielsetzung ist es, Freude, Flow und Harmonieerleben bei Prozessen des inneren Wachstums zu ermöglichen. Künstlerisches Gestalten und das Spielen eines Instruments bieten ideale Gelegenheit, sich im Einnehmen einer Wachstumshaltung zu üben und das Harmonie-Ohr zu schärfen.

Entspannungsverfahren

Autogenes Training

Progressive Muskelrelaxation

Entspannungsverfahren werden meist in der Gruppe geübt. Beim autogenen Training wird Entspannung im Liegen oder Sitzen über das Wiederholen autosuggestiver Formeln herbeigeführt (Autosuggestion = »Selbstbeeinflussung«). Ein anderes verbreitetes Verfahren ist die progressive Muskelrelaxation nach Jacobson. Hierbei werden die Muskeln nach einem bestimmten Schema zuerst angespannt und dann bewusst entspannt. Man macht sich hierbei zunutze, dass Entspannung eine natürliche Folge von Anspannung ist und nach einer solchen besonders leicht und tief erreicht werden kann.

Spezielle Therapieelemente

Für bestimmte Störungen oder Problemsituationen gibt es eine Reihe spezieller Therapieelemente, die im individuellen Fall zum Einsatz kommen: Familien- oder Paargespräche, die Konfrontationstherapie bei Phobien, spezielle Verfahren der Traumatherapie (z. B. EMDR), Ess- und Kochgruppen bei Essstörungen usw.

Sozialberatung und Soziotherapie

Auch Sozialarbeiter und Sozialpädagogen gehören in aller Regel zum Behandlungsteam. Ihr Schwerpunkt ist es, bei der Regelung von Konflikten mit dem Arbeitgeber oder den Behörden zu helfen und für die Inanspruchnahme sonstiger sozialer Hilfsangebote Orientierung zu geben (Beratungsstellen, Selbsthilfegruppen etc.).

Ablauf und Probleme

Wartezeit

In der Regel wird dem ambulanten Vorgespräch eine Wartezeit von einigen Wochen (bis Monaten) folgen. In dieser Zeit sollten Sie Ihre Selbstbehandlung nach den hier vorgestellten Prinzipien beginnen oder fortsetzen – selbstständig oder im Rahmen einer ambulanten Psychotherapie.

Therapieziele fixieren

Insbesondere können Sie die Wartezeit dazu nutzen, schon einmal eigenständig über mögliche Therapieziele nachzudenken. Das beginnt natürlich mit einer möglichst klaren Beschreibung Ihrer Probleme. Fixieren Sie Ihre Probleme schriftlich und bringen Sie sie in eine Rangfolge. Wie sind diese Probleme entstanden? Sie könnten das Nachdenken hierüber mit der Ausarbeitung einer kurzen Biographie verbinden (die Sie dann auf Station Ihrem Bezugstherapeuten aushändigen können). Auf das »Wo stehe ich?« folgt nun das »Wo will ich hin?«. Stellen Sie den Problemen mögliche Ziele gegenüber. Denken Sie darüber nach, was Ihnen wirklich wichtig ist im Leben. Was waren Ihre Träume und Ideale? Wie stellen Sie sich ein sinnerfülltes Leben vor? Welche positiven Lebensinhalte wollen Sie neben der Problembewältigung reaktivieren bzw. aufbauen?

Hoffnung gibt Kraft

Hauptaufgabe der Therapie wird es dann sein, realistische Wege vom Ist zum Soll zu erarbeiten. Je mehr Gedanken Sie sich hierüber aber schon selbst machen und je mehr Sie davon vielleicht auch schon ausprobieren, desto gewinnbringender wird die Therapiezeit für Sie sein. Nutzen Sie zur bewussten Selbstmotivierung den Gedanken an die baldige stationäre Aufnahme – das macht Hoffnung, und Hoffnung gibt Kraft.

Eingewöhnungs- bzw. Probephase

Behandlungsplan

Wie auf jeder anderen Station auch werden Sie nach Aufnahme zunächst ärztlich untersucht und zu Ihrer körperlichen Krankengeschichte befragt. Die vertiefende Diagnostik der psychischen Störung erfolgt dann in den Gesprächen mit dem Bezugstherapeuten. Nach einer genauen Analyse des Problems, seiner aktuellen Auslösebedingungen und des biographischen Hintergrundes wird eine vorläufige Arbeitsdiagnose gestellt. Auf die Festlegung von Therapiezielen folgt die Erarbeitung eines Behandlungsplans.

Schwierigkeiten in den ersten Tagen

Für die meisten Patienten sind die ersten Tage auf Station eine schwierige Zeit. Vielleicht hat man das Gefühl, versagt zu haben, man ist verunsichert durch das Neue und Unbekannte oder fühlt sich sogar davon bedroht. Vielleicht hört man von Problemen, die einen abschrecken, oder trifft auf Menschen, die einem im ersten Moment nicht sympathisch sind. Seien Sie auf Empfindungen dieser Art vorbereitet, akzeptieren Sie sie als normal und seien Sie gewiss, dass sie vorübergehen. Halten Sie durch und bleiben Sie. Nehmen Sie die Situation als Herausforderung und Wachstumsaufgabe an. Nirgendwo können Sie in so kurzer Zeit mehr über sich selbst, über andere und über die Psyche des Menschen allgemein erfahren, als auf einer Psychotherapiestation. Dass man auch von Menschen mit scheinbar ganz anderen Problemen etwas lernen kann und dass es möglich ist, auch zu Menschen einen Draht zu finden, die ganz anderen sozialen Schichten, Berufen oder Bildungshintergründen entstammen, kann eine sehr wertvolle Erfahrung sein.

> ❗ Oft haben die Barrieren, denen Sie sich gegenüber sehen, etwas mit Ihrem Problem zu tun. Sie werden Ihnen deshalb immer und immer wieder begegnen. Wenn Sie weiterkommen wollen, müssen Sie diese Barrieren übersteigen, das ist ein wichtiger Schritt in der Therapie.

Therapiezeit

Umgang mit inneren Widerständen

Die oben genannten und andere regelmäßig angebotene Therapieelemente sind zumeist in einem Wochenplan organisiert, den die Patienten ausgehändigt bekommen. Ein großer Teil davon wird von den Patienten als Gruppe oder Teilgruppe gemeinsam durchlaufen, ein kleinerer Teil wird individuell wahrgenommen.

Auch hier ist es nicht ungewöhnlich, dass Patienten Widerstände gegenüber bestimmten Therapieformen empfinden. Ihr *Ich* sagt dann Dinge wie: »Das kann ich nicht!« oder »Das ist doch albern! Was soll denn das bringen?«. Sollten Sie in diese Lage kommen, sprechen Sie mit Ihrem Bezugstherapeuten darüber und bearbeiten Sie die Widerstände. Sehen Sie es als Wachstums- und Therapieaufgabe und versuchen Sie ernsthaft, sich der Therapie zu öffnen. Oft sind die Widerstände Teil des Problems. Wer selbstunsicher ist oder Schwierigkeiten hat, Gefühle wahrzunehmen und mitzuteilen, der wird einen Widerstand gegen die Gruppentherapie verspüren. Aber wie will er seine Probleme lösen, wenn er sich nicht in Situationen begibt, in denen ein entsprechendes Lernen möglich ist. Wer aus Angst oder Selbstunsicherheit eine überstarke *Ich*-Kontrolle aufgebaut hat, wird Widerstände gegen die Kreativtherapien verspüren. Aber wie will er im Großen die *Ich*-Kontrolle lockern und wieder *Selbst*vertrauen lernen, wenn er es schon im Kleinen vermeidet, seinem *Selbst* einmal die Zügel schießen zu lassen.

Wie jede Veränderung hat auch Therapie immer etwas mit der Überwindung von inneren Widerständen zu tun, und das ist oft schmerzhaft. Wenn Sie diese Zusammenhänge aber verstehen, können

13

Sie die Trotzmacht Ihres Geistes mobilisieren und die Barrieren überwinden. (Im Einzelfall gibt es natürlich auch immer wieder Konstella-
tionen, wo eine bestimmte Therapie oder die Form ihrer Umsetzung
durch einen bestimmten Therapeuten nur schlecht mit grundlegenden
Überzeugungen und Sichtweisen im Welt- oder Menschenbild eines
Patienten verträglich ist. Gegebenenfalls sollten Sie das dem betreffenden Therapeuten gegenüber ansprechen und mit Ihrem Bezugstherapeuten diskutieren. Es kann dann ausnahmsweise sinnvoll sein, diese
Therapie abzusetzen.)

Gleichfalls kann es vorkommen, dass Ihnen bestimmte Therapeuten oder Mitpatienten unsympathisch sind und Sie gern einem Kontakt
mit ihnen ausweichen würden. Auch hier wäre Vermeidung wieder der
falsche Weg. Fragen Sie statt dessen nach den Ursachen: Aus welchen Eigenheiten des Auftretens, Sprechens und Verhaltens resultiert
die Ablehnung? Vielleicht haben Sie früher einmal negative Erfahrungen mit Menschen gemacht, die diese Eigenheiten ebenfalls an sich
hatten und jetzt übertragen Sie dieses Negative auf Ihren Mitpatienten?
(In der Psychoanalyse heißt dieses Phänomen tatsächlich »Übertragung«.) Oder steht dessen Verhalten im Widerpruch zu bestimmten
Werten, Überzeugungen und Wünschen, die Ihnen bewusst oder vielleicht noch unbewusst zu eigen sind? Vielleicht ist dieser Widerspruch
nur scheinbar und Sie unterstellen Ihrem Gegenüber die falschen
Verhaltensmotive? Im Rahmen einer Psychotherapie können Sie diese
und andere spannende Fragen ganz offen ansprechen und klären. Vielleicht lernen Sie den anderen dabei von einer ganz anderen Seite
kennen und Antipathie wandelt sich in Sympathie. Vielleicht ändert der
andere sein Verhalten aufgrund einer Kritik von Ihnen. Oder Sie gewinnen zumindest ein gewisses Verständnis füreinander und finden zu
einem Modus der friedlichen Koexistenz, mit dem es Ihnen besser geht
als zuvor.

**Antipathien
hinterfragen**

Nicht weniger lehrreich wird es für Sie sein, wenn Sie selbst zum
»Gegenstand« von Übertragungen und Kritik durch Ihre Mitpatienten
werden. Fördern Sie dies aktiv – fragen Sie, wie Sie mit diesem oder
jenem Verhalten auf andere wirken. Überlegen Sie anhand der Übersicht von S. 115, mit welchen sozialen Kompetenzen Sie noch Schwierigkeiten haben – sprechen Sie das an und üben Sie es gezielt. Animieren
Sie Ihre Mitpatienten zu Rollenspielen. Gerade für dieses soziale Lernen ist die Psychotherapiestation ein ideales »Laboratorium«, wie Sie es
sonst nirgendwo finden.

**Chancen zum
sozialen Lernen
nutzen**

Machen Sie es sich immer wieder bewusst: Ihr wahrer Therapeut
können nur Sie selbst sein – das Behandlerteam vermag Ihnen nur Hilfe
zur Selbsthilfe zu geben. Gestalten Sie deshalb Ihren Therapieprozess in
allen Bereichen aktiv mit!

Abschiedsphase

**Befindens-
verschlechterung
möglich**

Ähnlich den ersten Tagen auf Station sind auch die letzten Tage oft kritisch. Sie haben intensive Beziehungen zu Mitpatienten, Therapeuten oder Pflegekräften aufgebaut und nun steht der Abschied an. Wahrscheinlich sind Ihre Probleme und Beschwerden noch längst nicht beseitigt und die Belastungen des Alltags stehen nun wieder drohend vor Ihnen. Das macht Angst und Stress wodurch Sie sich nur noch schlechter fühlen. Akzeptieren Sie das – auch dies sind normale Reaktionen, von denen viele Patienten berichten.

**Realistische
Erwartungen**

**Besserung
bei 70–80%
der Patienten**

Was sind realistische Erwartungen an den Erfolg einer 6-, 8- oder auch 12-wöchigen stationären Psychotherapie? Ist die Erwartung angemessen, dass Probleme, die in 3, 10 oder mehr Jahren entstanden sind, innerhalb weniger Wochen vollständig zu beseitigen wären? Ganz sicher nicht. Sie erinnern sich: Ein verstimmtes Klavier mit Abertausenden von Saiten zu reparieren, braucht seine Zeit. Und um die endgültige richtige Einstimmung zu finden, bedarf es eines längeren Probespielens. Manchmal muss man 1000 Gedanken- und Verhaltensschritte gehen, um nur einen emotionalen Schritt voran zu kommen. So gesehen verzeichnet die stationäre Psychotherapie recht gute Resultate: Von 100 Patienten berichten nach der stationären Psychotherapie etwa 20 eine wesentliche Besserung, weitere 30 fühlen sich deutlich gebessert und noch einmal 20 verspüren zumindest eine leichte Besserung. Kurzum: Ihre Chancen auf eine Blitzheilung stehen schlecht, aber auf eine mäßiggradige Besserung während Ihres Stationsaufenthaltes dürfen Sie realistisch hoffen.

**Sich nicht
unter Druck setzen**

Fixieren Sie sich nicht allein auf Ihr Befinden, setzen Sie sich nicht unter Druck und geraten Sie nicht in Panik, wenn Sie noch keine deutliche Besserung verspüren. Fortschritte in Bereichen wie Einsicht, Verstehen, Verhalten und Lebensplanung sind ebenso wichtig und am Anfang vielleicht sogar noch wichtiger. Selbst wenn Sie am Ende der stationären Therapiezeit noch keine Befindensbesserung oder durchgreifende Verbesserung der Verhaltenskontrolle verzeichnen, kann es dennoch sein, dass Sie ein gewaltiges Stück vorangekommen sind. Denn vielleicht ist es Ihnen gelungen, nach einer zutreffenden Problemanalyse und einer sorgfältigen Einschätzung Ihrer Ressourcen unter Nutzung der Erfahrung Ihrer Therapeuten einen realistischen **Veränderungsplan** zu erarbeiten. Und das ist das wichtigste Ergebnis einer stationären Psychotherapie. In vielen Fällen wird erst die praktische Umsetzung dieses Veränderungsplanes im Alltagsleben nach der Therapie im Verlaufe von Monaten (bis Jahren) eine durchgreifende und dauerhafte Besserung oder Heilung bringen. Die »Heimurlaube« in den letzten Therapiewochen bieten Gelegenheit, damit zu beginnen und erste Erfahrungen mit den Therapeuten zu besprechen.

**Das Wichtigste:
ein realistischer Veränderungsplan**

Was gehört zu einem derartigen Veränderungsplan? Es ist sinnvoll, zwischen drei Ebenen zu unterscheiden:

13

1. Eine Klärung der positiven Lebensziele und Visionen von einem gelingenden und sinnerfüllten Leben.

Ziele

2. Festlegungen darüber, welche konkreten Tätigkeiten bzw. Tätigkeitsinhalte aufgegeben, verändert oder neu aufgebaut werden müssen, damit die positiven Lebensziele erreicht werden können. Welche Verhaltensweisen oder Tätigkeiten sind schädlich oder kosten nur Zeit und Energie ohne Nutzen zu bringen? Welche Denkmuster, Werthaltungen oder Glaubenssätze sind unangemessen und erzeugen Stress? In welche Richtung sind diese zu verändern? Welche allgemeinen oder beruflichen Kompetenzen müssen aufgebaut werden? Welche Lebensbereiche sind neu zu erschließen? In welchen Tätigkeiten oder geistigen Inhalten soll persönliches Wachstum erreicht werden? Was ergibt sich daraus für den Umgang mit anderen Menschen? Wie sind die Beziehungen zu den Mitmenschen im Allgemeinen und zu bestimmten Personen im Besonderen zu verändern?

Inhalte

3. Konkrete Planungen dazu, wie all dies im Alltagsleben praktisch umgesetzt werden kann. Insbesondere Management des Energiehaushaltes in einer Weise, dass immer genügend positive Energie verfügbar ist, um die Verhaltensmöglichkeiten systematisch auszuweiten: Entlastungen und Aufschluss positiver Energiequellen versus kleine realistische Schritte bei energiezehrenden Tätigkeiten. Einbezug spezieller Techniken für den Umgang mit problematischen Verhaltensweisen.

Umsetzung
im Alltag

Was sich hinter diesen Formulierungen konkreter verbirgt, wurde im Buch ausführlich beschrieben, sodass weitergehende Erläuterungen an dieser Stelle entfallen können.

Wie geht es danach weiter?

Bei der Umsetzung Ihres Veränderungsplans im Alltag sollten Sie sich konsequent an die besprochenen Prinzipien des Problemlösens und des persönlichen Wachstums halten. Verfolgen Sie die Tätigkeiten, die Ihr Plan vorsieht, über angemesene Zeit in Wachstumshaltung. Werfen Sie nicht hin, wenn es Ihnen nicht sofort besser geht. Sollte Ihnen ein konsequentes Handeln nicht gelingen – schalten Sie auf Problemlösehaltung um. Strukturieren Sie auf Ebene 3 Ihres Veränderungsplanes den Alltag so um, dass die Energie für ein konsequentes Handeln verfügbar ist. Wenn Sie Schwierigkeiten mit Zeiteinteilung und Kontinuität haben, planen Sie genauer. Machen Sie sich zur Not für jeden Tag eine Art Stundenplan in einem großformatigen Kalender oder Zeitplaner (verplanen Sie aber maximal 60% der Tageszeit – lassen Sie Freiraum zum Umschalten, Ausspannen und für Unvorhergesehenes). Empfinden Sie einen Plan nicht als Belastung, sondern als Hilfe. Er sorgt dafür, dass Sie ans Ziel kommen, auch wenn Sie anfangs nur zu

Planung entlastet

sehr kleinen Schritten in der Lage sein sollten – es ist die zielgerichtete Bewegung, die aus Zwergen Riesen macht.

> **❗ Ein Plan sagt Ihnen nicht nur, was Sie zu tun haben, er sagt Ihnen vor allem auch, was Sie jetzt und heute ungetan lassen können, ohne die Zielerreichung dadurch zu gefährden.**
> **Ohne Plan wollen viele Patienten zu viel auf einmal, geraten unter Druck und brechen schnell wieder zusammen.**

Systematisch handeln – aus Erfahrung lernen

Stellt sich nach einer längeren Zeit kontinuierlichen und konsequenten Handelns kein Erfolg ein, gilt es, auf Ebene 2 des Veränderungsplanes die Ausrichtung Ihres Verhaltens und die Inhalte Ihrer Tätigkeit zu variieren.

Sollten Sie in einem solchen Wechselspiel von Wachstums- und Problemlösehaltung über Monate keine ausreichenden Erfolge haben, wäre auf Ebene 1 des Veränderungsplanes über die Grundausrichtung Ihrer Veränderungsstrategie nachzudenken. Oder sogar – quasi auf »Ebene 0« – darüber, ob Sie Ihre Probleme richtig verstanden und definiert haben. Es kann sich dabei auch als sinnvoll erweisen, in dem einen oder anderen Punkt über das Einnehmen einer Akzeptanzhaltung nachzudenken.

Nutzen Sie ggf. zur Unterstützung die Hilfe eines ambulanten Psychotherapeuten.

Machen Sie Unterstreichungen in Selbsthilfematerialien und formulieren Sie die Übertragung des Gelesenen auf Ihre persönliche Situation schriftlich. Auch Ihren Veränderungsplan sollten Sie natürlich schriftlich ausarbeiten. Pinnen Sie sich wichtige Kernsätze und Zielvorgaben an die Wand oder schreiben Sie sie in ein Notizbuch, das Sie immer bei sich tragen. Bauen Sie regelmäßige »Stopp-Zeiten« in Ihren Tag ein, z. B. früh, mittags und abends. Machen Sie sich dabei Ihre Kernanliegen bewusst, legen Sie Rechenschaft über die Einhaltung Ihres Tagesplans ab und richten Sie sich innerlich auf die kommenden Stunden bis zur nächsten Stopp-Zeit aus. Messen Sie Ihre Einsichten, Prinzipien und Planungen regelmäßig an den gemachten Erfahrungen, lernen Sie daraus, und formulieren Sie Ihre Leitsätze und Planungen ggf. neu. Diese stetige und gerichtete innere Auseinandersetzung ist es, die schließlich zu einer grundlegenden Neustimmung Ihres inneren Klaviers führen wird.

Soziale Unterstützung organisieren

Sehr empfehlenswert ist es darüber hinaus, schon während der Therapiezeit zu einzelnen oder einer Gruppe von Mitpatienten engere Kontakte zu knüpfen und über Möglichkeiten einer gegenseitigen Hilfe nach Entlassung nachzudenken. Dies kann von gemeinsamen Freizeitaktivitäten bis zur Gründung einer Selbsthifegruppe gehen. Sie könnten sich gegenseitig über Ihre Planungen informieren und motivierende Anrufe oder Kontrollanrufe vereinbaren. Sie könnten mit sich selbst oder anderen Verträge abschließen, die Belohnungen für bestimmte Zielerreichungen vorsehen und dann wechselseitig auf die Einhaltung

13

dieser Verträge achten. Einige von Ihnen werden auf die eine oder andere Weise mit dem schwierigen Thema »Psychopharmaka« in Berührung kommen – deshalb hierzu noch einige Grundsatzbemerkungen.

Zum Umgang mit Psychopharmaka

Psychopharmaka sind Medikamente, die zur Beeinflussung psychischer Zustände eingesetzt werden. Gegen die Anwendung dieser Medikamente gibt es sowohl berechtigte Bedenken als auch unberechtigte Vorurteile. Wenn Erkrankungen ihren Ursachenschwerpunkt im körperlichen Bereich haben, ist ein medikamentöser Hauptangriffspunkt der Therapie sinnvoll und gerechtfertigt. Bei den psychischen Störungen, die im vorliegenden Buch behandelt werden, trifft dies aber nicht zu – ihr Ursachenschwerpunkt liegt im psychosozialen Bereich. Und psychosoziale Probleme lassen sich so wenig auf chemischen Wege lösen, wie man einen Programmierfehler bei einem Computer mit einem Lötkolben beheben könnte. Bei leichteren (»neurotischen«) Formen von Angststörungen und Depressionen sollte deshalb auf den Einsatz von Psychopharmaka ganz verzichtet werden. Ein medikamentös verminderter Leidensdruck würde hier die Motivation zur Lösung der eigentlichen Probleme eher untergraben. Zudem besteht die Gefahr einer Abhängigkeitsentwicklung.

> **Psychosoziale Probleme lassen sich nicht auf chemischem Wege lösen**

Bei schwerer ausgeprägten und lang dauernden psychischen Störungen liegen die Dinge u. U. anders. Hier können Psychopharmaka dazu beitragen, tief eingeschliffene Teufelskreise zu unterbrechen oder aber eine ausreichende Bereitschaft und Befähigung zur Psychotherapie überhaupt erst aufzubauen. Auch kann ein versuchsweiser Einsatz von Psychopharmaka sinnvoll werden, wenn Psychotherapie allein nach Ausschöpfung aller Mittel nicht ausreichend hilft. Immer sollte die Anwendung einer Zeitbegrenzung unterliegen (lediglich bei endogenen Psychosen muss oft eine lebenslange medikamentöse Therapie bzw. Prophylaxe erfolgen); und immer muss Psychopharmakotherapie durch Psychotherapie ergänzt werden.

> **Zeitbegrenzung und Ergänzung durch Psychotherapie**

Wenn Ihnen Ihr Arzt oder Ihr Psychotherapeut den Vorschlag macht, Ihre Behandlung durch den Einsatz von Psychopharmaka zu ergänzen, dann sollten Sie Ihre eventuellen Bedenken deutlich zur Sprache bringen. Seien Sie aber auch offen für die Argumente Ihres Arztes, und lehnen Sie Psychopharmaka nicht pauschal und grundsätzlich ab. Es gibt Behandlungssituationen, in denen sie sinnvoll oder sogar unverzichtbar sind. Übergroße Ängste vor Psychopharmaka sind nicht gerechtfertigt. Schließlich enthalten auch alkoholische Getränke, Kaffee oder Tee psychoaktive Substanzen (ganz zu schweigen von Drogen). Psychopharmaka gehören heute (leider?) zu den weltweit am häufigsten verordneten Medikamenten – die Standardpräparate sind deshalb vergleichsweise gut erprobt und in ihren Wirkungen bzw. Nebenwirkungen bekannt.

Alkoholkonsum einstellen

Grundsätzlich sollten Sie Psychopharmaka nur in Absprache und unter Kontrolle Ihres Arztes einnehmen. Klären Sie Ihn über sämtliche Arzneimittel auf, die Sie einnehmen (in »Eigenregie« oder vielleicht von anderen Ärzten verordnet), da oft Wechselwirkungen zu beachten sind. Auch mit Alkohol sind ungünstige Wechselwirkungen häufig. Stellen Sie Ihren Alkoholkonsum für die Zeit einer Psychopharmakotherapie nach Möglichkeit ein. Die meisten Psychopharmaka werden »eingeschlichen« und »ausgeschlichen«, d. h., ihre Dosis wird allmählich gesteigert bzw. reduziert. Bei älteren Menschen ist es oft erforderlich, im Bereich niedrigerer Dosierungen zu verbleiben, da die Ausscheidung der Medikamente infolge altersbedingt eingeschränkter Nierenfunktion verlangsamt ist.

Einschränkung der Fahrtauglichkeit

Zu Beginn einer Psychopharmakotherapie und bei höheren Dosierungen können Reaktionsvermögen, Wachheit und motorische Funktionen beeinträchtigt sein. Oft ist damit eine eingeschränkte Arbeits- und Fahrtauglichkeit verbunden.

Halten Sie sich unbedingt an die Dosierungsvorgaben und besprechen Sie jede Änderung mit Ihrem Arzt.

Kontrolluntersuchungen

Bei den meisten Psychopharmaka sind in regelmäßigen Abständen Kontrolluntersuchungen notwendig (Blutdruck, EKG, EEG und diverse »Blutwerte«).

Die folgenden Substanzgruppen sind für die in diesem Buch besprochenen Störungsbilder von besonderer Bedeutung.

Tranquilizer/Anxiolytika gegen Angst- und Spannungszustände

Benzodiazepine

Die Mittel dieser Gruppe wirken angstlösend, beruhigend und emotional entspannend. Die größte Bedeutung kommt den sog. **Benzodiazepinen** zu. Hier einige verbreitete Präparate (Wirkstoffname/ein häufiger Handelsname/Tagesdosis): Alprazolam (Tafil: 0,5–4 mg); Diazepam (Valium: 5–20 mg); Lorazepam (Tavor: 0,5–7,5 mg); Oxazepam (Adumbran: 10–50 mg); Medazepam (Rudotel: 10–30 mg); Dikaliumclorazepat (Tranxilium: 10–50 mg); Bromazepam (Lexotanil: 3–6 mg).

Suchtgefahr

Bei Benzodiazepinen ist die Gefahr einer Abhängigkeitsentwicklung besonders groß. Sie sollten deshalb in möglichst niedriger Dosis und nur kurzfristig verordnet werden (nicht länger als 3 Monate). Bei suchtgefährdeten Patienten (z. B. Alkoholiker) dürfen sie gar nicht zum Einsatz kommen. Ansonsten sind Benzodiazepine vergleichsweise untoxisch und nebenwirkungsarm. Vor allem zu Beginn der Behandlung kann es zu Müdigkeit, Konzentrationsstörungen und anderen Einschränkungen der geistigen Leistungsfähigkeit kommen. Bei älteren Menschen werden auch Benommenheit, Schwindel oder Bewegungsstörungen beobachtet als Zeichen einer relativen Überdosierung (geringere Ausscheidungsrate des Medikamentes im Alter). Es gibt Er-

13

krankungen bzw. körperliche Zustände, bei denen Benzodiazepine nicht eingesetzt werden dürfen (Myastenia gravis, Schlafapnoe, Glaukom, schwere Leberfunktionsstörungen, Vergiftungen, Schwangerschaft und Stillzeit).

Ein wichtiger Schritt auf dem Wege zu **chemisch neuartigen Tranquilizern** ist das Buspiron (Bespar: 20–40 mg). Insbesondere bei der generalisierten Angststörung ist seine Wirkung gut belegt, darüber hinaus scheint es bedeutsame antidepressive Effekte zu haben. Buspiron ist noch nebenwirkungsärmer als die Benzodiazepine und hat bisher kein Sucht erzeugendes Potenzial gezeigt. Deshalb eignet es sich besonders zur Behandlung suchtgefährdeter Patienten. Allerdings tritt seine Wirkung mit einer Zeitverzögerung von ca. 4 Wochen ein. Nicht angewendet werden darf es bei schweren Leber- und Nierenfunktionsstörungen, bei Myasthenia gravis und beim akuten Engwinkelglaukom; in der Schwangerschaft ist Vorsicht geboten.

Buspiron (Bespar)

Auch **pflanzliche Präparate** kommen als gut verträgliche aber nur schwach wirksame Anxiolytika zum Einsatz: Kavain z. B., Baldrian oder Hopfen. Mit einem höheren Nebenwirkungsrisiko können auch sog. »**niedrigpotente Neuroleptika**« als Beruhigungsmittel verwendet werden, z. B. Fluspirilen (Imap als Depot-Spritze), Promethazin (Atosil) oder Levomepromazin (Neurocil). Das Haupteinsatzgebiet der Neuroleptika ist die Behandlung von Psychosen wie der Schizophrenie.

Schließlich werden sog. **Betablocker** (z. B. Propranolol/Dociton) bei Angststörungen als Begleitmedikation verwendet. Sie blockieren die Bindungsstellen der Stresshormone und setzen so deren Wirkung herab. Dies kann zur Unterbrechung der beschriebenen Teufelskreise beitragen. Das Haupteinsatzgebiet der Betablocker liegt in der Behandlung des Bluthochdrucks und der koronaren Herzerkrankung.

Aufgrund der besprochenen Suchtgefahren sind Benzodiazepine vor allem zur bedarfsweisen Therapie **akuter Angstzustände** geeignet. Zur **Langzeitbehandlung** von Angsterkrankungen werden – auch wenn dies vom Namen her verwirrt – **Antidepressiva** eingesetzt. Auch Antidepressiva haben eine nachgewiesene Wirkung bei Angst, und eine Gefahr der Abhängigkeitsentwicklung konnte bisher nicht festgestellt werden. So haben sich bei der Behandlung der Agoraphobie und der Panikstörung die Substanzen Paroxetin, Fluoxetin und Fluvoxamin bewährt (auch Imipramin; bei sozialen Phobien: Moclobemid).

Therapie von Angsterkrankungen

Antidepressiva bei Depressionen und Angststörungen

Wie eben geschildert, werden Antidepressiva zur Behandlung von Angsterkrankungen eingesetzt und natürlich zur Therapie von Depressionen aller Art. Außerdem können sie bei folgenden Störungen verordnet werden: bei Schlafstörungen (vor allem im Rahmen einer

Depression), bei chronischen Schmerzstörungen, bei Zwangserkrankungen und bei der Bulimie.

Bei Depressionen wirken Antidepressiva stimmungsaufhellend, antriebsnormalisierend und helfen bei der Rückbildung der körperlichen Depressionssymptome. Die volle Wirkung setzt oft erst mit einer Zeitverzögerung von 1–3 Wochen ein.

Die klassischen Antidepressiva sind die sog. **Trizyklika**: z. B. Imipramin (Tofranil: 70–280 mg); Clomipramin (Anafranil: 50–225 mg) oder Desipramin (Pertofran: 50–250 mg). Diese Substanzen haben eine aktivierende Wirkung, die oft vor der Stimmungsaufhellung einsetzt. (Bei Selbstmordgefährdung müssen sie deshalb anfangs mit dämpfenden Mitteln wie den Benzodiazepinen kombiniert werden.)

Bei Depressionen, die mit ängstlichen Spannungszuständen verbunden sind, werden vorzugsweise **modifizierte Trizyklika** verordnet, die dämpfende Nebeneffekte haben: z. B. Amitriptylin (Saroten: 50–225 mg); Doxepin (Aponal: 50–300 mg) oder Trimipramin (Stangyl: 50–300 mg). Das erste Anzeichen des Wirkungseintritts ist oft die Verbesserung der Schlafqualität.

Nebenwirkungen, Anwendungsverbote bzw. -beschränkungen sind je nach Präparat etwas verschieden und müssen im Einzelnen dem Beipackzettel entnommen werden (bzw. werden vom Arzt oder Apotheker mitgeteilt). Häufige, zumeist harmlose, aber subjektiv lästige Nebenwirkungen sind: Müdigkeit oder Unruhezustände, Mundtrockenheit, Schwitzen, Schwierigkeiten beim Wasserlassen, gestörte Nahsichteinstellung der Augen, Verstopfung, Gewichtszunahme und Beschleunigung des Herzschlages. Beim Aufstehen aus dem Liegen oder Sitzen sollte man vorsichtig sein, da es zu Schwindel oder kurzzeitigen Blutdruckabfällen kommen kann. Zumeist lassen die Nebenwirkungen nach kurzer Zeit nach.

Die Fahrtauglichkeit ist zu Beginn der Behandlung oft beeinträchtigt. Unter anderem bei folgenden Erkrankungen dürfen Trizyklika nicht eingesetzt werden: Blasenentleerungsstörungen z. B. bei Prostatahypertrophie, unbehandeltes Engwinkelglaukom, Pylorusstenose, höhergradige Reizleitungsstörungen des Herzens.

Zu den neueren Entwicklungen gehören die sog. **Selektiven Serotoninwiederaufnahmehemmer (SSRI)**: z. B. Citalopram (Cipramil: 20–50 mg); Fluoxetin (Fluctin: 20–60 mg); Paroxetin (Seroxat: 20–50 mg); Sertralin (Zoloft: 50–200 mg); Venlafaxin (Trevilor: 75–375 mg) oder Fluvoxamin (Fevarin: 50–300 mg). Hier kann es zu Übelkeit, Unruhezuständen oder sexuellen Funktionsstörungen kommen. SSRI dürfen nicht mit bestimmten Migränemitteln und nicht mit den sog. **MAO-Hemmern** kombiniert werden. MAO-Hemmer sind eine weitere Gruppe gebräuchlicher Antidepressiva, z. B. Moclobemid (Aurorix: 300–900 mg).

Weiterhin sind im Einsatz: Mirtazapin (Remergil: 15–45 mg) und als pflanzliches Präparat **Johanniskraut** (Hypericum: Jarsin 900 mg).

13

Letzteres eignet sich nur für leichtere Formen von Depression und kann als Nebenwirkung zu erhöhter Lichtempfindlichkeit führen.

Hypnotika bei Schlafstörungen

Sofern man den Einsatz von »Schlafmitteln« nicht ganz vermeiden kann, gilt ein zeitlich befristeter Einsatz von Benzodiazepinen immer noch als Mittel der ersten Wahl, z. B. Lormetazepam (Noctamid: 0,5– 2 mg).

Auf dem Vormarsch sind aber neuere Hypnotika, die sich dem »idealen Schlafmittel« (wenig Nebenwirkungen, keine Beeinträchtigung der Schlafqualität, kein Suchtpotential, kein »Tagesüberhang«) besser annähern, z. B. Zopiclon (Ximovan: 7,5 mg). Auch pflanzliche Präparate wie Baldrian oder Hopfen können versucht werden.

Oft treten Schlafstörungen im Rahmen einer depressiven Erkrankung auf. Dann ist einer Behandlung mit Antidepressiva der Vorzug zu geben, z. B. mit Doxepin (Aponal).

Ausblick

Lebenslang Lernen und Wachsen

Sie haben nun einen Überblick über die grundlegenden Strategien des Selbstmanagements bei psychischen Problemen gewonnen – einschließlich der Option »Psychotherapie«. An vielen Stellen ist deutlich geworden: Probleme zu lösen und das Negative zu beseitigen, ist nur die eine Seite der Medaille. Sie werden nur nachhaltigen Erfolg haben, wenn Sie auch die andere Seite beachten: die Stärkung Ihrer Stärken und den Aufbau positiver, sinngebender Lebensaktivitäten im persönlichen Wachstum. Während das Problemlösen zumindest im Prinzip ein Ende hat, ist persönliches Wachstum ein lebenslanger Prozess. Deshalb: Bleiben Sie nicht stehen, sobald der akute Problemdruck auf ein erträgliches Maß zurückgegangen ist. Lernen Sie, das lebenslange Lernen als eine Genuss spendende Aktivität zu erleben. Erweitern Sie Ihre Fähigkeiten und Ihr Wissen, erhöhen Sie dadurch Ihre Chancen auf Lebenszufriedenheit, Gesundheit und Erfolg. Wie Studien zeigen, sind Wissen und Bildung sehr wichtige Schutzfaktoren vor körperlichen und psychischen Erkrankungen. Und psychische Harmonie wirkt aktiv mit an Aufbau und Erhaltung Ihrer psychosomatischen Gesundheit.

Synergetik und Psychosynergetik

Hinter der Art, wie das Veränderungswissen in diesem Buch präsentiert wurde, hinter den verwendeten Bildern und Metaphern steht eine gut ausgearbeitete wissenschaftliche Theorie. Unter dem Namen **Psychosynergetik** ist sie an anderer Stelle ausführlich dargestellt. »Synergetik« heißt ein interdisziplinäres Forschungsgebiet, das in den 70er Jahren von dem bedeutenden deutschen Physiker Hermann Haken begründet wurde. Die Synergetik untersucht die allgemeinen Gesetzmäßigkeiten, nach denen sich in unserer Welt geordnete Strukturen bilden. Dabei hat sich gezeigt, dass die Prinzipien von Selbstorganisation, Evolution und Komplexität auch für das Entstehen von Ordnung und Harmonie im psychischen Bereich Gültigkeit besitzen. Entsprechend ist die Synergetik in den letzten Jahrzehnten mit großem Erfolg in Hirnforschung und Psychologie angewandt worden. Die Psychosynergetik versucht nun, dieses Wissen für Psychotherapie und Selbstmanagement nutzbar zu machen.

Weiterführende Literatur

Wenn Sie die Herangehensweise dieses Buches einleuchtend und hilfreich fanden und gern anspruchsvollere populärwissenschaftliche Sachbücher lesen, empfehle ich Ihnen mein weiterführendes Buch »Evolution und Lebenskunst.« Hier kommen die wissenschaftlichen Grundlagen der Psychosynergetik auf allgemein verständliche Weise zur Darstellung. Dann wird der Frage nachgegangen, wie wir dieses Wissen für eine gelingende Lebensgestaltung und ein Wachstum in Harmonie nutzen können. (Auch dem interessierten Fachkollegen sei dieses Buch als leicht lesbare und dennoch tieferschürfende Einführung in die Theorie der Psychosynergetik empfohlen. Ich habe die Hoffnung, dass dieses Konzept einen Beitrag leisten kann zu jener Plattform, auf der die Integration der heute noch bestehenden Psychotherapieschulen zu einer allgemeinen Psychotherapie möglich wird. Einige Grundsatzüberlegungen hierzu finden sich im Anhang B.)

14

Es würde mich sehr freuen, wenn es Ihnen nun, am Endes dieses Buches schon etwas besser ginge. Ich hoffe, Sie haben an Zuversicht gewonnen und sehen Wege, die weiterführen. Mögen diese Wege Sie Ihren Zielen näher bringen.

Aber auch die Psychosynergetik ist noch lange nicht am Ziel. Mit Sicherheit gibt es an diesem Buch Vieles, was verbesserungsbedürftig wäre. Wenn Sie im Interesse künftiger Leser dabei mithelfen wollen, schreiben Sie mir Ihre kritischen Bemerkungen zum Text und gern auch Ihre Erfahrungen bei dem Versuch, die empfohlenen Strategien in die Praxis umzusetzen. Sie können Ihre Post an den Verlag richten oder mir über www.psychosynergetik.de eine E-Mail schicken.

Auch Ihre Meinung ist gefragt

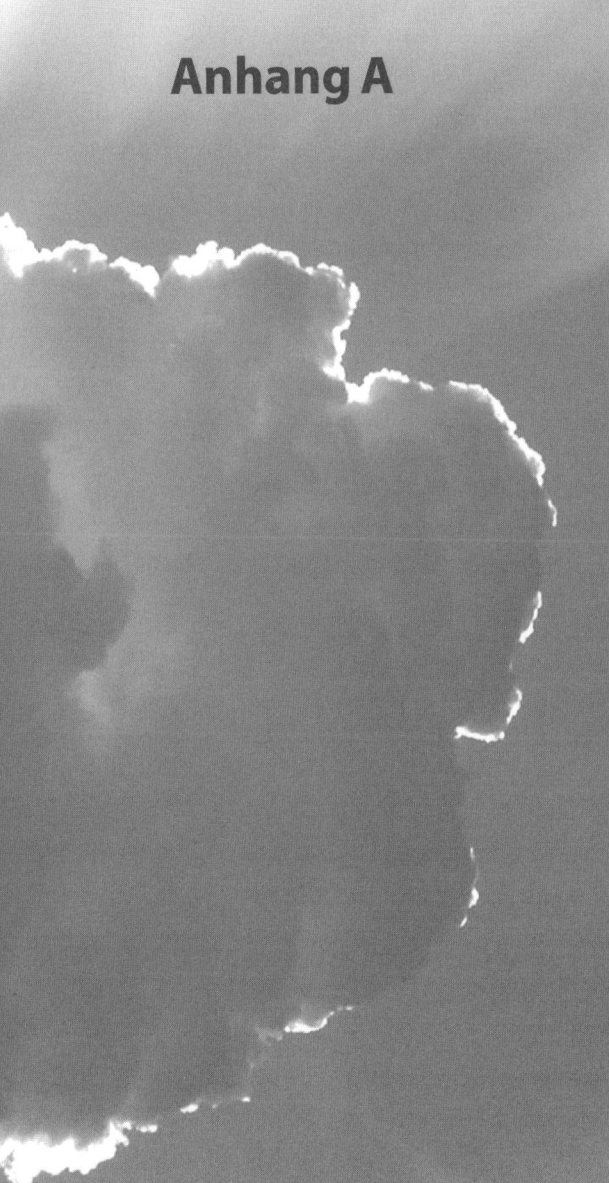

Anhang A

A1: Literaturauswahl

Evolution und Natur des Menschen:

Bischof N (1989) Das Rätsel Ödipus. Die biologischen Wurzeln des Urkonflikts von Intimität und Autonomie. Piper, München

Buss D (1994) Die Evolution des Begehrens. Geheimnisse der Partnerwahl. Goldmann, München

Eibl-Eibesfeldt I (1995) Die Biologie des menschlichen Verhaltens. Grundriss der Humanethologie. Piper, München

Haken H (1995) Erfolgsgeheimnisse der Natur. Synergetik. Die Lehre vom Zusammenwirken. Rowohlt, Reinbek

Jantsch E (1988) Die Selbstorganisation des Universums. Vom Urknall zum menschlichen Geist. dtv, München

Lorenz K (1977) Die Rückseite des Spiegels. Versuch einer Naturgeschichte menschlichen Erkennens. dtv, München

Paul A (1998) Von Affen und Menschen. Verhaltensbiologie der Primaten. Wissenschaftliche Buchgesellschaft, Darmstadt

Ridley M (1997) Die Biologie der Tugend. Warum es sich lohnt, gut zu sein. Ullstein, Berlin

Waldrop MM (1993) Inseln im Chaos. Die Erforschung komplexer Systeme. Rowohlt, Reinbek

Wright R (1996) Diesseits von Gut und Böse. The moral animal. Limes, München

Wuketits FM (1997) Die Macht der Gene und die Evolution sozialen Verhaltens. Spektrum, Heidelberg

Arbeitsweise des Gehirns

Haken H, Haken-Krell M (1997) Gehirn und Verhalten. Unser Kopf arbeitet anders als wir denken. DVA, Stuttgart

Hansch D (2002) Evolution und Lebenskunst. Grundlagen der Psychosynergetik. Ein Selbstmanagement-Lehrbuch. Vandenhoeck & Ruprecht, Göttingen

Nørretranders T (1994) Spüre die Welt. Die Wissenschaft des Bewusstseins. Rowohlt, Reinbek

Selbstmanagement/positive Lebensgestaltung

Benson H (1997) Heilung durch Glauben. Selbstheilung in der neuen Medizin. Heyne, München

Buckingham M, Clifton DO (2002) Entdecken Sie Ihre Stärken jetzt. Campus, Frankfurt a. M., New York

Csikszentmihalyi M (1993) Flow. Das Geheimnis des Glücks. Klett-Cotta, Stuttgart

Csikszentmihalyi M (1995) Dem Sinn des Lebens eine Zukunft geben. Eine Psychologie für das 3. Jahrtausend. Klett-Cotta, Stuttgart

Gallwey WT (2002) Erfolg durch Selbstcoaching. Mit der Inner-Game-Methode zu mehr Balance im Beruf. Bildung und Wissen, Nürnberg

Green B, Gallwey WT (1996) Der Mozart in uns. The Inner Game of Music oder eine Anleitung zum Musizieren. Waldgut, Frauenfeld

Gussone B, Schiepek G (2000) Die Sorge um sich. Burnout-Prävention und Lebenskunst in helfenden Berufen. dgvt, Tübingen

Hansch D (2002) Evolution und Lebenskunst. Grundlagen der Psychosynergetik. Ein Selbstmanagement-Lehrbuch. Vandenhoeck & Ruprecht, Göttingen

Herrigel E (1998) Zen in der Kunst des Bogenschießens, 38. Aufl. Barth, München

Huhn G, Backerra H (2002) Selbstmotivation. Hanser, München

Jammer M (1995) Einstein und die Religion. UVK, Konstanz

Kriz J (1997) Chaos, Angst und Ordnung. Wie wir unsere Lebenswelt gestalten. Vandenhoeck & Ruprecht, Göttingen

Lämmle B, Wünsch G (1999) Familienbande. So gewinnen Sie Raum für lebendige Partnerschaft, glückliche Familie, gesunde Beziehungen. Goldmann, München

Längle A (2002) Sinnvoll leben. Logotherapie als Lebenshilfe. Herder, Freiburg

Nhat Hanh T (1998) Das Herz von Buddhas Lehre. Herder, Freiburg

Schmid W (2000) Schönes Leben? Einführung in die Lebenskunst. Suhrkamp, Frankfurt am Main

Tannen D (1993) Du kannst mich einfach nicht verstehen. Warum Männer und Frauen aneinander vorbei reden. Goldmann, München

Willi J (1997) Ko-Evolution. Die Kunst gemeinsamen Wachsens. Rowohlt, Reinbek

Stressmanagement/Entspannungsverfahren

Fontana D (1997) Mit dem Stress leben. Huber. Bern

Hüther G (1997) Biologie der Angst. Wie aus Stress Gefühle werden. Vandenhoeck & Ruprecht, Göttingen

Kabat-Zinn J (1998) Im Alltag Ruhe finden. Das umfassende praktische Meditationsprogramm. Herder, Freiburg

Kaluza G (1996) Gelassen und sicher im Stress. Psychologisches Programm zur Gesundheitsförderung. Springer, Berlin Heidelberg New York

Lindemann H (1996) Autogenes Training. Der klassische Weg zu Leistungskraft, Gesundheit und Lebensfreude. Mosaik, München

Sapolsky M (1998) Warum Zebras keine Migräne kriegen. Wie Stress den Menschen krank macht. Piper, München

Tausch R (1997) Hilfen bei Stress und Belastung. Rowohlt, Reinbek

Vom mechanistischen zum dialektischen Denken

Dörner D (1989) Die Logik des Misslingens. Strategisches Denken in komplexen Situationen. Rowohlt, Reinbek

Ellis A (1988) Training der Gefühle. Wie Sie sich hartnäckig weigern, unglücklich zu sein. mvg, Landsberg a. L.

Fischer EP (1997) Das Schöne und das Biest. Ästhetische Momente in der Wissenschaft. Piper, München

Hansch D (2002) Evolution und Lebenskunst. Grundlagen der Psychosynergetik. Ein Selbstmanagement-Lehrbuch. Vandenhoeck & Ruprecht, Göttingen

Lazarus A, Fay A (1997) Ich kann wenn ich will. Anleitung zur psychologischen Selbsthilfe. dtv, München

Schiepek G, Wegener C, Wittig D, Harnischmacher G (1998) Synergie und Qualität in Organisationen. Ein Fensterbilderbuch. dgvt, Tübingen

Vester F (1999) Die Kunst, vernetzt zu denken. Ideen und Werkzeuge für einen neuen Umgang mit Komplexität. DVA, Stuttgart

Umgang mit Angst

Bassett L (2000) Angstfrei leben. Das erfolgreiche Selbsthilfeprogramm gegen Stress und Panik. Beltz, Weinheim

Brasch C, Richberg IM (1997) Panikattacken. Angst ohne Grund? Ursachen, Therapie, Praktische Hilfe zur Selbsthilfe. Mosaik, München

Hoffmann N (1998) Wenn Zwänge das Leben einengen. Zwangsgedanken und Zwangshandlungen. Ursachen, Behandlungsmethoden und Möglichkeiten der Selbsthilfe. PAL, Mannheim

Marks I (1993) Ängste. Verstehen und bewältigen. Springer, Berlin Heidelberg New York

Schmidt-Traub S (1995) Angst bewältigen. Selbsthilfe bei Panik und Agoraphobie. Springer, Berlin Heidelberg New York

Umgang mit Depressionen

Niklewski G, Riecke-Niklewski R (1998) Depressionen überwinden. Ein Ratgeber für Betroffene, Angehörige und Helfer. Stiftung Warentest, Berlin

Seligman M (1991) Pessimisten küsst man nicht. Optimismus kann man lernen. Knaur, München

Thiels C (1998) Das Selbsthilfeprogramm bei Depressionen. Neue Energien finden. Herder, Freiburg

Wittchen HU (1997) Wenn Traurigkeit krank macht. Mosaik, München

Gesunde Lebensweise/Sport

Anemueller H (1991) Vollwerternährung – aber richtig. Trias, Stuttgart

Carr A (1992) Endlich Nichtraucher. Goldmann, München

Carr A (2000) Endlich ohne Alkohol. Der einfache Weg mit Allen Carrs Erfolgsmethode. Mosaik, München

Ernst H (1992) Gesund ist, was Spaß macht. Kreuz, Stuttgart

Ernst H (1993) Die Weisheit des Körpers. Kräfte der Selbstheilung. Piper, München

Hauner D, Hauner H (1996) Leichter durchs Leben. Ratgeber für Übergewichtige. Strategien zum langfristigen Abnehmen. Trias, Stuttgart

Schneider R (1998) Die Suchtfibel. Informationen zur Abhängigkeit von Alkohol und Medikamenten, 12. Aufl. Röttger, München

Smith D (2002) Gesund und fit durch Radfahren. Eine Anleitung für erfolgreiches und ganzheitliches Training. BVA, Bielefeld

Volk S (1995) Schlafstörungen und was dagegen hilft. Springer, Berlin Heidelberg New York

Wöllzenmüller F (1997) Richtig Jogging. BLV, München

Psychotherapie

Autiquet M (1999) Psychoanalyse. Bastei-Lübbe, Bergisch-Gladbach

Beese F (2000) Was ist Psychotherapie, 7. Aufl. Vandenhoeck & Ruprecht, Göttingen

Brockert S (2000) Praxisführer Psychotherapie. Knaur, München

Doubrawa E, Blankertz S (2000) Einladung zur Gestalttherapie. Hammer, Wuppertal

Federspiel K, Lackiger-Karger I (Hrsg) (1996) Kursbuch Seele. Was tun bei psychischen Problemen? Beratung, Selbsthilfe, Medikamente. 120 Psychotherapien auf dem Prüfstand. Kiepenheuer & Witsch, Köln

Frankl VE (1992) Psychotherapie für den Alltag. Herder, Freiburg

Hiß P (1998) So finden Sie den richtigen Therapeuten. Campus, Frankfurt am Main

Höder J (1994) Gesprächspsychotherapie. Was sie kann, wie sie wirkt und wem sie hilft. PAL, Mannheim

Kanfer FH, Schmelzer D (2001) Wegweiser Verhaltenstherapie. Psychotherapie als Chance. Springer, Berlin Heidelberg New York

Mertens W (1997) Psychoanalyse. Geschichte und Methoden. München: Beck

Schuster K (1999) Abenteuer Verhaltenstherapie. Neue Erlebnisse mit sich und der Welt. dtv, München

Tschuschke V (1998) Nützt mir Psychotherapie? Hilfen zur Entscheidung. Vandenhoeck & Ruprecht, Göttingen

A2: Hilfreiche Adressen

Kontakt zu Selbsthilfegruppen

NAKOS (Nationale Kontakt- und Informationsstelle zur Anregung und Unterstützung von Selbsthilfegruppen)
Albrecht Achilles-Str. 65, 10705 Berlin
Tel.: 030/8914019
Fax: 030/8934014
Internet: www.zdf.de/ratgeber/praxis/nakos/05441/index.html

DASH (Deutsche Angststörungenhilfe und Selbsthilfe)
c/o MASH Münchner Angst-Selbsthilfe e.V. (Gerhard Schick),
Bayerstr. 77a Rgb., 80355 München
Tel.: 089/5155530 (Mo 9–11 Uhr; Do 15–18 Uhr)

DGZ (Deutsche Gesellschaft Zwangserkrankungen e.V.)
Postfach 1545, 49005 Osnabrück
Tel.: 0541/3574433 (Mo–Do 10–12 und 14–16.30 Uhr; Fr 10–14 Uhr)

Anonyme Alkoholiker Deutschland (AA) (Johannes Prusky)
Postfach 460227, 80910 München
Tel.: 089/3164343 und 089/316950-0
Fax: 089/3165100

Fachverband Sucht e.V.
Geschäftsstelle Walramstr. 3, 53175 Bonn; Tel.: 0228–261555
Fax: 0228/215885 und 2420999
E-Mail: sucht@t-online.de oder sucht@sucht.de
Internet: www.sucht.de

Deutsche Intergruppe der OA (Overeaters Anonymus)
Postfach 106206, 28026 Bremen
(vermittelt auf schriftliche Anfrage Adressen örtlicher Selbsthifegruppen bei Essstörungen)

Beratungsangebote

Telefonseelsorge
Kostenfrei bundesweit erreichbar unter den Rufnummern:
0800/1110111 oder 1110222

Suizidprävention: Hilfe zum Weiterleben – Arbeitskreis für Selbst-
mordverhütung und Krisenberatung e.V. (Ulla Sambach)
Postfach 1818, 32708 Detmold
Tel.: 05231/32984

TrauerWege – Beratung und Begleitung für Menschen in Verlust-
und Krisensituationen e.V.
Goethestr. 7, 55118 Mainz
Tel.: 06131/231100

Deutsche Arbeitsgemeinschaft für Jugend- und Eheberatung (DAJEB)
Bundesgeschäftsstelle, Neumarkter Str. 84c, 81673 München
Tel.: 089/4361091
Fax: 089/4311266
E-Mail: dajeb@aol.com
Internet: www.dajeb.de

Regionale Adressen spezieller Beratungsdienste finden sich im Telefon-
buch unter Stichworten wie z. B. Drogenberatung, Eheberatung, Erziehungsberatung, Kinderschutzbund, Lebensberatung, Schulpsychologi-
scher Dienst, Sexualberatung, Studentenberatung, Suchtberatung,
Trennungs- und Scheidungsberatung bzw. unter der Rubrik »Bera-
tungsstelle für ...«.

Hilfe bei chronischen Schmerzen

Deutsche Schmerzliga
Roßmarkt 23, 60311 Frankfurt am Main
Tel.: 069/29988075
Fax: 069/29988033

Deutsche Gesellschaft zum Studium des Schmerzes e.V.
www.medizin.uni-koeln.de/projekte/dgss/
Tel.: 0221/478-6686

Deutsche interdisziplinäre Vereinigung für Schmerztherapie DIVS e.V.
www.anaesthesia.de/divs/

Klinik f. Psychosomatik im Universitätsklinikum Mainz
Langenbeckstr. 1
55101 Mainz
www.klinik.uni-mainz.de/Psychosomatik
Tel.: 06131-172841

Weitere Anschriften sind erhältlich über:
Bundeszentale für gesundheitliche Aufklärung
Ostmerheimer Str. 200, 51109 Köln
Tel.: 0221/8992-0

Internet-Adressen und Links

Gesundheit und Psychologie im Internet (Link-Liste):
www.gesundheit-psychologie.de/psychotherapie.htm

Sucht-Netz (Informationssystem für Prävention, Entgiftung, Therapie
und Nachsorge): www.sucht-netz.de

Adressen für Österreich und die Schweiz

Auskunft über Selbsthilfegruppen:

SIGIS (Service- und Informationsstelle für Gesundheitsinitiativen
und Selbsthilfegruppen im Fonds Gesundes Österreich)
Mariahilfer Str. 176/8, A-1150 Wien
Tel.: 01/8950400/20
www.fgoe.org/sigisi.htm

Arbeitsgruppe KOSCH
c/o Selbsthilfezentrum »Hinterhuus«, Feldbergstr. 55, CH-4057 Basel
Tel.: 061/6928100
Fax: 061/6928177

Therapeutenvermittlung:

Österreichischer Bundesverband für Psychotherapie (ÖBVP)
Rosenbursenstr. 8/3/7, A-1010 Wien
Tel.: 01/5127090
Fax: 01–5127091
Internet: www.psychotherapie.at

Schweizer Psychotherapeuten Verband (SPV)
Weinbergstr. 31, CH-8006 Zürich
Kostenlose Vermittlung von Therapieplätzen
unter Tel.: 01/2666401
Internet: www.psychotherapie.ch/spv

A3: Glossar

Ästhetische Tätigkeitseinstellung: Eine jede Tätigkeit kann man mit zwei verschiedenen inneren Einstellungen ausführen: mit der pragmatischen oder der ästhetischen Tätigkeitseinstellung. In der pragmatischen Einstellung ist man darauf ausgerichtet, bestimmte äußere Ziele möglichst genau oder schnell zu erreichen. Das ▶ Vernunft-Auge hat dabei die Führung inne und reguliert einzelne Detailaspekte der Zielerreichung. In der ästhetischen Tätigkeitseinstellung geht es dagegen darum, das Harmonieempfinden während des Tätigkeitsprozesses zu maximieren, hier hat nun das ▶ Harmonie-Ohr die Führung inne. Aufgrund der Enge unseres Bewusstseinsfensters sind wir nicht dazu in der Lage, beiden Tätigkeitsaspekten gleichzeitig Rechnung zu tragen; wir können aber schnell zwischen beiden Einstellungen »umschalten«. Ein Postbeamter beispielsweise, der nach der klassischen Methode mit dem Stempelhammer Briefe abstempelt, wird in pragmatischer Tätigkeitseinstellung darauf achten, jeden Stempel möglichst genau zu platzieren. In ästhetischer Einstellung wäre er dagegen bestrebt, in einem möglichst harmonischen Schlagrhythmus zu arbeiten (um sich womöglich wie ein Schlagzeuger dabei zu fühlen). Dies geht vielleicht auf Kosten der Genauigkeit des einen oder anderen Stempels, aber die Arbeit macht mehr Freude und er schafft deutlich mehr Briefe pro Zeiteinheit.

Dreieck der Veränderung (▶ Abb. 10.1): Verdeutlicht die wichtigsten Wege der psychischen Veränderung. Weil sich Emotionen nicht auf direktem Wege willentlich beeinflussen lassen, treten die meisten psychischen Störungen als emotionale oder motivationale Probleme in Erscheinung (zu viele negative Emotionen und/oder zu wenig Verhaltenskontrolle). Das Dreick der Veränderung zeigt nun, wie man durch Veränderung von Denken und Verhalten indirekt Einfluss auf die Gefühle nehmen kann.

Dreieck des Bewusstseins (▶ Abb. 4.1): Zeigt die Grundzustände des Bewusstseins in ihren Beziehungen zueinander und verdeutlicht die Möglichkeiten des Stressmanagements. Im Zustand der **Separatio reflexiva** (rechte untere Ecke) ist ein ▶ Ich vom ▶ Selbst separiert. Die Zusammenarbeit zwischen beiden beim nach außen gewandten Problemlösen ist sachgerecht. Treten Schwierigkeiten auf, führt der Weg entweder in den ▶ Stress oder – durch zunehmendes Umschalten auf Akzeptanz – in Richtung **Unio contemplativa** (linke untere Ecke): Bei absoluter Akzeptanz löst sich das *Ich* auf und es kommt zu einer harmonischen Ganzheit in der Ruhe, die vollständig vom *Selbst* ausgefüllt wird und tiefe Entspannung ermöglicht. Aus der Kombination von Separatio reflexiva und Unio contemplativa, aus der Kombination also von Veränderung und Ganzheit erwächst **Unio activa** (▶ Flow, Spitze des Dreiecks): Bei meisterlich beherrschten Tätigkeiten ist eine *Ich*-Kontrolle nicht mehr erforderlich, sodass auch dieser Zustand bei aufgelöstem *Ich* völlig vom *Selbst* ausgefüllt wird: harmonische Ganzheit in der Bewegung, relative Entspannung beim gelingenden Tun in *Ich*-Vergessenheit und *Selbst*-Vertrauen.

Evolutionspsychologie: Forschungszweig der Psychologie, in dem davon ausgegangen wird, dass Gehirn und Psyche aus Modulen aufgebaut sind, die ähnlich den Organen unseres Körpers in der Darwin'schen Evolution durch Anpassung an eine bestimmte überlebenswichtige Aufgabe entstanden sind. Wenn man die Anforderungsprofile dieser steinzeitlichen Anpassungsaufgaben rekonstruiert, kann das dabei helfen, die Funktionseigenschaften unserer psychischen Module zu erforschen und zu verstehen. So wird z. B. aus der steinzeitlichen Nahrungsknappheit der Drang vieler Menschen verständlich, immer etwas mehr als nötig zu essen, um Fettdepots für schlechte Zeiten anzulegen. Im Gegensatz zu heute war das für unsere Vorfahren ein sinnvolles und angepasstes Verhalten. Alle in diesem Buch für den »Bauplan der Psyche« verwendeten Module (▶ primäre Antriebe, ▶ Harmonie-Ohr, ▶ Vernunft-Auge, ▶ sekundäre Antriebe) lassen sich im Sinne der Evolutionspychologie aus der Darwin'schen Evolution heraus erklären und verstehen (▶ s. weiterführende Literatur).

Flow: Die Empfindung eines »harmonischen Fließens« entsteht bei gut eingeübten Tätigkeiten, wenn sich Anforderungen und Kompetenzen im Gleichgewicht befinden. Die Ziele der Tätigkeit müssen klar sein und man braucht unmittelbare Rückmeldungen über den Erfolg. Es kann dann passieren, dass man Raum, Zeit und sich selbst vergisst und voll im gelingenden Tun aufgeht. Wie der amerikanische Psychologe Mihaly Csikszentmihalyi gezeigt hat, zeichnen sich glückliche und zufriedene Menschen insbesondere dadurch aus, dass sie häufig Flow-Erfahrungen machen. Flow-Erfahrungen sind an Aktivität gebunden: anspruchsvolle Hobbys oder die Berufstätigkeit. Im Zustand von Passivität kommt es eher zu Unordnung im Psychischen, verbunden mit negativen Emotionen.

Fremdzweck-Motivation (extrinsische Motivation): Man fühlt sich zum Ausüben einer Tätigkeit gedrängt aus Gründen, die inhaltlich nichts mit dieser Tätigkeit zu tun haben. Oft macht die Tätigkeit selbst keinen Spaß oder wird sogar mit Widerwillen ausgeführt (z. B. in einem langweiligen Job arbeiten, weil man Geld verdienen muss).

Harmonie-Ohr: Organ des ▶ *Ich*, das sensibel für die Harmonie von Tätigkeitsprozessen ist. Im Gegensatz zum ▶ Vernunft-Auge kann das Harmonie-Ohr dabei die Gesamtheit des Tätigkeitsprozesses erfassen: Über ▶ sekundäre Emotionen (Stimmigkeits- und Unstimmigkeitsempfindungen) zeigt es an, wie gut alle an der Tätigkeit beteiligten Prozessmomente bei der Lösung der gemeinsamen Aufgabe zusammenwirken. Für die Regulation komplexer Tätigkeiten ist ein gutes Zusammenspiel zwischen Vernunft-Auge und Harmonie-Ohr erforderlich. Die Harmoniebewertung durch das Harmonie-Ohr ist die Grundlage von ästhetischen Empfindungen, Intuitionen und Selbstzweck-Motivationen.

Harmonieprinzip: Wir alle haben eine hohe Sensibilität für gute Passungen in allen Tätigkeitsbereichen (Wahrnehmung: konsonante Töne, schöne optische Muster; Motorik: gute Koordination; Denken: logische Konsistenz). Je größer Anzahl und Güte der Passungen sind, die zwischen den Elementen eines Tätigkeitsprozesses bestehen, desto intensiver ist das Stimmigkeitsempfinden, das den Prozess begleitet (positive ▶ sekundäre Emotionen). Diese Eigenschaft von Tätigkeitsprozessen, eine hohe Anzahl und Güte von Passungen aufzuweisen, bezeichnen wir als Harmonie. Störungen (»Dysharmonien«) werden dagegen von Unstimmigkeitsgefühlen begleitet (negative sekundäre Emotionen). Je harmonischer eine Tätigkeit ist, je höher damit der Grad des Zusammenwirkens aller aktiven Prozessmomente ist, desto weniger ist die Tätigkeit störanfällig und desto größer sind ihre Chancen auf ein Gelingen. Selbstorganisationsprozesse streben von sich aus in Richtung Harmonie. In der menschlichen Tätigkeit wird diese Tendenz zusätzlich durch ein sinnvolles Zusammenspiel von ▶ Selbst und ▶ Ich beim Lernen verstärkt. Die Harmoniebewertung durch das Harmonie-Ohr ist die Grundlage von ästhetischen Empfindungen, Intuitionen und ▶ Selbstzweck-Motivationen.

Ich: Bezeichnet den »Raum des Bewusstseins« mit allen zu einem bestimmten Zeitpunkt vorliegenden Inhalten (z. B. Wahrnehmungen, Gedanken, Gefühle) sowie die Funktionen der reflektierenden Vernunft (Nachdenken, Entscheiden, Urteilen, Werten etc.). Wichtige Funktionen des *Ich* werden symbolisiert durch seine beiden »Hauptorgane«: das ▶ Vernunft-Auge und das ▶ Harmonie-Ohr.

Inneres Klavier: Symbolisierung wichtiger Aspekte des ▶ *Selbst:* Im Laufe des Lebens werden dem *Selbst* (genauer: dem Gedächtnis) eine riesige Zahl von Erfahrungen, Fertigkeiten und Wissensbausteinen aufgeformt, die man mit den Saiten eines Klaviers vergleichen kann. Davon, wie harmonisch alle diese Elemente des *Selbst* aufeinander abgestimmt sind, werden viele wichtige Charakteristika der Persönlichkeit beeinflusst: die durchschnittliche Stimmung; das »Charisma«, Durchsetzungsfähigkeit und Persönlichkeitsstärke; Motivationsstärke und Kreativität (▶ Selbstzweck-Motivationen auf der Grundlage ▶ sekundärer Antriebe); Widerstandsfähigkeit gegen ▶ Stress; die Chance, psychisch und körperlich gesund zu bleiben. Die Selbstgespräche, die wir fast pausenlos mit uns führen, dienen dem Zweck, unserer inneres Klavier immer besser zu stimmen: Zwischen unseren Erinnerungen, unserem

Wissen, unseren Erfahrungen, Einschätzungen, Meinungen, Überzeugungen und Werten werden durch mehr oder weniger große Veränderungen immer bessere Passungen hergestellt (das ► *Ich* als »innerer Klavierstimmer«). Die Metapher vom inneren Klavier macht auch deutlich, warum psychische Veränderung oft so langwierig und schwierig ist: Eine einzelne neue Einsicht entspricht dem Umstimmen einer einzelnen Saite und bewirkt nicht viel. Um diese Einsicht emotional »aufzuladen« und damit verhaltenswirksam zu machen, müssen erst große Teile des inneren Klaviers auf den »Ton« dieser neuen Einsicht umgestimmt werden. Man muss also dem inneren Dialog über längere Zeit neuen Inhalt und neue Richtung geben, was oft mit Verhaltensänderungen im Alltag verbunden werden muss.

Kreis des Wachstums (► Abb. 5.1)**:** Verdeutlicht den zentralen Mechanismus des psychischen Wachstums: Vermittelt durch ► primäre Antriebe werden ► Fremdzweck-Motivationen in Bezug auf neue Tätigkeitsgegenstände aufgebaut (z. B. Mathematik pauken, um einem neuen, attraktiven Lehrer zu gefallen). Nach einer »emotionalen Durststrecke« kommt es durch zunehmende Übung zur Harmonisierung der Tätigkeit: Es bildet sich ein ► sekundärer Antrieb. Die Tätigkeit wird nun ausgeführt, weil sie aus sich heraus Freude macht: Es ist eine ► Selbstzweck-Motivation entstanden. Nun zeugt sich der Kreis aus sich heraus fort: Immer neue Tätigkeitsinhalte werden aus sachlicher Gefordertheit einbezogen (z. B. könnte die hobbymäßige Beschäftigung mit der Mathematik irgendwann dazu führen, dass man sich Computer- und Programmierkenntnisse aneignet).

Paradoxe Intention: Technik, die dabei hilft, aus psychischen ► Teufelskreisen auszusteigen: Man versucht, sich so weit es geht davon zu überzeugen, dass man das Gegenteil von dem anstrebt, was man eigentlich erreichen will. Wenn man sich z. B. davon überzeugt, dass das Ergebnis einer bevorstehenden Prüfung ziemlich bedeutungslos für das weitere Leben ist, wird man entspannter sein und größeren Erfolg haben.

Pragmatische Tätigkeitseinstellung: ► s. »ästhetische Tätigkeitseinstellung«

Primäre Emotion: Von ► primären Antrieben erzeugte Gefühle, die einem ► primären Bedürfnis Ausdruck geben (z. B. bei Hunger essen wollen) bzw. anzeigen, wie gut ein bestimmter Gegenstand oder eine bestimmte Situation zur Bedürfnisbefriedigung geeignet sind (z. B. auf Fleisch mehr Appetit haben als auf Gemüse). Andere primäre Emotionen sind z. B. Wut, Angst, Eifersucht oder Mitgefühl. Primäre Emotionen bewerten genetisch festgelegte Zustands- oder Objekteigenschaften (z. B. den Kaloriengehalt, der bei Fleisch höher ist, als bei Gemüse).

Primärer Antrieb: Funktionsmodul im Gehirn, das in der Darwin'-schen Evolution geformt wurde und ein bestimmtes überlebensnotwendiges Verhalten sicherstellt (z. B. Atmung, Schlaf, Ernährungsverhalten, Sexualverhalten, elterliches Fürsorgeverhalten, Fluchtverhalten). Als Grundlage der tierischen Instinkte finden sich die primären Antriebe auch beim Menschen (gehen hier aber nur als eine von mehreren Determinanten in die Verhaltensformung ein). Primäre Antriebe werden durch bestimmte Schlüsselreize ausgelöst und erzeugen eine ▶ primäre Emotion (verbunden mit einem ▶ primären Bedürfnis bzw. einer primären Motivation), bestimmte körperliche Reaktionen und drängen das Verhalten in Richtung Bedürfnisbefriedigung.

Primäres Bedürfnis bzw. primäre Motivation: Von einem ▶ primären Antrieb erzeugter Drang, das antriebsentsprechende Verhalten auszuführen (z. B. Angstantrieb: Fluchtverhalten).

Psychosynergetik: Hier wird versucht, Körper, Gehirn und Geist konsequent aus der Perspektive der Evolution zu erforschen und dabei Brücken zu schlagen zwischen der ▶ Synergetik, der ▶ Evolutionspsychologie und anderen Wissenschaften. Dabei geht es insbesondere um die Schaffung von Modellvorstellungen des Psychischen, die für Selbstmanagement und Psychotherapie hilfreich sind.

Sekundäre Emotion: Entspringen dem ▶ Harmonie-Ohr als ein allgemeines Harmonieempfinden. In Form von Stimmigkeits- oder Unstimmigkeitsgefühlen zeigen sie den Grad von Harmonie (▶ Harmonieprinzip) an, den ein im Gange befindlicher Tätigkeitsprozess aufweist (Anzahl und Güte der Passungen zwischen allen beteiligten Prozesselementen). Im Gegensatz zu ▶ primären Emotionen bewerten sekundäre Emotionen also nicht Zustands- oder Objekteigenschaften, sondern Prozesseigenschaften. In ▶ ästhetischer Tätigkeitseinstellung erleben wir sekundäre Emotionen als ästhetische Empfindungen. In ▶ pragmatischer Tätigkeitseinstellung erleben wir sekundäre Emotionen als »Intuitionen«, die uns den Weg zu stimmigeren Lösungen vorausahnen lassen und die es uns ermöglichen unter Zeitdruck komplexe Entscheidungen »aus dem Bauch heraus« zu treffen. Auch der Entstehung von ▶ Selbstzweck-Motivationen liegen positive sekundäre Emotionen zu Grunde.

Sekundärer Antrieb: Wenn wir bestimmte Tätigkeitsinhalte meisterlich beherrschen gelernt haben, entsteht aufgrund positiver ▶ sekundärer Emotionen ein Bedürfnis, diese Tätigkeiten immer wieder auszuführen, sie noch mehr zu perfektionieren und ihre Inhalte auszuweiten (Beispiele: Klavier spielen, Tanzen, Schach spielen). Diese durch Übung harmonisierten Tätigkeitsinhalte (▶ Harmonieprinzip) sind im Gedächtnis, d. h. im ▶ *Selbst*, gespeichert. Als sekundäre Antriebe bezeichnen wir jene Gehirnstrukturen, in denen diese Speicherung erfolgt. Im Gegensatz zu den angeborenen primären Antrieben können wir sekundäre Antriebe in großer Zahl während unseres Lebens entwickeln. Sekundäre Antriebe werden durch die entsprechenden Inhalte ausgelöst (z. B. durch den Anblick eines Klaviers) und erzeugen neben der Tendenz, das betreffende Verhalten auszuführen (z. B. Klavier spielen), ▶ sekundäre Emotionen (z. B. Schönheitsempfinden) und auch bestimmte körperliche Reaktionen (z. B. eine leichte Beschleunigung des Herzschlages).

Sekundäres Bedürfnis bzw. sekundäre Motivation: Von einem ▶ sekundären Antrieb erzeugter Drang, das antriebsentsprechende Verhalten auszuführen (z. B. Klavier zu spielen, zu tanzen oder Schach zu spielen). Sekundäre Motivationen sind ▶ Selbstzweck-Motivationen; sekundäre Bedürfnisse sind Wachstumsbedürfnisse: Das Verhalten macht aufgrund positiver sekundärer Emotionen aus sich heraus Spaß, und die Freude wächst, je mehr assoziierte Tätigkeitsinhalte man einbezieht (Anzahl der Passungen nimmt zu, Harmonie (▶ Harmonieprinzip) wächst).

Selbst: Der Fokus des Bewusstseins (▶ *Ich*) ist ziemlich klein – wir können nur einige wenige Dinge **gleichzeitig** im Bewusstsein haben. Die übergroße Mehrheit der Gehirnvorgänge (und natürlich auch alle körperlichen Prozesse) laufen also unbewusst ab. Auch unser Verhalten speist sich größtenteils aus dem Beitrag unbewusster Gehirn- und Körperfunktionen – wir nennen es dann »automatisiert«. »Automatisiert« ist allerdings ein schlechter Ausdruck, weil diese Abläufe nicht starr vorprogrammiert sind, wie bei einem Automaten. Diese unbewussten Vorgänge sind dazu in der Lage, aus sich heraus neuartige und angepasste Funktionsstrukturen zu erzeugen: neuartige Verhaltensweisen (und neuartige Regulationsmuster für körperliche Prozesse). Beispiele hierfür sind: »Einfälle« für Problemlösungen, die ganz unerwartet aus dem Unbewussten aufsteigen; ein neuer, besserer Bewegungsablauf, zu dem wir durch zufälliges »Herumprobieren« finden. Wir sprechen hier von ▶ »Selbstordnungskräften« oder von »Selbstorganisation«. Diesem Geschehen haftet nichts Geheimnisvolles an – Selbstorganisation verläuft nach wissenschaftlich erforschbaren Gesetzmäßigkeiten. Als *Selbst* bezeichnen wir nun die unbewussten Bereiche von Gehirn (und Körper), in denen psychoneurale (und körperliche) Selbstordnungskräfte wirksam sind. Das *Selbst* erzeugt durch Selbstorganisation »Verhaltensvorschläge«, die vom *Ich* geprüft werden. Die brauchbarsten werden dann im *Selbst* festgehalten (»gespeichert«). Auch das Gedächtnis ist also Teil des *Selbst*.

Selbstordnungskräfte/Selbstorganisation: Bei Maschinen, Computern und Automaten wurden alle ablaufenden Prozesse von Ingenieuren bzw. Programmierern geplant und vorprogrammiert. Alles verläuft nach festen Regeln, die unter bestimmten standardisierten Bedingungen immer nur jeweils eine Funktionsmöglichkeit zulassen. Oft wird der Körper mit einer Maschine und das Gehirn mit einem Computer verglichen. Das ist grundfalsch. Körper und Gehirn arbeiten nicht unter standardisierten Bedingungen – innere und äußere Umstände verändern sich ständig und kontinuierlich. Der Körper (z. B. als Reparaturreaktion auf eine astronomisch große Zahl möglicher Verletzungsmuster) und viel mehr noch das Gehirn müssen deshalb ständig neuartige Strukturen bilden, vor allem im motorischen Verhalten und im Denken. Dies ist nur auf dem Wege der Selbstorganisation möglich: Wenn eine sehr große Anzahl von Elementen (z. B. Nerven-, Sinnes- und Muskelzellen) durch Wechselwirkungen verbunden sind und durch eine bestimmte »Aufgabe« unter »Druck« gesetzt werden, kommt es nach bestimmten »Gesetzen des Zusammenwirkens« zur spontanen Bildung von sinnvoller Ordnung und Struktur. Prozesse einer zufallsbestimmten Variation (bzw. »Fluktuation«) und Selektion spielen hierbei eine kreative Rolle, ähnlich wie bei der biologischen Evolution (Mutation/Selektion). Auch Prozesse der Selbstverstärkung (»positive Rückkoppelung«) sind hierbei von zentraler Bedeutung. Diese selbstorganisierten Stukturen sind zur Selbstregulation fähig und können sich selbstständig an veränderliche Bedingungen anpassen. Selbstorganisationsprozesse spielen überall in der unbelebten und belebten Natur eine Vorreiterrolle bei der Bildung neuer Formen und Strukturen in unserem Universum.

Selbstzweck-Motivation (intrinsische Motivation): Man fühlt sich zu einer Tätigkeit gedrängt, weil diese Tätigkeit aufgrund positiver ▶ sekundärer Emotionen aus sich heraus Freude macht. Äußerer Lohn wie Geld oder soziale Anerkennung spielen dabei keine Rolle (obwohl sie natürlich gern hinzukommen können). Beispiele: Musik hören, Ski fahren, handwerklich, künstlerisch oder wissenschaftlich arbeiten.

Stress: Überforderungssituation, in der man das Gefühl hat, anstehende Probleme aus eigener Kraft nicht bewältigen zu können. Ausgehend vom Angst- und Aggressionsantrieb werden nun Reaktionen in Gang gesetzt, die bei der Problembewältigung helfen sollten. Allerdings sind diese Reaktionen auf die typischen Kampf- oder Fluchtsituationen unserer Vorfahren zugeschnitten, sodass in erster Linie Energie für körperliche Aktivität bereitgestellt wird: Ankurbelung von Kreislauf und Atmung. Im psychischen Bereich kommt es neben negativen Gefühlen und Gedanken zu einer mentalen Einengung auf das Problem; die höheren geistigen Funktionen werden gestört, das Verhalten in komplizierteren Situationen wird planlos und hektisch.

Synergetik: Die »Lehre vom Zusammenwirken« wurde Ende der 60er Jahre von dem bedeutenden deutschen Physiker Prof. Dr. Dr. h.c. mult. Hermann Haken begründet. Die Synergetik erforscht die Gesetzmäßig-

keiten der ▶ Selbstorganisation und Evolution sog. komplexer dynamischer Systeme (zu denen auch Gehirn und Körper gehören). Insbesondere auf Probleme von Psychologie, Hirnforschung und Psychotherapie
wurde die Synergetik in den letzten 15 Jahren mit großem Erfolg angewandt.

Teufelskreis: Bezeichnung für sich selbst verstärkende Prozesse, die
schädliche Folgen haben. Bei sich selbst verstärkenden Prozessen sind
Teilprozesse zu einem Verursachungskreislauf verkoppelt, die sich
wechselseitig verstärken (»positive Rückkoppelung«). Zum Beispiel
verstärkt Angst das Herzklopfen, und das Herzklopfen kann die Angst
verstärken, wenn es als bedrohlich wahrgenommen wird.

Vernunft-Auge: Organ des ▶ *Ich*, das die Funktionen der reflektierenden Vernunft ausführt: bewusstes Wahrnehmen, Nachdenken, Entscheiden, Werten. Im Gegensatz zum ▶ Harmonie-Ohr vermag das Vernunft-Auge **zu einem bestimmten Zeitpunkt** immer nur einen sehr
umgrenzten Teilaspekt des Tätigkeitsprozesses in den Blick zu nehmen
(z. B. ob die Fußstellung bei einer komplexen Tanzbewegung korrekt ist
oder ob eine komplexe Argumentation an einer bestimmten Stelle einen logischen Widerspruch beinhaltet). Bei der Regulation komplexer
Tätigkeiten braucht das Vernunft-Auge deshalb die Ergänzung durch
das Harmonie-Ohr, das ihm eine Information über den Zustand des
Gesamtprozesses gibt.

Wachstumshaltung: Innere Haltung, in der psychisches Wachstum
(Entwicklung von ▶ sekundären Antrieben und ▶ Selbstzweck-Motivationen) am besten gelingt. Sie lässt sich durch die folgenden 4 Merkmale
beschreiben: 1. Schaffung von Rahmenbedingungen für entspannte
Konzentration; 2. Fixieren von Zielen; 3. bei der Verhaltenskontrolle
so oft wie möglich auf Führung durch das ▶ Harmonie-Ohr umschalten
(▶ ästhetische Tätigkeitseinstellung); 4. Einbezug assoziierter Tätigkeitsinhalte.

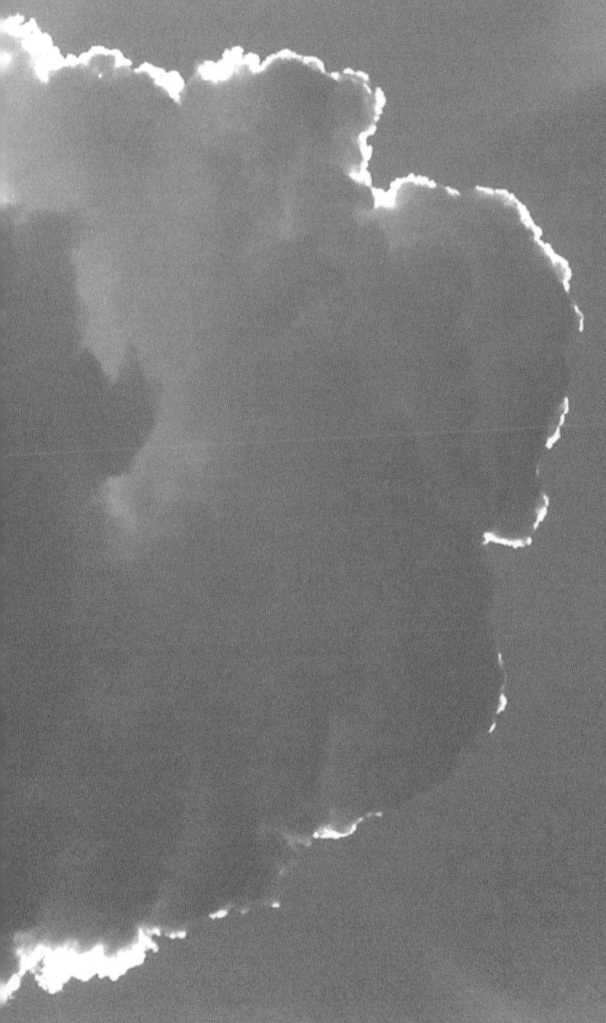

Anhang B

Nachbemerkung für Psychotherapeuten: Hinweise und Hintergründe zur Nutzung dieses Buches als Vorbereitungs- und Begleitmaterial für die Psychotherapie

Theoriehintergrund

Dieses Buch ist als ein »psychotherapeutisches Instrument« konzipiert, das nach bestimmten Prinzipien vor dem Hintergrund einer umfassenden Theorie strukturiert wurde. Es soll sich zur Selbstanwendung durch den Patienten eignen, kann aber auch vom Therapeuten eingesetzt werden als Vorbereitungs- und Begleitmaterial für die ambulante oder stationäre Psychotherapie. Es scheint deshalb sinnvoll, für Therapeuten (und interessierte Patienten im Sinne des Transparenzprinzips) die Hintergrundtheorie in wichtigen Aspekten zu umreißen. Dieser Theorie entspringt ein integratives Konzept, sodass das Buch für Therapeuten unterschiedlicher Therapieschulen nutzbar sein sollte.

Psychotherapieziel Selbstbehandlung: das Verstehensdilemma und die Arbeit mit psychoedukativen Medien

Über offensichtliche Gründe der Arbeitsökonomie hinaus spricht auch eine Reihe tiefgreifender theoretischer Argumente für die Nutzung psychoedukativer Medien wie das vorliegende Buch.

Zunächst sollte Psychotherapie aus einer idealtypischen Perspektive eine »Therapie höherer Ordnung« sein: Den Patienten zu heilen ist gut, ihn zur Selbstheilung zu befähigen, wäre besser. Gewissermaßen sollte der Patient während der Therapie so weit als möglich zu seinem eigenen Therapeuten ausgebildet werden.

Innenbestimmte und eigengesetzliche Entwicklung

Bedeutung entsteht aus dem inneren Kontext

Weiterhin scheint es, dass die Realität etwas grundsätzlich anderes auch gar nicht zulässt. Seit den Debatten um Autopoiese und Konstruktivismus wissen wir: Organismen sind selbstregulative Systeme, die sich sehr viel innenbestimmter und eigengesetzlicher verhalten und entwickeln, als dies die klassisch-mechanistische Sichtweise glauben macht. Ein wichtiger Aspekt davon ist, dass Bedeutung nicht übertragbar, nicht kommunizierbar ist, sondern stets nur innerhalb eines Systems erzeugt werden kann. Die Bedeutungssphäre eines erkennenden Systems ist damit selbstreferenziell: Die Bedeutung eines Erkenntniselements entspricht dem Platz, den es im System aller übrigen Erkenntniselemente einnimmt.[1] Anders gesagt: Bedeutung entsteht aus dem Kontext; Mehrdeutiges kann durch Kontext in seiner Bedeutung festgelegt werden. Wenn Sie etwa versuchen, einen Begriff zu definieren,

---

[1]   Fußnote s. S. 219.

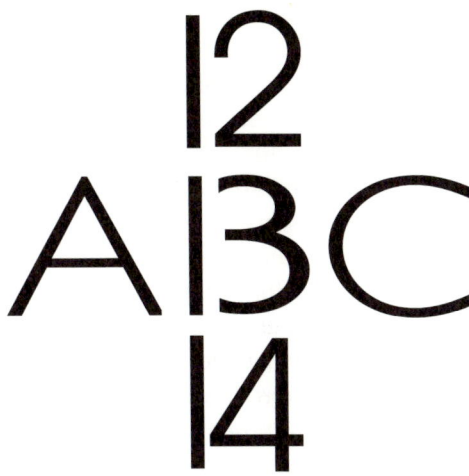

◘ **Abb. B.1.** **Die Bedeutung wird vom Kontext spezifiziert.**
Im horizontalen Kontext erkennt man ein B – im waagerechten Kontext eine 13

dann stellen Sie seinen Platz im System der über- bzw. untergeordneten Begriffe fest: z. B. »Ein Tisch gehört zu den Möbelstücken und besteht aus …«. ◘ Abbildung B.1 verdeutlicht, wie Bedeutung durch den Kontext spezifiziert wird.

Entgegen der Intuition der meisten Menschen transportiert also Sprache keineswegs auf direktem Wege Bedeutung – vielmehr regt sie die Kommunikationspartner lediglich wechselseitig zu internen Bedeutungserzeugungen an. Wie ist dann aber gegenseitiges Verstehen möglich?

Ein praktisch ausreichendes Verstehen ist an die Bedingung geknüpft, dass die Erkenntnisprozesse bei den Kommunikationspartnern in einem möglichst ähnlichen Kontext ablaufen: Sie sollten weitgehend baugleiche Körper und Gehirne haben, die gleiche Sprache sprechen, der gleichen Kultur und sozialen Schicht angehören. Nach Möglichkeit sollten sie sogar über einen ähnlichen bildungsmäßigen und beruflichen Hintergrund verfügen und längere Zeit miteinander zu tun gehabt haben; denn all das bewirkt eine strukturelle Angleichung ihrer Erkenntnissysteme. Je weniger dies gegeben ist, desto stärker weichen

Verstehen kann sich nur, wer sich ähnlich ist

---

[1] Aus dieser Tatsache folgt aber keineswegs ein **radikaler** Konstruktivismus. Kognitive Systeme sind zwar selbstreferenziell und damit semantisch abgeschlossen. Gleichwohl sind sie aber strukturell offen: Außenreize dringen als Schranken bzw. »constraints« ein und können die Freiheiten der konstruktiven Binnendynamik mehr oder weniger weitgehend beschränken. Die Beschränkungen durch komplexe Schrankenstrukturen wie etwa die Sprache der Mathematik können dabei so hochgradig sein, dass das Ergebnis einer »Abbildung« sehr nahe kommt. Auf diese sehr komplizierten Probleme kann an dieser Stelle nicht weiter eingegangen werden.

die kommunikativ erzeugten Bedeutungen voneinander ab, desto mehr Missverständnisse schleichen sich ein, bemerkt oder unbemerkt. Zur Illustration muss man sich nur einmal eine jener Talkshows ansehen, in denen Politiker unterschiedlicher Couleur, Ökonomen unterschiedlicher Schulen und Betroffene unterschiedlicher Kulturen über irgendein hoch komplexes Tagesthema streiten: Es werden immer nur kurze Wortsalven ohne Kontext ausgetauscht, die alle Beteiligten mit sehr verschiedenen Bedeutungen verbinden – und das ganze Palaver gerät zu einem einzigen Missverständnis.

Patient nutzt Interventionen entsprechend seiner »Eigenlogik«

Was ergibt sich aus all dem für den therapeutischen Prozess? Es ist aus dieser Perspektive nur sehr schwer vorstellbar, dass es genormte Therapietechniken geben könnte, die sich wie genau passende Werkzeuge von außen auf Normdiagnosen ansetzen ließen, mit einer vorausberechenbaren Therapiewirkung. Vielmehr sollte jeder Patient auf bestimmte Therapieeinwirkungen entsprechend seiner eigenlogischen Bedeutungskonstruktionen in sehr individueller, »subjektiver« Weise reagieren, mit dem Ziel, seine psychische Kohärenz zu maximieren. Der Mensch ist im Alltag ein selbstregulierendes System – und er bleibt es auch in der Therapie. Der Patient therapiert sich selbst und kann vom Therapeuten hierzu lediglich mehr oder weniger gekonnt angeregt werden. Nur diejenigen Interventionen sind spezifisch wirksam, die der Patient verstehen und als zu sich passend empfinden kann, die mithin in seiner subjektiven Veränderungstheorie bereits angelegt sind. Je ähnlicher sich Therapeut und Patient im oben genannten Sinne sind, desto größer ist das wechselseitige Verstehen, desto eher werden im Patienten Prozesse ausgelöst, die den Intentionen des Therapeuten bzw. dem gemeinsamen Therapieziel entsprechen, desto größer ist die Chance, dass eine spezifische Technik auch spezifische Wirkungen entfalten kann.

Das »Verstehensdilemma«

Diese Verstehensvoraussetzungen sind bei vielen Therapien nur in sehr eingeschränktem Maße gegeben. Und wahrscheinlich wird dieses »Verstehensdilemma der Psychotherapie« noch wachsen im Zuge einer weiteren Multikulturalisierung und postmodernen »Zersplitterung« unserer Lebenswelt.

Unspezifische Therapiewirkungen

Es ist zu erwarten, dass in einer solchen Situation überwiegend unspezifische Therapiefaktoren zur Wirkung kommen. Dem entspricht die Studienlage: 30% der Ergebnisvarianz werden durch die Güte der therapeutischen Beziehung erklärt, 40% bringen die Klientenfaktoren (die Ressourcen, die der Patient selbst mitbringt, quasi seine schon vorhandene »Selbstbehandlungskompetenz«) und 15% bewirken die Faktoren Placebo/Hoffnung. Lediglich 15% der Varianzaufklärung bezüglich der Therapiewirkung bleiben also für die »Methodenfaktoren« (die spezifischen Techniken, die der Therapeut entsprechend seiner Schulenzugehörigkeit einsetzt; Lambert 1992; Hubble et al. 2001).

Nicht wenige Theoretiker und Praktiker aus dem »systemisch-konstruktivistischen Lager« bestreiten vor diesem Hintergrund Möglichkeit und Sinnhaftigkeit spezifischer und gezielter therapeutischer Interventionen und Techniken; Psychotherapie könne nur einen professionellen und stützend-schützenden Rahmen bieten, innerhalb dessen der Patient lediglich unspezifische Anstöße erfahren könne und kraft seines Selbstheilungspotenzials zu einem neuen inneren Gleichgewicht finde. Mögen gegenwärtig manche Therapien nach diesem »Minimalprinzip« funktionieren – vieles spricht dafür, dass diese ein wenig resignative Position überzogen ist.

Alle Menschen verfügen über ein im Prinzip baugleiches Gehirn, das in die Naturgesetzlichkeit unseres Universums eingebunden ist. Dann können wir aber mit Fug und Recht davon ausgehen, dass es für alle Menschen gültige gesetzmäßige Zusammenhänge zwischen Fühlen, Denken und Verhalten gibt, die für die psychische Veränderung und für Psychotherapie relevant sind (sonst könnte man im Übrigen alle psychologische und neurobiologische Forschung sofort einstellen). Und tatsächlich ist für einige therapeutische Techniken bereits der Nachweis einer spezifischen Wirksamkeit gelungen (z. B. Expositionsverfahren bei einer Reihe von Angststörungen; Ogles et al. 2001). Wenn derzeit spezifische Therapiemethoden im Durchschnitt nur zu 15% zum Therapieerfolg beitragen, dann heißt das also nicht, dass dies aus prinzipiellen Gründen so ist und auf immer so bleiben muss. Manche Gesetzmäßigkeiten und Methoden mögen noch unentdeckt sein. Andere werden vielleicht noch nicht optimal angewandt oder ungünstig kombiniert.

Spezifische Therapiewirkungen sind möglich

Vor allem aber, nach dem oben Ausgeführten sollte es weniger um ein **standardisiertes Anwenden** als noch stärker als bisher um ein **individuelles Vermitteln** gehen. Psychotherapiemethoden sollten stärker als bisher auf das Prinzip Selbstbehandlung zugeschnitten werden. Die entsprechenden Selbstmanagement- bzw. Selbstbehandlungskompetenzen sollten dem Patienten in einer Weise vermittelt werden, dass er sie aufnehmen, verstehen und in modifizierter Form an seine eigenen Konzepte assimilieren kann. Nur wenn dies gelingt, können spezifische Techniken eine gezielte und spezifische Wirkung haben. Nur wenn der Patient das Veränderungsprinzip tief verstanden hat und von ihm überzeugt ist, wird er die Kraft aufbringen, es auch im Alltag zwischen den Therapiestunden mit einer gewissen Konsequenz anzuwenden, und nur dann kann es nachhaltige Wirkungen entfalten. Vielleicht bräuchten wir eine Art »Didaktik der Psychotherapie«. Ganz sicher aber sind in 50-minütigen Therapiesitzungen unsystematisch eingestreute Hintergrunderklärungen zu einzelnen Therapiemomenten nicht ausreichend.

»Didaktik der Psychotherapie«

Wie besprochen, wird Bedeutung durch den Kontext spezifiziert. Wir sollten das Veränderungswissen also **in einem möglichst großen Kontext vermitteln** – z. B. in Form von »Selbstmanagement-Lehrbüchern« die bei psychologischem Grundwissen beginnen. Ideal scheint mir ein modulares System psychoedukativer Medien (einschließlich

Vermittlung von Therapiewissen in möglichst großem Kontext

neue Medien bis hin vielleicht zu Virtual Reality), das sich auf den Dimensionen »Schwierigkeits- bzw. Komplexitätsgrad« sowie »Themenschwerpunkt« differenziert.

Steigerung
der Verhaltens-
wirksamkeit

Hiermit wären viele weitere Vorteile verbunden: Die differenzierte Vernetzung neuer Einsichten in einem möglichst großen Kontext ermöglicht nicht nur besseres Verstehen, es führt gleichzeitig zu einer tieferen Verinnerlichung und damit zu einer Steigerung der Verhaltenswirksamkeit. (Daraus folgt: Jedem Patienten sollte das Material mit dem seinen kognitiven Fähigkeiten entsprechend höchstmöglichen Komplexitätsgrad empfohlen werden.) Die dauerhafte physische Präsenz derartiger Medien im häuslichen Umfeld regt zu langfristiger und wiederholter Auseinandersetzung mit den entsprechenden Inhalten an – dies hält den Veränderungsprozess in Gang und beugt dem Vergessen vor.

Selbsthilfe-
materialien sind
wirksam

Damit ist die Grundrichtung umrissen, zu der die im Rahmen der Psychosynergetik vorgelegten Selbstmanagement-Lehrbücher beitragen wollen. Übrigens, was manchen Therapeuten unvorstellbar erscheint und ein Graus ist: Die Wirksamkeit einer alleinigen Arbeit mit Selbsthilfematerialien wie Büchern oder Computerprogrammen konnte in Studien nachgewiesen werden (Thiels et al. 1995; Scogin et al. 1990; Gold u. Clum 1993). Gleichwohl: Der »Königsweg« wird wohl immer die klassische Therapiebeziehung bleiben, die durch Psychocdukations- bzw. Selbsthilfematerialien lediglich systematisch ergänzt wird.

Zu der geforderten Didaktik der Psychotherapie gehört ganz sicher auch, das Veränderungswissen in einer möglichst anschaulich-bildhaften und kohärenten Form zu präsentieren, und zwar so, dass es nicht nur zur Beseitigung einer umgrenzten Störung taugt, sondern ein umfassendes Selbstmanagement für eine gelingende Lebensgestaltung ermöglicht (s. Abschn. »Salutogenese«). Auch diesen Anforderungen versucht das vorliegende Buch zu entsprechen. Wir brauchen also nicht nur umgrenzte Modelle von psychischen Störungen, sondern ein **ganzheitliches Struktur- und Funktionsmodell** der menschlichen Psyche – und damit sind wir beim nächsten Problempunkt.

Allgemeine Psychotherapie: Psychosynergetik als mögliche Plattform der theoretischen Integration

Notwendigkeit
und Möglichkeit ganz-
heitlicher Modelle

Viele akademische Psychologen würden die Forderung nach einem ganzheitlichen Modell des Psychischen als verfrüht ablehnen – so gut wie alle mentalen Teilfunktionen seien noch viel zu unverstanden, als dass an einen so großen Wurf ernsthaft gedacht werden könnte. Wir Ärzte und Therapeuten allerdings – und mit uns eigentlich jeder an einem rationalen Selbstmanagement interessierte Mensch – fühlen uns da in einer Zwangslage allein gelassen: Wir müssen mit ganzen Men-

Anhang B

schen umgehen, mit uns selbst, mit Patienten, Klienten oder Schülern. Diese unteilbare Praxis erzwingt die Konstruktion ganzheitlicher Modelle – und jeder von uns tut es, mehr »alltagspsychologisch« oder wissenschaftlich, mehr bewusst oder unbewusst, mehr explizit oder implizit. Wer ein solches vermeintlich »unreines Spekulieren« aus den Methodenkathedralen der Wissenschaft herausfegen möchte, zeigt, dass er einem ausschließlich korrespondenztheoretisch formulierten Wahrheitskriterium anhängt, das hoch komplexen Forschungsgegenständen nicht angemessen ist (wahr ist, was mit einer Erfahrungstatsache übereinstimmt).

Ein für (bio)psychosoziale Phänomene sinnvoll definierbarer Wahrheitsbegriff hat immer auch kohärenztheoretische Aspekte (wahr ist, was den Aufbau eines übergreifenden, widerspruchsfreien Theorieganzen erlaubt) sowie pragmatistische Aspekte (wahr ist, was praktikabel und nützlich ist). So scheint eine Annäherung an das Psychische in einem Erkenntnisprozess auf 3 Ebenen sinnvoll, die sich wechselseitig befruchten: Zwischen der Ebene der Einzelwissenschaften (Korrespondenzkriterium vorherrschend) und der (Therapie-) Praxis (pragmatistisches Kriterium vorherrschend) brauchen wir eine Vermittlungsebene, auf der das Kohärenzkriterium von Wahrheit im Vordergrund steht, auf der es um eine möglichst konsensuelle Konstruktion möglichst kohärenter und praktisch handhabbarer ganzheitlicher Modelle geht. (»Ganzheitlich« meint hier nicht Vollständigkeit im Detail, sondern eine funktionell geschlossene Darstellung der für Selbstmanagement und Therapie wichtigsten Zusammenhänge zwischen Denken, Fühlen und Verhalten.)

Der Kohärenzaspekt von Wahrheit

Wo finden wir eine geeignete Kohärenz stiftende Theoriematrix für ein solches Vorhaben? Am ehesten sicher im Bereich der sog. Systemtheorien, die nach allgemeinen Prinzipien der Regulation und Strukturbildung in komplexen Systemen fahnden. Die bis in die späten 70er Jahre in diesem Bereich vorherrschende Kybernetik wurde inzwischen aufgehoben in einer Gruppe noch heterogener Ansätze, für die Bezeichnungen üblich sind wie die folgenden: Theorie komplexer dynamischer Systeme, nichtlineare Dynamik, Chaostheorie, Komplexitätstheorie, Emergent Approach, Theorie der dissipativen Strukturen oder Theorie der Selbstorganisation und Evolution. Eine der fortgeschrittensten Theorien aus dieser Gruppe ist die Synergetik (»Lehre vom Zusammenwirken«), die Ende der 60er Jahre von dem bedeutenden deutschen Physiker Hermann Haken begründet wurde.

Synergetik: Strukturbildung durch Selbstorganisation

Als ein interdisziplinäres Forschungsgebiet untersucht sie allgemeine Gesetzmäßigkeiten der Strukturbildung in allen Bereichen von Natur und Gesellschaft (»Springers Series in Synergetics« umfasst inzwischen an die 90 Bände – Haken 1977 ff.; für eine leicht verständliche Einführung vgl. Haken 1995).

Sollten Fragestellungen dieser Art für Hirnforschung und Psychologie von Bedeutung sein? Und ob. Punktgenau und auf direktem Wege

Ständige Bildung neuer Struktur im Gehirn

führen sie zum verborgenen Kern dieser Wissenschaften. Inneres und äußeres Verhalten vollzieht sich unter ständig wechselnden inneren und äußeren Bedingungen. Es wird Ihnen nicht gelingen, eine bestimmte Bewegung zweimal auf exakt die gleiche Weise zu machen. Eine Wahrnehmung oder ein Gedanke – nie zuvor hatten Sie diese in genau der gleichen Form, und niemals werden sie sich exakt wiederholen. Was im Gehirn stattfindet, hat nichts zu tun mit algorithmischen Transformationen von Informationsstrukturen wie bei einem Computer, der nur unter Normbedingungen funktioniert und immer nur identische Normprodukte liefert. Was im Gehirn abläuft, ist eine ständige Neuschöpfung von Struktur. Das Gehirn ist kein informationsverarbeitendes, sondern ein informationsgenerierendes System. Ein jeder Verhaltensakt ist also unikal (einzigartig). Gerät eine Verhaltensstruktur völlig neuartig, sprechen wir von »Kreativität«, gehört sie zu einer Klasse von im Groben ähnlichen Verhaltensstrukturen (die durch sog. Attraktoren »zusammengehalten« werden – s. unten), sprechen wir von »Adaptivität«. Jeder Verhaltensakt ist ein aktualgenetischer Evolutionsprozess, der in eine je unikale Konstellation innerer und äußerer Randbedingungen hineinemergiert und dabei optimal angepasste Strukturen erzeugt (»Evolution« meint hier ganz allgemein die Entwicklung komplexer dynamischer Systeme). Im Gehirn evolvieren dabei komplexe neuronale Erregungsmuster durch bestimmte Folgen von Attraktoren (ein »Attraktor« ist eine Art »Magnetfeld«, das die Vielzahl der beteiligten Prozesselemente auf eine elastische Weise dazu zwingt, im Sinne eines definierten dynamischen Musters zusammenzuwirken).

Psychoneurale Strukturbildungen entsprechend den Gesetzen der Synergetik

Die synergetisch orientierte neurowissenschaftliche Forschung konnte in einer Vielzahl von Experimenten zeigen, dass diese Prozesse exakt den Gesetzmäßigkeiten der synergetischen Selbstorganisation folgen (der klassische »Fingerversuch« nach dem Haken-Kelso-Bunz-Modell ist inzwischen auch in die Therapieliteratur eingegangen; z. B. Grawe 1998, S. 457f.). Diese Schlüsselexperimente enthüllen in bisher nicht gekannter Weise Wesen und Natur von Gehirnvorgängen (Kelso 1995; Haken 1996; für eine leichtverständliche Einführung vgl. Haken u. Haken-Krell 1997). Die weit reichenden Implikationen, die das für eine Vielzahl von Wissenschaftsdisziplinen, ja für unser Welt- und Menschenbild hat, können hier nicht im Ansatz diskutiert werden (für die Psychotherapie vgl. z. B. Ciompi 1997; Tschacher 1997; Schiepek 1999). Herausgehoben sei lediglich, dass hierdurch eine Fülle von Befunden und Konzepten der Gestaltpsychologie nach einer modernen Reformulierung neue Aktualität und Relevanz gewinnt.

Selbstorganisation und Evolution auf allen Ebenen

Die Synergetik entdeckt Muster, die verbinden und wiederkehren: Auch die Prozesse der Darwin'schen Evolution, der biologischen Gestaltwerdung sowie ontogenetische Entwicklungsprozesse zeigen wichtige Charakteristika der Selbstorganisation und Evolution komplexer dynamischer Systeme. So wird es möglich, das System »Gehirn/Psyche« als Produkt einer Überlagerung und Wechselwirkung mehrerer Evolutionsschichten – Phylogenese, Morphogenese, Ontogenese und Aktualgenese – zu verstehen und es kohärent in ein evolutionistisches Weltbild einzuweben. Dies gestattet zudem eine bruchlose Integration von Befunden und Konzepten so wichtiger Disziplinen wie der Verhaltensgenetik, der Ethologie und der evolutionären Psychologie.

Vor diesem Hintergrund wurde als Vorschlag für ein ganzheitliches Modell des Psychischen das **psychosynergetische Strukturmodell** entwickelt. Es wird von einem modularen Aufbau des Psychischen ausgegangen; die einzelnen Module und ihre Funktionscharakteristika werden aus einem phylogenetischen Kontext entsprechend den Prinzipien der evolutionären Psychologie abgeleitet (Buss 1999).

Im Vergleich zur evolutionären Psychologie gelingt allerdings ein entscheidender Fortschritt: Es wird ein Funktionsmodul postuliert, das in der Lage ist, intrinsische Motivationen in Bezug auf kulturelle Inhalte zu erzeugen. Wir sind damit nicht mehr gezwungen, uns als bloße Marionetten »egoistischer Gene« (Dawkins 1978) zu konzipieren (was der Evolutionspsychologie und der Soziobiologie oft zum Vorwurf gemacht wurde). Ohne den evolutionistischen Erklärungskontext verlassen zu müssen, macht Psychosynergetik deutlich, wie sich kulturelle Verhaltensimperative – darunter altruistische Normen und Werte – gegen biologische durchzusetzen vermögen (Hansch 2003).

Auf Einzelheiten des psychosynergetischen Strukturmodells kann hier nicht eingegangen werden. Eine präzise wissenschaftliche Ausformulierung ist in dem Buch »Psychosynergetik« nachzulesen (Hansch 1997, zuerst 1988). Eine vereinfachte Fassung, bei der der wissenschaftliche Hintergrund aber immer noch ausreichend deutlich wird, findet sich in dem Buch »Evolution und Lebenskunst« (Hansch 2002).

Alle im vorliegenden Buch für den »Bauplan der Psyche« verwendeten bildhaften »Bausteine« haben in den wissenschaftlichen Formulierungen des psychosynergetischen Strukturmodells eine genaue Entsprechung.

Aus dem psychosynergetischen Strukturmodell lassen sich Hauptwege der psychischen Veränderung ableiten, die sowohl im Selbstmanagement als auch im Rahmen einer Psychotherapie umsetzbar sind. Und diesen Hauptwegen der psychischen Veränderung kann man dann dazu passende therapeutische Techniken aus unterschiedlichen Psychotherapieschulen zuordnen, die sich – nach entsprechenden Modifikationen – vor dem aufgezeigten Theoriehintergrund zu einem kohärenten Ganzen integrieren lassen. Dies wäre ein möglicher Weg zu einer theoretischen Integration der bestehenden historischen Therapieschulen. Unterstützt durch die oben skizzierten didaktischen Prinzipien sollte sich auf einem solchen Wege eine vor allem über spezifische Methodenfaktoren vermittelte Wirksamkeitssteigerung von Psychotherapie erreichen lassen, wie sie durch den heute in praxi zumeist üblichen »technischen Eklektizismus« nicht zu erzielen ist.

Das psychosynergetische Strukturmodell

Evolution kultureller Motivationen

Psychotherapie-Integration

Mit dem vorliegenden und den beiden anderen erwähnten Büchern wurde auf je unterschiedliche Weise in ersten vorsichtigen Annäherungen versucht, in dieser Richtung voranzukommen. Eine systematische und vollständige Durchführung und Evaluierung dieses Ansatzes steht freilich noch aus.

Was aus einer solchen psychosynergetisch begründeten allgemeinen Psychotherapie in Bezug auf bestehende Therapieansätze zu gewinnen sein könnte, sei im Folgenden in starker Verkürzung skizziert:

Psychoanalyse und tiefenpsychologisch fundierte Ansätze. Die Grundstruktur des psychoanalytischen Strukturmodells bleibt erhalten – aber es erfolgt eine konzeptionelle »Aufrüstung«. Die wesentlichen klassisch-analytischen Konstrukte bleiben reformulierbar, allerdings ermöglicht der größere konzeptionelle Reichtum des Modells in nicht wenigen Fällen modifizierte oder alternative Interpretationen, die stimmiger wirken. Gleichfalls wird die Bedeutung unbewusster Prozesse betont (freilich mit Modifikationen im Einzelnen).

Verhaltenstherapie. Es wird von umgrenzten störungsspezifischen Modellen zu einem ganzheitlichen Rahmenmodell übergegangen. Das Konditionierungslernen erhält seinen Platz, wird aber in seiner Bedeutung relativiert. Einsichtlernen und die Verinnerlichung von Verhaltensmaximen nicht über Lohn/Strafe, sondern über psychische Kohärenz werden wissenschaftlich konzipierbar und treten in den Vordergrund. Mechanistische Konzeptionen und Metaphern werden durch biologisch-organismische Konzepte und Metaphern ersetzt. Viele zentrale Grundpositionen und Methoden der Verhaltenstherapie werden reintegriert u. a.: die Bedeutung von Transparenz und Psychoedukation (»Psychotherapieziel Selbstbehandlung«; Fiedler 1981), das wissenschaftlich-systematische Herangehen an Lebensprobleme, Stressmanagement und Entspannungsverfahren, Konfrontation und kognitive Umstrukturierung.

Humanistische Psychotherapie. Übereinstimmend werden Autonomie und Selbstbestimmtheit des Individuums betont, allerdings wird die »Nondirektivität im Großen« mit einer »Direktivität im Kleinen« verbunden. So, wie man erst dann eine eigene Musik komponieren kann, wenn man das Instrument technisch beherrscht, gibt es grundlegende und bewährte Techniken des Selbstmanagements und der psychischen Veränderung, deren Erlernen eine gelingende und autonome Lebensgestaltung unterstützt bzw. überhaupt erst ermöglicht. Übereinstimmung auch in der Betonung von Ressourcenentwicklung und persönlichem Wachstum, aber: Herleitung konkreter Konzepte und Mechanismen für psychisches Wachstum, Angabe von Techniken und Strategien für psychisches Wachstum (u. a. Integration des Flow-Konzepts nach Csikszentmihalyi 1991, 1993). In Übereinstimmung mit buddhistisch geprägten Therapieformen (z. B. Morita-Therapie; Reynolds 1994) Betonung der Bedeutung auch von Akzeptanz, Dereflexion sowie der Heilwirkung eines nach außen gewandten Tuns.

Einem in wichtigen Grundpositionen ähnlichen Herangehen folgt die allgemeine Psychotherapie bzw. psychologische Therapie von Klaus Grawe (1998): Auch Grawe begründet die Notwendigkeit eines ganzheitlichen Modells das auch unbewusste Prozesse erfasst (»Funktionsmodell des psychischen Geschehens«), auch Grawe greift auf die Synergetik zurück und setzt das Attraktorkonzept in Zentralposition. Eine detaillierte Bezugsetzung beider Ansätze muss an anderer Stelle erfolgen.

Kohärenz als Zentralbegriff der Psychosomatik – von der pathogenetischen zur salutogenetischen Medizin

Während der Beschäftigung mit Selbstorganisationstheorien wie der Synergetik sollten sich bei uns Ärzten und Therapeuten eigentlich Unstimmigkeitsgefühle regen – in einem ganz zentralen Punkt befindet sich die Synergetik im Gegensatz zu der uns altvertrauten Herangehensweise. In der Medizin wird von alters her Gesundheit (eine Form dynamischer Ordnung) als etwas selbstverständlich Gegebenes betrachtet, dessen Entstehung und Erhaltung nicht weiter erklärungsbedürftig ist. Die Entstehung von Krankheit (als Ausdruck des Zusammenbruchs von Ordnung) hingegen glauben wir durch das Wirken besonderer Agenzien (»pathogenetische Faktoren«) begründen zu müssen. Die Synergetik zeigt, dass diese traditionelle Sicht nachgerade auf dem Kopf steht: Das einzig Selbstverständliche in der Natur ist eine maximale Unordnung (»Entropie«). Entsprechend dem 2. Hauptsatz der Wärmelehre ist der Zerfall von Ordnung der einzig wirklich spontane Vorgang in der Natur. Das Wundersame und Erklärungsbedürftige hingegen ist die Bildung von raumzeitlicher Struktur und Ordnung entgegen dem 2. Hauptsatz, was nur unter besonderen physikalischen Bedingungen zustande kommt. Die Bedingungen, Prinzipien und mathematischen Gesetze dieser Prozesse der Selbstorganisation zu erforschen, ist gerade das Ziel der Synergetik.

Unter explizitem Bezug auf die Theorien der Selbstorganisation hat der israelisch-amerikanische Medizinsoziologe Aaron Antonovsky dieses Denken auf die Medizin übertragen und in seinem Salutogenesekonzept prägnant formuliert (Antonovsky 1997). In dieser Sicht ist es nun die Gesundheit, die als ein Prozess erscheint, dessen Aufrechterhaltung und Förderung der Wirkung aktiver Faktoren bedarf. Neben einer Ausschaltung von Störfaktoren wird Heilung nun in erster Linie erreichbar über eine Stärkung salutogenetischer Faktoren. Im Bereich der Psychotherapie korrespondiert das mit dem Prinzip der »Ressourcenorientierung«. Wenn sich eine Angsterkrankung durch eine Kon-

Gesundheit ist nicht gottgegeben sondern wird aktiv erzeugt

Das Kohärenzgefühl als Salutogenesefaktor

frontationstherapie bessert, ist das gut. Wenn die Angsterkrankung verschwindet, weil jemand von einer frustrierenden Arbeitsstelle in seinen »Traumjob« wechselt und dort oft Flow-Erfahrungen macht, wäre das noch besser. Vor dem Hintergrund umfangreicher empirischer Untersuchungen konnte Antonovsky das **Kohärenzgefühl** (»sense of coherence«; SOC) als übergeordneten salutogenetischen Faktor identifizieren und mit einem eigens entwickelten Fragebogen quantifizieren: Das durchdringende und dauerhafte Vertrauen dahinein, dass die Welt und das eigene Leben verstehbar, gelingend zu handhaben und sinnhaft sind. Bisherige Studien haben eine positive Korrelation von hohem SOC mit psychischer Gesundheit nachweisen und mit körperlicher Gesundheit zumindest wahrscheinlich machen können.

Psychosynergetik und Geist-Körper-Problem

Im Rahmen der Psychosynergetik ist das SOC-Konzept theoretisch herleitbar und sehr differenziert wissenschaftlich interpretierbar. Dies hängt wesentlich damit zusammen, dass das Kohärenzkonzept (wie auch viele andere Konzepte von Synergetik und Psychosynergetik) als »Hybridbegriffe« aufgefasst werden können: Sie sind für physische Phänomene und für psychische Phänomene gleichermaßen definiert. Wenn also z. B. in Anbetracht von ◪ Abb. 2.3 ein psychischer Prozess an Kohärenz gewinnt (indem wir die Gestaltwerdung einer bestimmten Rosette erleben), dann gewinnt in einem damit ein physischer Prozess an Kohärenz (indem sich z. B. ein neuronales Synchronisationsmuster in einem bestimmten Attraktor stabilisiert). Es gibt interessante experimentelle Belege dafür, dass Konzepte und Parameter der nichtlinearen Dynamik tatsächlich in dieser Weise die »Geist-Körper-Grenze« überschreiten und Psychisches und Physisches zu einer »Isodynamik« verbinden. Dies ermöglicht eine Neuinterpretation des Geist-Körper-Problems (Stadler u. Kruse 1994; Hansch 1996). Im Zusammenhang mit dem Konzept einer synergetisch begründeten Physiologie (Schmid-Schönbein 1996) und mit dem Konzept der dynamischen Krankheiten (Bélair et al. 1995) ergeben sich zudem neue Aspekte für die Interpretation psychosomatischer Wechselwirkungen (Hansch 1999). Es wird verstehbar, wie hohe psychische Kohärenz auf direktem Wege zur Steigerung der Kohärenz körperlicher Funktionsabläufe beitragen kann, und umgekehrt.

Steigerung des Kohärenzgefühls durch spezielle therapeutische Tools

Überwiegend wird das SOC als eine früh geprägte, relativ zeitstabile Persönlichkeitsvariable angesehen, die durch Psychotherapie nur schwer zu beeinflussen ist. Bisherige Studien scheinen dies zu bestätigen. Allerdings wurde hier das SOC vor und nach »**konventioneller**« Psychotherapie gemessen, d. h. es wurden keine Therapieelemente entwickelt und eingesetzt, die spezifisch auf eine SOC-Erhöhung abzielen.

Psychoedukative Medien plus Gruppenprogramm

Im Rahmen der Psychosynergetik wird die These vertreten, dass es möglich sein sollte, durch spezielle therapeutische Tools gezielt eine SOC-Steigerung zu bewirken, und dass dies störungsübergreifend zu einer Besserung psychischer und körperlicher Leiden führen sollte (Hansch et al. 2002). Diese Tools hätten dem Patienten spezielle kohärenzfördernde Schemata zu vermitteln in Verbindung mit einer Entwicklung übergeordneter Kompetenzen: Selbstmanagement- und Selbstbehandlungskompetenz, soziale Kompetenz, Systemkompetenz (systemisches Denken in Bezug auf komplexe Sachverhalte), Flow-Kompetenz (die Fähigkeit zum Aufbau positiver, gelingender Lebensaktivitäten). Mit dem vorliegenden und weiteren Selbstmanagement-Lehrbüchern wird in erster Annäherung versucht, derartige salutogene Tools bereitzustellen. Sie könnten als Basiselemente eines allgemeinen »Salutogenesemoduls« zur Ergänzung »konventioneller« Psychotherapie eingesetzt werden. Den Rahmen hierfür sollte idealerweise ein Gruppenprogramm bilden, in dem die zentralen Inhalte auch unter Einsatz neuer Medien vermittelt werden, eine exemplarische Anwendung auf Patientenprobleme erfolgen kann und Raum für alle Formen sozialen Lernens gegeben ist.

Gerade ein solches störungsübergreifendes Modul könnte bei der zunehmenden störungsspezifischen Differenzierung der Therapieangebote als kohärenzbildende Klammer sinnvoll oder inzwischen notwendig sein.

In allgemeinster Formulierung ließe sich das idealtypische Ziel von Psychotherapie damit wie folgt festsetzen: Psychotherapie hat die Aufgabe, dem Patienten in einem professionellen Rahmen jene Selbstmanagement-Kompetenzen zu vermitteln, die ihn in die Lage versetzen, unter möglichst vielen Bedingungen und möglichst aus eigener Kraft die Gesamtkohärenz seines inneren und äußeren Lebensvollzuges zu maximieren.

Definition Psychotherapie

Soweit die Theorie – ob sich der zu erwartende Zugewinn an spezifischer Wirksamkeit auch tatsächlich realisieren lässt, bleibt in entsprechenden Evaluationsstudien nachzuweisen. Das folgende Schema fasst abschließend das bisher Gesagte zusammen im Entwurf der Grundstruktur einer durch psychoedukative Medien unterstützten, salutogenetisch orientierten, methodenintegrativen Psychosomatik, die eine allgemeine Psychotherapie einschließt (◻ Abb. B.2, vgl. auch Hansch u. Haken, in Vorb.).

Grundstruktur einer allgemeinen Psychotherapie

Gewissermaßen als »zweiter Baustein« des im Aufbau befindlichen Systems psychoedukativer Medien ist das Buch »Evolution und Lebenskunst« verfügbar (Hansch 2002). Es ist deutlich komplexer als das vorliegende Buch und führt in stärkerem Maße an die wissenschaftlichen Grundlagen heran. Eine spezielle wissenschaftliche Vorbildung wird nicht vorausgesetzt, wohl aber Freude und eine gewisse Übung in der konstruktiven Arbeit mit theoretischen Begriffen. Dieses Buch eignet sich als vertiefende Ergänzungslektüre für Patienten mit entsprechenden Voraussetzungen und Interessen. Gleichzeitig ist der Fachkollege angesprochen, der einen leicht lesbaren Einstieg in die Konzepte der Psychosynergetik sucht. Eine Leseprobe ist unter www.psychosynergetik.de im Internet verfügbar.

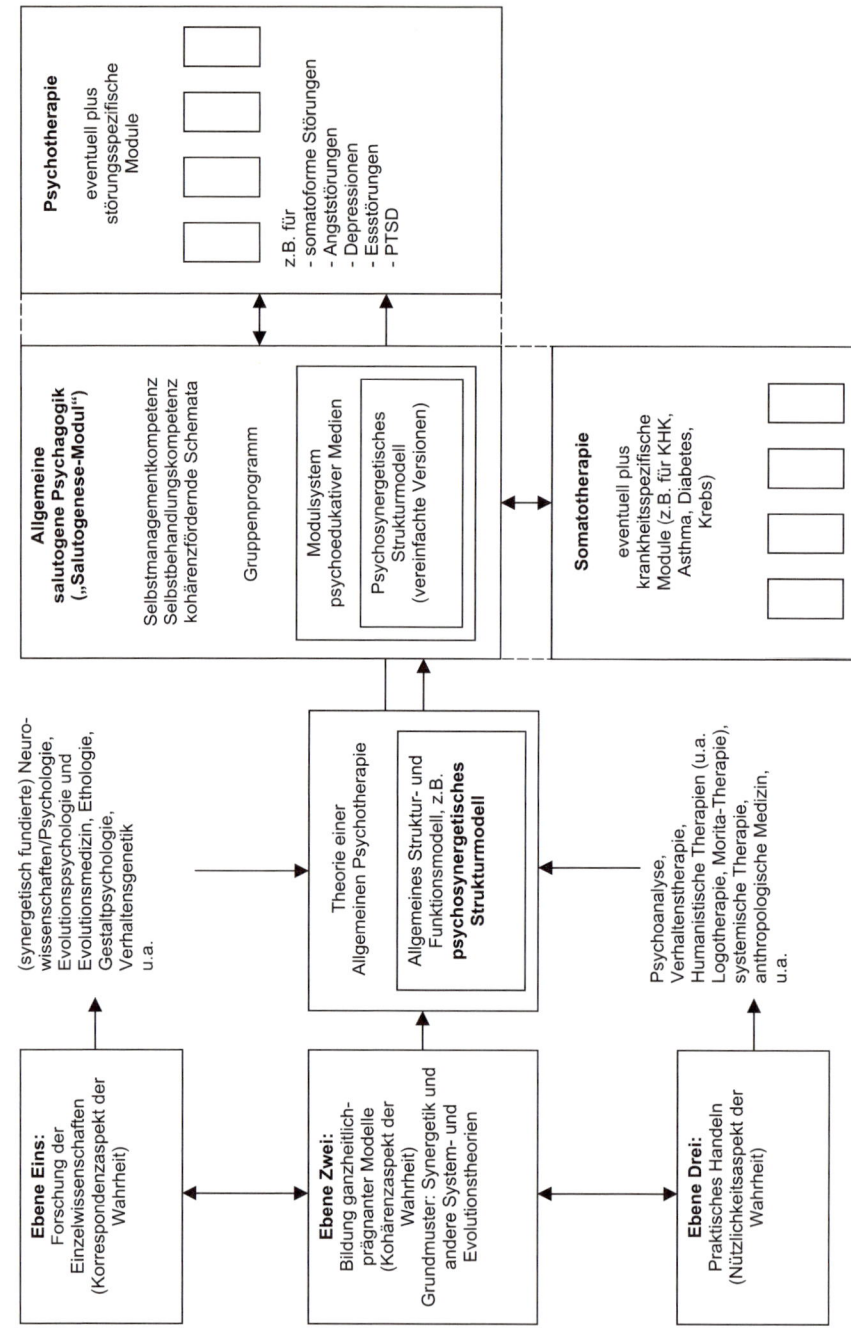

■ **Abb. B.2. Grundstruktur** einer durch psychoedukative Medien unterstützten, salutogenetisch orientierten, methodenintegrativen Psychosomatik, die eine allgemeine Psychotherapie einschließt

Literatur

Antonovsky A (1997) Salutogenese. Zur Entmystifizierung der Gesundheit. dgtv, Tübingen

Buss D (1999) Evolutionary Psychology. Allyn u. Bacon, Boston

Bélair J, Glass L, an der Heiden U, Milton J (eds) (1995) Dynamical Disease. American Institute of Physics, Woodbury/NY

Ciompi L (1997) Die emotionalen Grundlagen des Denkens. Entwurf einer fraktalen Affektlogik. Vandenhoeck & Rupprecht, Göttingen

Csikszentmihalyi M (1993) Flow: Das Geheimnis des Glücks. Klett-Cotta, Stuttgart

Csikszentmihalyi M, Csikszentmihalyi IS (Hrsg) (1991) Die außergewöhnliche Erfahrung im Alltag. Die Psychologie des Flow-Erlebnisses. Klett-Cotta, Stuttgart

Dawkins R (1978) Das egoistische Gen. Springer, Berlin Heidelberg New York

Fiedler PA (Hrsg) (1981) Psychotherapieziel Selbstbehandlung. Grundlagen kooperativer Psychotherapie. Edition Psychologie, Weinheim

Gold RA, Clum GA (1993) A meta-analysis of self-help treatment-approaches. Clin Psychol Rev 13:169–186

Grawe K (1998) Psychologische Therapie. Hogrefe, Göttingen

Haken H (ed) (1977 ff) Springer Series in Synergetics, vol 1–87. Springer, Berlin Heidelberg New York

Haken H (1995) Erfolgsgeheimnisse der Natur. Synergetik: Die Lehre vom Zusammenwirken. Rowohlt, Reinbek

Haken H (1996) Principles of brain functioning. A synergetic approach to brain activity, behavior and cognition. Springer, Berlin Heidelberg New York

Haken H, Haken-Krell M (1997) Gehirn und Verhalten. Unser Kopf arbeitet anders, als wir denken. DVA, Stuttgart

Hansch D (1988) Psychosynergetik – neue Perspektiven für die Neuropsychologie? Grundriss einer psychosynergetischen Theorie emotionaler und motivationaler Prozesse. Z Psychol 196:421–436

Hansch D (1996) Konstruktivistischer Monismus. Versuch einer Reformulierung des Geist-Körper-Problems unter besonderer Berücksichtigung ontologischer und epistemologischer Grundfragen. Gestalt Theory 18/2:115–142

Hansch D (1997) Psychosynergetik. Die fraktale Evolution des Psychischen. Grundlagen einer Allgemeinen Psychotherapie. Westdeutscher Verlag, Opladen

Hansch D (1999) Synergetik, Geist-Körper-Problem und Psychosomatik. In: Kröger F, Petzold ER (Hrsg) Selbstorganisation und Ordnungswandel in der Psychosomatik. VAS, Frankfurt am Main, S 161–183

Hansch D (2002) Evolution und Lebenskunst. Grundlagen der Psychosynergetik. Ein Selbstmanagement-Lehrbuch. Vandenhoeck & Ruprecht, Göttingen

Hansch D (2003) Zur Wechselwirkung von Kognition und Emotion
aus Sicht der Psychosynergetik. In: Wimmer M, Ciompi L (Hrsg)
Emotion – Kognition – Evolution: Vom Einzeller bis zur Gesellschaft. Filander, Fürth

Hansch D, Haken H (in Vorbereitung) Zur theoretischen Fundierung
einer integrativen und salutogenetisch orientierten Psychosomatik.
Eingereicht bei: Gestalt Theory

Hansch D, Schiepek G, Flatten G, Petzold ER (2002) SOC-Steigerung
durch gezielte Psychoedukation? – Ein Pilotprojekt. Psychother
Psychosom Med Psychol 52:91

Hubble MA, Duncan BL, Miller SD (Hrsg) (2001) So wirkt Psychotherapie. Empirische Ergebnisse und praktische Folgerungen. vml, Dortmund

Kelso JAS (1995) Dynamic patterns. The self-organization of brain and
behavior. MIT, Cambridge/MA

Lambert MJ (1992) Implications of outcome research for psychotherapy integration. In: Norcross JC, Goldstein MR (eds) Handbook
of psychotherapy integration. Basic Books, New York, pp 94–129

Ogles BM, Anderson T, Lunnen KM (2001) Der Beitrag von Modellen und Techniken: Widersprüchliches zwischen professionellen
Trends und klinischer Forschung. In: Hubble MA, Duncan BL,
Miller SD (Hrsg) So wirkt Psychotherapie. Empirische Ergebnisse
und praktische Folgerungen. vml, Dortmund

Reynolds DK (1994) Die stillen Therapien. Japanische Wege zu persönlichem Wachstum. Synthesis, Essen

Schiepek G (1999) Die Grundlagen der Systemischen Therapie. Theorie, Praxis, Forschung. Vandenhoeck & Rupprecht, Göttingen

Schmid-Schönbein H (1996) Physiological synergetics: a holistic con-
cept concerning phase jumps in the behavior of driven nonlinear
systems. In: Greger R, Windhorst U (eds) Comprehensive human
physiology, vol. 1, Springer, Berlin Heidelberg New York, pp 43–67

Scogin F, Bynum J, Stphens G, Calhoon S (1990) Efficacy of selfadminis-
tered treatment programs: meta-analytic review. Profess Psychol
Res Pract 21:42–47

Stadler M, Kruse P (1994) Gestalt theory and synergetics: from psycho-
physical isomorphism to holistic emergentism. Philos Psychol,
Vol. 7, No. 2, 211–225

Thiels C, Troop NA, Schmidt UH, Todd G, Treasure JL (1995) Hilfen zur
Selbstbehandlung. Nervenarzt 66:505–510

Tschacher W (1997) Prozessgestalten. Die Anwendung der Selbst-
organisationstheorie und der Theorie dynamischer Systeme auf
Probleme der Psychologie. Hogrefe: Göttingen

Sachverzeichnis

Druck: Mercedes-Druck, Berlin
Verarbeitung: Stein+Lehmann, Berlin